膝关节康复治疗学

（日）圆部俊晴　　　著

李远辉　夏振兰　袁惠萍　陈小春　主译

辽宁科学技术出版社
LIAONING SCIENCE AND TECHNOLOGY PUBLISHING HOUSE

拂石医典
FU SHI MEDBOOK

图书在版编目（CIP）数据

膝关节康复治疗学 / (日) 園部俊晴著；李远辉等主译. -- 沈阳：辽宁科学技术
出版社, 2025. 2. -- ISBN 978-7-5591-3985-6

Ⅰ. R684.09

中国国家版本馆CIP数据核字第2024TV9634号

著作权号 06-2023-265   版权所有　侵权必究

出版发行：辽宁科学技术出版社

　　　　　北京拂石医典图书有限公司

　　　　　地址：北京海淀区车公庄西路华通大厦 B 座 15 层

联系电话：010-57262361/024-23284376

E-mail：fushimedbook@163.com

印 刷 者：天津淘质印艺科技发展有限公司

经 销 者：各地新华书店

幅面尺寸：185mm×260mm

字　　数：396 千字　　　　　　　　　　印　张：22.75

出版时间：2025 年 2 月第 1 版　　　　　印刷时间：2025 年 2 月第 1 次印刷

责任编辑：陈　颖　刘轶然　　　　　　责任校对：梁晓洁

封面设计：潇　潇　　　　　　　　　　封面制作：潇　潇

版式设计：天地鹏博　　　　　　　　　责任印制：丁　艾

如有质量问题，请速与印务部联系　　　联系电话：010-57262361

定　　价：168.00 元

翻译委员会

主　译　李远辉　夏振兰　袁惠萍　陈小春

副主译　贾　俊　李妞妞　陈亦乐　李伯群　王明军　武润梅　娄亚兵

译　者　（按姓氏笔画排序）

王明军　南方医科大学深圳医院

刘　毅　湖北省老河口市第一医院

孙晓伟　深圳市光明区人民医院

李远辉　广州医科大学附属第三医院

李伯群　郑州大学第二附属医院

李妞妞　十堰市太和医院（湖北医药学院附属医院）

何浩森　广东省人民医院南海医院（佛山市南海区第二人民医院）

陈小春　深圳市第三人民医院

陈亦乐　香港中文大学（深圳）附属第二医院　深圳市龙岗区人民医院

陈江宁　沈阳市骨科医院

武润梅　中国中医科学院西苑医院山西医院（山西中医药大学附属医院）

娄亚兵　首都医科大学附属北京康复医院

袁惠萍　广州医科大学附属第三医院

贾　俊　深圳市龙华区中心医院

夏振兰　广州医科大学附属第三医院

原著前言

作为一名临床医生，我已经与患者打了大约30年的交道了。如果有人问我，在这30年里，作为临床医生，我最看重的是什么？我会毫不犹豫地回答："成长"。

我并没有特别的才能，手也不够灵巧，因此也没有掌握什么特别的技术。正因如此，我只能靠着"想要在临床领域不断成长"的信念，一路走到今天。

这一路走来，并非一帆风顺，常常伴随着对自己的厌恶感。经过无数次的挣扎和思考，最终我成为了现在的自己。然而，我确实有一个比其他人更突出的才能，那就是"永不放弃的力量"。即使被自我厌憎感所折磨，我也始终坚信"我可以成长得更好"，这种信念或许是我唯一的才能。

我真正感受到自己作为临床医生有了飞跃性的成长，是在40岁之后。成长的过程中有几个关键的契机，其中最重要的有三个。第一个契机，就是在这本书中反复强调的——我意识到了组织学推测的重要性。在此之前，我一直以力学推测为核心进行临床工作，但当我意识到仅靠这一点无法应对所有问题时，这成为了我成长的重要转折点。至于另外两个契机，我将在书中详细阐述，相信你在阅读的过程中也会有所收获，并能为你的成长带来帮助。

拿起这本书的你，我想问你几个问题：

> 作为一名医疗工作者，
>
> 你能明确指出膝关节疼痛的组织来源吗？
>
> 你能解释膝关节疼痛的力学原因吗？
>
> 你能当场缓解膝盖的疼痛吗？
>
> 如果你对这些问题缺乏自信……
>
> 那么，请立即开始阅读这本书吧！
>
> 它将使你对临床工作的兴趣有无限的扩展！

正如以上所提出的问题那样，我们作为临床医生，必须能够准确识别膝盖疼痛的来源组织，找出导致疼痛的力学原因，迅速缓解疼痛。只有掌握了这一过程，才能真正有效地进行治疗。

如果你希望成为一名能够通过这一过程进行治疗的临床专家，那么请认真阅读这本书，真诚地对待接诊的每一位患者，并反复进行假设验证。通过这样做，我相信你可以意识到"我能行"。同时，你也会意识到"我仍有很大的成长空间"。这种成长不仅对你自己有益，对你的患者、你工作的机构，甚至对整个国家，都是有益的。

这本书中写的很多内容没有科学依据（证据）。我深知这可能会招致批评，但我仍然想表达我的观点。我认为，比起证据的有无，更重要的是能够真正帮助眼前的患者康复。即使你用科学依据进行理论支持，如果不能解决患者的痛苦，你也不能被称为真正的专业人士。

信息本身只是"信息（Information）"，只有当你懂得如何运用它时，信息才会变成"知识（Knowledge）"。而当你能够将知识运用到实践中，它就变成了"技能（Skill）"。科学依据（证据）只是众多信息中的一种。

我认为，只有当患者真正取得好转的结果后，才会有"真正的依据（证据）"。因此，在这本书中，我只阐述我在临床实践中真正有效的做法。我分享的内容是真实的，没有半点虚假。未来，有些内容可能需要进行修正和改进。但是，我认为，"现实胜于理论"适用于所有临床工作，所以有这样一本医学书也未尝不可。

如果阅读这本书能对你的成长有所启发，让你的临床经验变得更加丰富，那将是我莫大的幸福。希望这本书能够让你的临床工作充满乐趣，并且带给你无限的发展机会。

2020 年 12 月吉日
状态实验室负责人
園部俊晴

译者序

随着运动医学和康复医学的蓬勃发展，膝关节疾病的诊断和治疗日益受到临床工作者的重视。作为人体最大、最复杂的关节，膝关节在人体运动中扮演着至关重要的角色。然而，由于其复杂的解剖结构和生物力学特性，膝关节疾病的诊断和治疗一直是临床工作中的难点和重点。

本书由日本著名康复医学专家撰写，系统全面地阐述了膝关节疾病的临床假设验证、评估和治疗方法。作为一本专注于膝关节康复治疗的专著，本书具有以下几个显著特点：

一、注重临床推理，强调假设验证

本书开篇即强调临床假设验证的重要性，详细阐述了组织学推测和力学推测在膝关节疾病诊断中的应用。作者通过真实案例，生动地展示了如何通过系统的临床推测，逐步验证假设，最终得出准确的诊断。这种以问题为导向的临床思维模式，对于提高临床工作者的诊断水平具有重要意义。

二、评估体系完善，方法科学实用

本书构建了完善的膝关节评估体系，涵盖了问诊、触诊、关节运动评估、力学评估等多个方面。作者不仅详细介绍了各种评估方法的具体操作步骤，还深入分析了每种方法的原理和临床意义。例如，在触诊部分，作者不仅介绍了膝关节各个部位的触诊要点，还结合解剖学知识，分析了疼痛的好发部位及其可能的原因。这种理论与实践相结合的写作方式，使得本书内容既具有科学性，又具有实用性。

三、治疗思路清晰，方案个体化

在治疗部分，作者根据不同的组织结构和损伤类型，制定了针对性的治疗方案。例如，对于髌下脂肪垫损伤，作者提出了改善柔韧性，改善膝关节的扭曲，扩大髌下脂肪垫的移动路径，软化周围组织等治疗策略；对于髌腱和髌骨支持带损伤，作者则强调改善股四头肌滑动性和膝关节过度伸展力矩的重要性。这种个体化的治疗思路，体现了作者深厚的临床功底和对膝关节疾病的深刻理解。

四、图文并茂，便于理解

本书配有大量精美的插图和表格，图文并茂地展示了膝关节的解剖结构、评估方法和治疗技术。这些插图不仅形象生动，而且标注清晰，便于读者理解和记忆。此外，本书还附有详细的参考文献，为读者提供了进一步学习和研究的线索。

五、贴近临床，实用性强

本书作者长期从事膝关节疾病的临床诊疗工作，积累了丰富的临床经验。书中介绍的评估方法和治疗技术，都是作者在临床实践中反复验证过的，具有很高的实用价值。例如，作者详细介绍了如何通过动作分析，发现患者运动模式中的异常，并制定相应的纠正方案。这种贴近临床的写作风格，使得本书成为临床工作者不可多得的参考书。

本书的翻译出版，得益于多位同仁的共同努力。在翻译过程中，我们力求忠实于原著，同时兼顾中文表达的流畅性和准确性。由于水平有限，书中难免存在疏漏之处，敬请广大读者批评指正。

最后，衷心希望本书的出版，能够为我国膝关节康复治疗事业的发展贡献力量，为广大临床工作者提供有益的参考和借鉴。

李远辉

2024年10月

本书使用指南

■ 关于图表内的箭头

本书图表中的箭头表示的意思以下：

← 治疗师徒手引导的方向

← 自动运动的方向

⇐ 运动或状态的方向

← 拉伸的方向

■ 关于书中视频说明

本套视频为《膝关节康复治疗学》日文版译著的配套资源，共计32个，旨在通过直观的动态演示，辅助读者更好地理解书中阐述的膝关节康复治疗病例和操作技巧。

观看方式：

读者可通过扫描书中对应的二维码，在线观看相关视频。

免责声明：

1. 本套视频仅供学习交流使用，不能替代专业医疗人员的诊断和治疗建议。如有任何健康问题，请咨询专业医生或康复治疗师。

2. 视频中演示的操作技巧需在专业人士指导下进行，请勿自行模仿，以免造成不必要的损伤。

3. 由于个体差异，视频中展示的治疗方案和效果仅供参考，实际治疗方案需根据患者具体情况制定。

4. 本书作者及出版方对读者因使用本套视频而产生的任何后果不承担任何责任。

希望本套视频能够帮助您更好地学习和掌握膝关节康复治疗的知识和技能，祝您学习愉快！

目 录

第 1 章
临床假设验证的重要性

Knee Joint

1. 什么是假设验证

　　所谓假设验证，顾名思义就是"提出假设，并进行验证"。在运动领域的临床实践中，基于事实信息，我们假设"该疼痛是不是由该组织引起的"、"该疼痛是由这个部位的扭转引起的"、"通过这种治疗，疼痛是否会减轻或消失"等等，然后，我们进行验证，确定这些假设是否正确的临床推理（思考过程），称为假设验证（图1-1）。

　　如果有人问我，要想成长为临床专家，为患者提供更好的医疗服务，最重要的是什么，我会回答："与患者真诚交流，并进行适当的假设验证。"因为我认为，针对每个患者所发生的症状进行假设、验证和治疗的循环是最重要的。

　　作为医疗工作者，我们在日常繁忙的工作中有时会无意中忽视重复假设和验证的重要性。以骨性关节炎膝痛的治疗为例，我们可能会错误地认为疼痛是由于滑液减少引起的，于是除了药物治疗外，还注射了透明质酸。因为文献中提到了股四头肌的力量改善对其有证据支持，于是进行了股四头肌的锻炼。此外还进行了热敷和关节活动范围锻炼。这样的治疗可能已经成为很多医疗机构的常规操作[注1]。除此之外，我们可能也会因为患者存在疼痛而帮他贴上膏药、

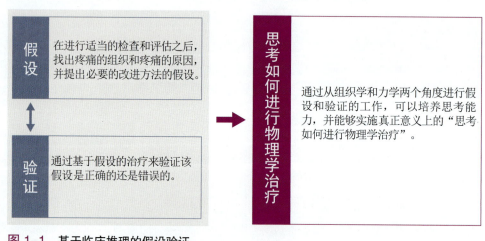

图 1-1　基于临床推理的假设验证

注1：在我的问诊过程中，当询问"您之前接受过什么样的治疗？"时，大部分患者都会回答只接受了药物治疗和这些常规的治疗。由此可以推测，在许多医疗机构中，除了这种例行工作之外，可能没有进行其他治疗。

施以电疗，因为肌肉僵硬而进行伸展练习，因为无法行走而进行步行锻炼等等。我们可能会忘记对眼前的患者的病因进行深入思考，而只是根据临床的常规进行了一成不变的治疗。这种情况在临床实践中并不少见。

如果只对患者进行经验性常规治疗，那么医生根本都不需要见病人，就可以下诊断了，这是极其不负责任的做法。作为专业医生，重要的是要观察患者身上发生的症状，对病情及其原因提出假设，基于专业知识考虑并验证基于这个假设的治疗方法，这才是最重要的。

在运动医学领域，以"组织学"和"力学"为基础的假设验证是临床推理的主轴。我将其称为"组织学推测"及"力学推测"（图1-2）。毫不夸张地说，这种基于"组织学"和"力学"的假设验证过程，对于一个临床医生的成长来说是最重要的。我认识很多医术非常好的医务人员，他们都非常重视基于"组织学推测"和"力学推测"的假设验证。接下来，我将更详细地解释"组织学推测"和"力学推测"。

临床推测

组织学推测
以功能解剖为中心的假设验证。找到引起疼痛的组织，对该组织进行治疗的过程。

力学推测
以负荷分配和力学为中心的假设验证，找出施加在疼痛组织上的力学负荷，对其力学负荷进行治疗的过程。

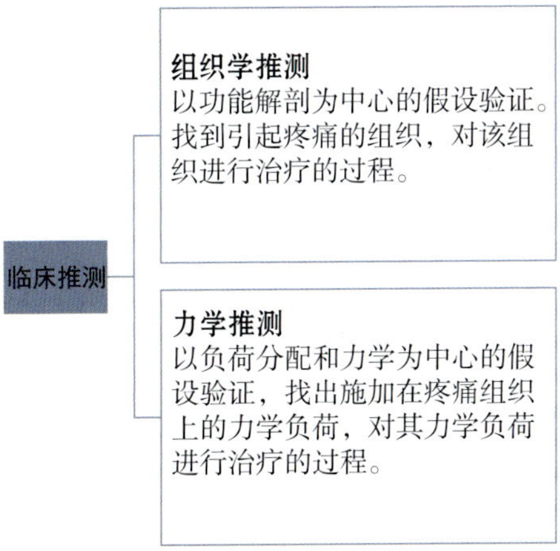

图 1-2　临床推测

1）组织学推测

我将从功能解剖学的角度提出关于病变部位的病理和原因的假设，并进行验证的过程称为"组织学推测"。

下面以膝关节前侧疼痛为例来考虑。即使疼痛都在膝关节前侧，疼痛的部位和原因也可能各不相同。如下页的图1-3所示，膝关节前侧有许多组织。因此，通过正确的组织学推测过程，可以确定引起疼痛的组织是什么，处于什么样的状态（假设），思考为了改善病理及其原因应采取哪种方法（考察），分析该方法的结果（验证），并将其转化为下一步的方法。这个假设、考察、验证的推理过程就是组织学的推测，它是选择有效治疗的关键。

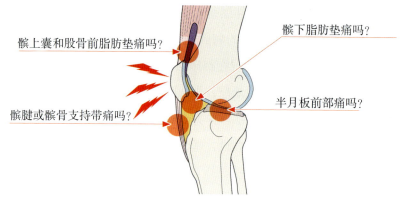

髌上囊和股骨前脂肪垫痛吗？

髌下脂肪垫痛吗？

髌腱或髌骨支持带痛吗？

半月板前部痛吗？

图 1-3　膝关节前外侧疼痛的组织学推测
从组织学的角度对障碍的原因提出假设。

　　在组织学推理过程中，要想提高确定病理状况及其原因的精准度，关键是掌握病理的评估技术，以及掌握解决疼痛和原因的组织学治疗技术。

2）力学推测

　　从力学负荷的角度出发，对损伤部位的病理状况及其原因建立假设，然后进行验证的过程就是"力学推测"。

　　例如，就像前面提到的"组织学推测"一样，让我们考虑一下膝关节前侧的疼痛情况。如图1-4所示，影响膝关节前面组织的力学负荷有伸展、压迫、扭转等各种形式。根据所受的力学负荷的类型，我们可以评估哪些组织被拉伸、哪些组织被压迫、哪些组织被扭转，以及在什么条件下会引起疼痛等等。然后我们可以提出关于疼痛及其原因的力学负荷的假设，并考虑针对这些力学负荷的治疗方法来改善病理及其原因（考察），分析治疗方法的结果（验证），以便进一步选择下一步的治疗方法。这个假设、考察、验证的推论过程就是力学推测，它是确定力学负荷并选择有效治疗的关键。

　　在力学推测的过程中，为了确定疼痛组织所承受的力学负荷，需要掌握了解和评估各关节所产生的关节力矩和运动链的技术，并熟练掌握为了解决功能障碍所需的治疗技术。

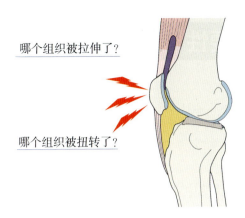

哪个组织被拉伸了？　　　　　　哪个组织受到压迫？

哪个组织被扭转了？　　　　　　加上哪个条件会疼痛？

图 1-4　膝关节前外侧疼痛时的力学推测
从力学的角度对功能障碍的原因提出假设

2. 假设验证的重要性

1) 有一些需要验证的病例

如果对1000名没有膝关节症状的中老年男女进行膝关节X线和磁共振成像（MRI）检查，会得到什么样的结果呢？例如，对于65岁以上的人群，几乎所有人的图像中都会显示一些异常，如半月板损伤、关节退化、软骨磨损，有时甚至可能出现软骨下骨坏死等。即使没有自觉症状，存在异常也是很常见的。

假设有一名50岁的男性患者，患有半月板退变和部分损伤，但没有任何自觉症状。然而，由于近1个月来他感觉膝盖疼痛，就前往骨科就诊并进行了MRI检查，结果显示出了半月板损伤，并被确诊为半月板损伤。他继续进行保守治疗，包括静养、药物治疗、透明质酸注射和康复治疗，但没有任何改善。因此，他决定尽快进行手术……这是一个在任何诊所都可能发生的场景。实际手术中，会根据MRI图像发现半月板损伤，并对损伤部位进行切除或缝合。

请稍等一下！
这个情节看起来似乎是正确的，但真的是这样的吗？

这位男性确实有半月板损伤，当然半月板有可能是疼痛的发生部位。但是，半月板以外的组织也有可能是疼痛的发生部位，对吗？

据报道，随机抽取约1000人进行MRI检查后发现，50岁左右的男性有32%，女性有19%的人患有半月板损伤。而在70～90岁的人群中，男性中有56%，女性中有51%的人患有半月板损伤[1]。这份报告表明，即使在中老年以上人群没有疼痛等自觉症状的情况下，半月板变性和部分损伤的概率仍然很高（见**图1-5**）。

简而言之，前述的病例中，半月板损伤可能由于年龄的增长早在感受到疼痛之前就存在了，因此有可能会切除并没有引起明显疼痛的半月板。换句话说，可能是由于半月板以外的其他组织引起的疼痛，即使切除了半月板，疼痛症状依然会存在。

让我们重新回顾一下这个案例。患者因为疼痛而就诊，既没有站立不稳，

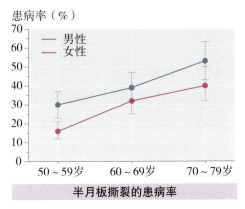

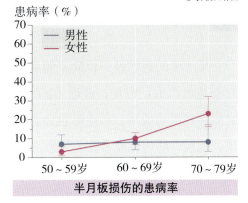

图 1-5　不同年龄层和性别的中老年人右膝关节半月板撕裂或损伤的患病率

也没有膝盖的卡顿[注2]和炎症。然后，医生通过MRI图像可以看到损伤的部位，即使进行康复训练也无法消除疼痛，所以决定做手术……这种疼痛真的是半月板损伤引起的吗？

　　大家是否有过这样的经历，即使接受了半月板损伤手术，还会出现"手术后疼痛未缓解"或"手术后先前的疼痛加重"。从我的经验来看，这种病例在中老年以后非常常见。

　　对于"半月板存在损伤但无症状的病例"进行手术，可能意味着移除了存在损伤但没有任何症状的半月板，从而给关节带来了进一步的损伤。另外，半月板手术通常采取镜下手术，即通过膝关节镜在髌下脂肪垫进行。也就是说，该手术会损伤膝关节周围组织中与疼痛关系最密切的髌下脂肪垫。因此，最终导致髌下脂肪垫纤维化，产生"手术后疼痛未缓解"或"手术后先前的疼痛加重"的病例。

　　在半月板损伤患者的康复过程中，如果进行仔细的假设验证工作，可以极大地影响康复的进展。如果在康复过程中确定半月板损伤是疼痛的原因，通过手术治疗后改善疼痛的可能性很大。相反，如果无法确定半月板损伤是疼痛的原因，或者确定疼痛发生部位在其他地方时，不通过手术就能改善疼痛的情况也很多。

注2：　"卡顿"和"绞锁"是指：在膝关节屈曲和伸展时，伴随着疼痛的感觉和卡住的状态。其中，"卡顿"是指在屈曲或伸展过程中感到卡住的感觉，"绞锁"是指无法进行屈曲或伸展的状态。这两种情况都容易在行走时或负重时引起疼痛，并可能伴有关节内的炎症。

2) **实际病例**

接下来的病例是一位56岁的男性。几年前开始他感觉到膝关节不舒服，但并不是很严重。但是，最近（2个月前）他在打网球后感到膝关节突然疼痛。之后疼痛没有缓解，行走时也会有疼痛，因此他去看了骨科医生。根据MRI结果，他被诊断为轻度骨性关节炎（膝OA）和半月板损伤，并进行了康复治疗。下面介绍我对这个病例进行的假设验证工作。

①观察（评估）状况

症状：

膝关节内侧出现疼痛（触诊时也有压痛）。

压痛在伸展位时出现，但在屈曲位时没有。

膝关节伴有约−8°的伸展限制，且存在左右差异，出现膝外旋移位。

超声检查结果：

髌下脂肪垫纤维化，出现膨隆。

抗阻测试结果：

在膝外旋及膝关节外展时感到疼痛[注3]。

②组织学验证

【设定假设】

根据压痛仅在伸展位出现，并且出现髌下脂肪垫纤维化和隆起，推测髌下脂肪垫是疼痛发生的部位。

【对假设病因施行治疗】

对髌下脂肪垫施行运动疗法。

【验证假设（结果）】

在施行运动疗法后，左右侧膝关节伸展受限约−8°的差异消失。

行走时的疼痛消失。

要点 识别髌下脂肪垫的纤维化是很重要的[注4]。

注3：请参阅负重位应力测试（68页）。

注4：请参阅第3章"1. 髌下脂肪垫"（96页）。

③力学验证

【设定假设】

根据形态评估（OKC）、站立评估、应力测试及动作分析的结果，膝外旋移位是主要问题。

【对假设病因施行治疗】

采用站立姿势和矫形鞋垫进行步态矫正。

【验证假设（结果）】

膝关节的不适感消失，能够安稳地行走。

④治疗

根据组织学和力学验证的结果，指导进行髌下脂肪垫的运动疗法、躯干的运动疗法、膝关节的屈伸方法以及矫形鞋垫的穿着方法。

要点 1 重要的是患者本人能够自己执行。

要点 2 为了让患者本人能够反复确认运动疗法，用智能手机等拍摄视频比较好。

⑤修正假设

根据假设和验证结果进行考察，并根据需要进行适当修正，尝试下一步方法。

⑥观察过程及假设验证

在1个月后的复诊时观察病情的变化，疼痛几乎消失，因此下一次复诊安排在3个月后。3个月后的随访显示疼痛消失的状态持续存在，因此可以判断提出的假设很可能是正确的。

这位患者的诊断是"半月板损伤，轻度骨性关节炎（OA）"。然而，我评估并采取的是对髌下脂肪垫进行运动疗法和矫形鞋垫治疗，以修正膝外旋偏移（扭转）。对于半月板和软骨，没有进行任何治疗或操作，最初进行的髌下脂肪垫的运动疗法就已经显著改善了疼痛和膝关节伸展受限。换句话说，对于这个病例来说，引起疼痛的并不是半月板或软骨，而是髌下脂肪垫。

假设这个病例没有得到适当的康复治疗，而导致疼痛无法缓解的话，可能会考虑进行手术，那么结果会怎样呢？正如"#有一些需要考证的病例（参照第6页）"中所述，由于最初引起疼痛的并不是半月板，所以无论多么出色的医生进行了切除半月板的手术，症状也不会获得改善。

到目前为止，我已经介绍了两个病例，请问大家对此有何看法？

对于这种病例，作为临床医生，我们应该如何评估，如何进行治疗呢？

我认为，适当的假设验证工作的积累是提高医疗质量，从而成为真正关心每个患者的医疗工作者的最重要因素。

我们应该做的是找到"引起疼痛的组织"，思考其"原因"，并进行"组织改善"的治疗，这是一系列的过程（图1-6）。在进行假设验证时，我们应始终牢记结果可能会对患者的余生产生重大影响，因此在临床实践中我们应该谨慎行事。

接下来的章节中，我们将详细介绍在每个过程中如何进行假设验证。

现在の症状——现在的症状

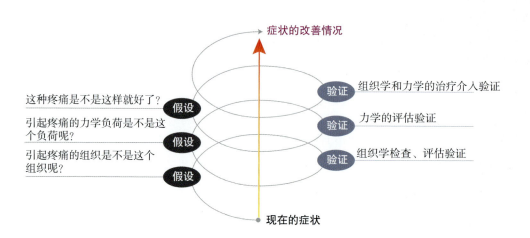

图1-6　基于临床推测的假设验证工作

假设：在进行适当的检查和评估之后，对障碍的原因及其改善方法建立假设。
验证：通过基于假设进行治疗，可以确认假设的正确与否。

第 2 章
临床推测中的评估

Knee Joint

1. 评估病情时的三个级别

在临床现场对病情[注1]进行评估时，我将其分为3个级别进行考虑（图2-1）。

1）什么是三级评估

①第一级评估

第一级评估方法是通过影像学资料和问诊来预测病情。我将其称为一级评估。患者经常抱怨说："上次去看医生（或治疗师）时，他们没有触摸我疼痛的地方"，这正是一级评估的一个例子（图2-2）。

对于由于外力引起的"外伤"，有时仅凭影像学资料和问诊就能做出准确的评估和诊断。然而，在"功能障碍"的情况下，仅凭一级评估，就作为临床

症状的改善

假设　三级评估　消除疼痛　验证

假设　二级评估　通过进行各种测试来引发疼痛　验证

假设　一级评估　通过图像和问诊预测病情　验证

图2-1　评估病情时的3个级别

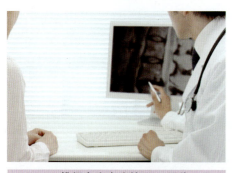

a：椎间盘突出症的MRI图像

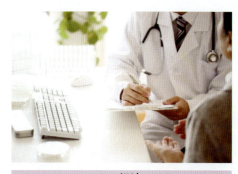

b：问诊

图2-2　一级评估

根据影像学资料和问诊预测病情的评估和诊断。

即使在图像上显示异常，如a所示，目前也无法确定这个异常是不是引起疼痛的原因。

注1：病情的定义是"疾病的状态"，但我认为临床专家的解释各不相同。在本书中，病情被定义为"功能障碍部位的组织状态"。

推论的依据是完全不够的。这是因为在功能障碍的情况下，大多数病例在影像上是看不出疼痛的组织的。

例如，在存在"变形"的病例中，变形并不意味着一定会感到疼痛。变形可能会导致组织的拉伸、扭曲或受压，这些组织可能会产生疼痛感。因此，仅仅通过影像可以确认存在变形，并不能确定哪些组织导致了疼痛。

尽管存在诸如"半月板损伤""坏死""骨刺""滑膜囊肿"等影像所见，但仅凭这些发现并不能确切确定它们是否与疼痛有关。要找到真正需要治疗的问题，我们需要进一步观察异常部位是否与患者的疼痛症状相符。只有当我们能够将影像发现与疼痛起源部位联系起来，才能确切地确定治疗的目标。

②第二级评估

第二级评估方法是通过对假设推测的组织施加负荷，通过诱发疼痛来评估病情。我将其称为二级评估。

诱发疼痛可以主要通过以下两种方法实现：①利用关节本身运动对组织施加负荷诱发疼痛（图2-3）；②通过外力对组织施加压力或牵引等负荷诱发疼痛（图2-4）。例如，通过实施各种骨科测试诱发疼痛，并根据其结果预测病情是很常见的，这是利用关节运动增加组织负荷诱发疼痛的方法。另外，诱发压痛可以说是对组织施加压力和牵引等负荷而诱发疼痛的方法。

无论是"利用关节运动对组织施加负荷并诱发疼痛的方法"，还是"给组织施加压力和牵引等负荷诱发疼痛的方法"，都需要一定的知识和技术才能在临床上诱发疼痛，所以知道疼痛出现的条件和疼痛缓和的条件是非常重要的。

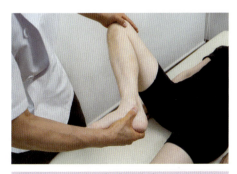

a：麦氏征试验

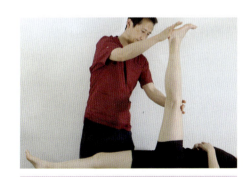

b：肌肉拉伸试验

图 2-3　二级评估①

对根据假设推测的组织施加负荷，通过诱发疼痛来预测病情的评估。

通过利用关节运动，给组织施加负荷，诱发疼痛。

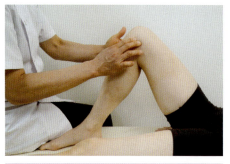

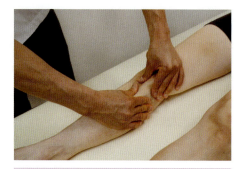

| a：压力负荷 | b：牵引负荷 |

图2-4　二级评估②

对根据假设推测的组织施加负荷，通过诱发疼痛来预测病情的评估。
从表层对组织施加压力或牵引等负荷诱发疼痛。

　　但是，仅凭第二级评估作为临床推测也是不够的。原因是，大多数测试并不仅仅对特定的组织施加负荷。例如，麦氏征试验是用于检查半月板，但并不仅仅对半月板施加负荷。因此，即使麦氏征试验呈阳性，此时也不能就武断地说"半月板疼痛"。同样，即使能够诱发压痛，也是一样的情况。例如，即使内侧副韧带存在压痛，手指下方存在的不仅是内侧副韧带，还有筋膜、冠状韧带、关节囊、滑膜、半月板、脂肪垫（前方部分）等多个组织。因此，即使内侧副韧带存在压痛，此阶段也不能就武断地说是"内侧副韧带疼痛"。

　　因此，为了进行更明确的治疗和护理，需要进行第三级评估过程。

③第三级评估

　　第三种评估方法是，先诱发疼痛，然后通过消除或显著缓解疼痛来预测病情的评估。我将其称为三级评估。

　　例如，存在膝关节内侧痛的病例，如果强制伸展膝关节，可能会诱发该部位疼痛。在这种情况下，如果进行了半膜肌的松弛治疗后，可以在当场缓解伸展强制时的疼痛并改善伸展活动范围。在这种情况下，我们可以确定半膜肌是引发疼痛的组织，因为我们只对半膜肌进行了手法操作（图2-5）。换句话说，如果可以引发疼痛，并且只通过对特定的组织进行治疗就能消除或显著缓解由疼痛诱发动作引起的疼痛，那么我们就有高概率判断出"引发疼痛的组织"。当然，为了实现三级评估，需要医疗人员具备渊博的知识和熟练的技术。然而，我认为进行三级评估是我们作为医疗人员所承担的最基本的任务。

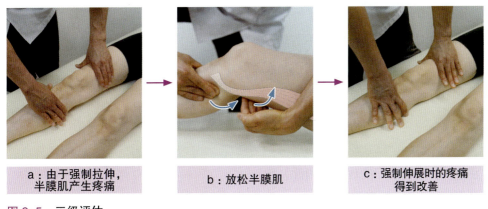

| a：由于强制拉伸，半膜肌产生疼痛 | b：放松半膜肌 | c：强制伸展时的疼痛得到改善 |

图 2-5　三级评估

如果能引发疼痛，通过消除或显著缓解疼痛来预测疾病的评估。

因为如果不能进行到第三级评估，就不能说我们正在进行有针对性的治疗。

　　即使进行到了第三级评估，也不能断定该组织是诱发疼痛的根本原因。但是，如果可以进行到这个级别的评估，至少可以知道"通过这样做可以改善疼痛"。

　　如果你或你的家人因为膝关节疼痛去医院，却接受了没有明确目的的治疗，你会有什么样的感觉呢？如果事后发现接受了不必要的手术，你会有什么样的心情呢？你肯定不会觉得这是不可避免的。正因为如此，我们才需要一个能够较高概率判断出疼痛组织的第三级评估过程。然而，根据我从许多患者那里了解的问诊到诊断的过程的经验来看，能够进行第三级评估的医疗机构并不多，这是令人遗憾的。

　　对于第二级评估中施加负荷诱发的疼痛，我会尽可能在当场进行处理。例如，如果今天当场治疗，那么在下次就诊之前患者可能会发生自然痊愈或生活上的变化，这样下次就诊时可以评估患者症状的变化。真正的治疗效果的时间界限是很模糊的。因此，在当场尽可能改善疼痛非常重要。当然，有时仅凭当天的假设验证可能无法缩小症状的鉴别诊断范围。例如，"只有长时间行走才能知道疼痛是否真的缓解了，只有长时间坐下才能知道疼痛是否真的缓解了"，"急性症状仍然存在，因此尽管可以诱发疼痛，但无法缓解疼痛"等原因，可能不得不在下次就诊时进行确认。然而，要注意的是，应尽可能在当天的假设验证中进行第三级评估。

　　另外，要进行第三级评估，需要医务人员具备渊博的医疗知识和高超的技术，因此其门槛并不低。然而，一旦掌握了这种能力，治疗技术将会大幅提高

（见图2-6）。这是因为在了解疼痛来源的情况下进行治疗与在不清楚疼痛来源的情况下进行治疗之间存在着显著的假设验证能力的差异。仔细思考一下，如果没有髂胫束综合征却进行了髂胫束的治疗，就无法通过反馈等方式来评估治疗的优劣。因此，为了培养假设验证能力，牢固掌握评估技能非常重要。

因此，请理解"虽然门槛并不低，但一旦进阶成功，所见的风景将会改变"这一点，并下定决心成为能够进行第三级评估的医疗专业人员。我相信，只要有这样的决心，并通过理解和实践第2章和第3章的内容，就一定能够迈过这个门槛。

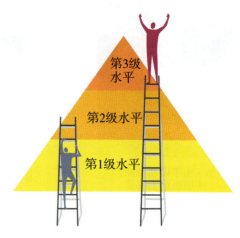

图 2-6　第三级评估的门槛

进行第三级评估需要医务人员具备渊博的医疗知识和高超的技术，因此其门槛并不低。即使理论上明白了，但在实际工作中却无法应用，所以无法继续下去。也就是说，取得第3级评估技术是第一道障碍。

网络视频1　**什么是第三级评估**

包括作者实际的临床视频在内，在此通过视频来了解一下什么是第三级评估。

专栏：　**力学负荷的第三级评估**

为了明确病情，有必要进行第三级评估。为了更清楚地了解导致功能障碍的力学负荷，也应该进行力学负荷的第三级评估。

例如，在负重位下进行的压力测试诱发疼痛时，在治疗结束后，这些压力测试的疼痛就应该消失或显著缓解。通过进行这样的治疗，我们还可以不断验证自己进行的力学假设。我认为，通过反复进行这样的过程并进行日常临床实践工作，对于临床医生的成长至关重要。

2）疼痛的"首要原因"和"次要原因"的概念

读到这里，我想很多人会觉得"原来如此，确实有必要进行第三级评估"。但是，这里还有一个重要的需要注意的地方，那就是疼痛的"首要原因"和"次要原因"的概念。疼痛的首要原因是指引起疼痛的组织本身，疼痛的次要原因是指引起疼痛的加重因素。例如，如果髋关节外旋活动范围较小，这会导致膝关节外旋而产生鹅足炎等。在这种情况下，疼痛的组织是鹅足，所以疼痛的首要原因是鹅足，而这种情况下疼痛的次要原因则是髋关节外旋受限（图2-7）。

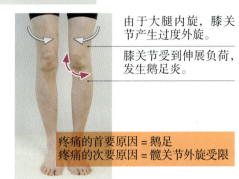

由于大腿内旋，膝关节产生过度外旋。

膝关节受到伸展负荷，发生鹅足炎。

疼痛的首要原因 = 鹅足
疼痛的次要原因 = 髋关节外旋受限

图2-7　由于髋关节外旋受限，导致鹅足炎的例子

找到产生疼痛的组织（疼痛的首要原因），改善引起疼痛加重的因素（疼痛的次要原因）。

接下来要说明的内容，对于读者和我本人来说，在成长为临床专家的过程中都是非常重要的，所以请理解并始终记在心中。

在第3级评估的项目中，我提到了"如果能够做到这一点，就有较高的概率判断出疼痛的组织。"为什么我使用了"较高的概率"这个词呢？原因是即使能够进行第3级评估，也不能从真正意义上说"这就是引起疼痛的组织"。理解这一点在临床上是很重要的，虽然可能会有些绕，但我会举一个常见的临床例子来进行解释。

重要示例

在膝关节的临床治疗实践中，髌下脂肪垫炎可以说是最常见的病症之一。根据第3章"1. 髌下脂肪垫"中介绍的"伸展、屈曲压痛测试法评估"（参见第98页），可以确定髌下脂肪垫是否发生了疼痛（图2-8）。然而，即使在明确为髌下脂肪垫存在疼痛的情况下，进行拉伸髌骨支持带的操作，疼痛也可能会消失（图2-9）。在这种情况下，治疗者可能会认为"髌腱及髌骨支持带存

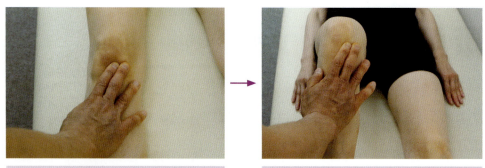

| a：确认膝关节伸展位的压痛 | b：确认膝关节屈曲位的压痛 |

图 2-8　通过伸展、屈曲压痛测试法进行评估

根据该测试，如果在膝关节伸展位上有压痛，而在膝关节屈曲位上消失，那么可以说是伸展位上出现的组织疼痛。这个组织就是髌下脂肪垫。

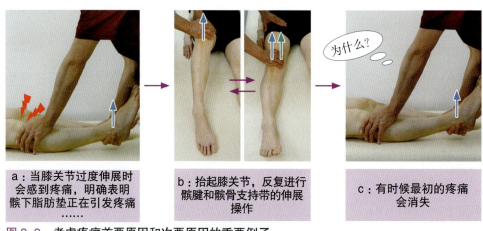

| a：当膝关节过度伸展时会感到疼痛，明确表明髌下脂肪垫正在引发疼痛…… | b：抬起膝关节，反复进行髌腱和髌骨支持带的伸展操作 | c：有时候最初的疼痛会消失 |

图 2-9　考虑疼痛首要原因和次要原因的重要例子

考虑疼痛改善的理由，预测引起疼痛的加重因素（疼痛的次要原因）。

在疼痛"。虽然疼痛得到了改善，但我认为这种解释是错误的。因为如果髌腱及髌骨支持带存在疼痛，根据"伸展、屈曲压痛测试法评估"，在伸展位和屈曲位的疼痛程度可能相等，并不会在屈曲位时减轻。

为什么疼痛会改善呢？这是由于变硬的髌腱及髌骨支持带被伸长，髌骨低位得到了改善，其结果是，髌下脂肪垫的移动空间得以扩大，从而减轻了疼痛（见图2-10）。因此，在这种情况下，可以合理地解释疼痛的首要原因是"髌下脂肪垫"，而次要原因是"髌骨低位"或"髌腱及髌骨支持带的伸展性降低"。

　　这样的例子在临床中非常常见。其中一个典型的例子就是髋-脊柱综合征（hip-spine syndrome）。髋-脊柱综合征是由于髋关节僵硬对腰椎施加压力，导致腰椎疼痛的现象。在这种情况下，"疼痛发生的组织" 位于腰部，但导致这种情况的原因是髋关节。换句话说，在髋-脊柱综合征中，疼痛发生的组织位于腰部，因此腰部是疼痛的首要原因，而髋关节则是疼痛的次要原因。显然，在髋-脊柱综合征中，如果改善了髋

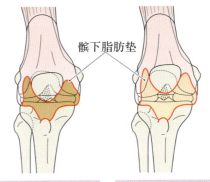

髌下脂肪垫

a：髌骨低位时，髌下脂肪垫被压缩

b：髌骨处于正常位置时，髌下脂肪垫可移动的空间就会增大

图2-10　疼痛改善的解释

通过去除引起疼痛的加重因素（疼痛的secondary），减轻疼痛组织（疼痛的primary）的负荷，从而改善疼痛。

关节的僵硬，疼痛就会消失，但没有人会主张"引起疼痛的部位是髋关节"。而且，当疾病组织的位置相邻时，人们常常会混淆首要原因和次要原因。

　　以刚才提到的髌腱及髌骨支持带伸展为例，可以解释为"引起疼痛的组织是髌下脂肪垫，通过改善作为其加重原因的髌骨支持带的伸展性"，并进行相应的治疗（图2-10），这样做可能会使治疗者的技术进步更快。换句话说，首先要找到产生疼痛的首要原因组织，并解释为减轻该组织的负荷有很多方法，然后进行治疗，这样才能使推测过程更加明确，理解也会加深。

　　当这些例子被讲清楚后时，我们在临床中就可以明确很多病情的根本原因。因此，在进行第三级评估时，重要的是在治疗时首先要更深入地思考哪个是首要原因组织，然后进行治疗。我认为，在临床实践中，反复进行评估并注意这一点对于临床医生的成长至关重要。我经常自问自答，即使患者疼痛消失了，"这个组织真的是'首要原因'吗？"。因为临床中经常会遇到这样的情况，当我们深入挖掘时，才发现实际上另一种组织才是首要原因。

通过前面的阐述，我想大家应该明白，在确定"疼痛组织"时，进行第三级评估是极其重要的。然而，如前所述，能够进行到第三级评估的医疗机构目前还很少。其中最主要的原因是，在我国的医疗现场，医生为一个患者诊疗的时间太少了。实际上，在许多医疗机构中都存在着医生数量不足，对患者诊疗时间过少的现状，这也被俗称为"3分钟诊疗"。

任何医生或治疗师都可以进行假设验证过程达到第三级评估。然而，考虑到要对肌肉（如缓解紧张和肌筋膜滑动等）、肌筋膜（浅层和深层滑动等）、关节（徒手治疗等）和脂肪组织（改善柔韧性）进行进一步操作，康复治疗师更适合做第三级评估。此外，医生通常非常忙碌，并且在其他方面也对医疗有更高的贡献度，因此，治疗师可以治疗那些医学影像无法显示的疼痛，从而提高整体医疗效率。换句话说，在非创伤性慢性疼痛中，康复治疗师成为医生诊断工具的一部分非常重要。康复治疗师需要具备被医生认可的"有价值作为诊断工具"的知识和技术。我认为，只有医生和康复治疗师双方相互理解这一点，才能实现真正意义上的优质医疗。

医生和康复治疗师对于同一个患者的目标应该是相同的。因此，建立一个能够超越"优劣"和"既得利益"的真正为患者着想、相互合作的关系，对于任何医疗机构来说都是重要的（图2-11）。

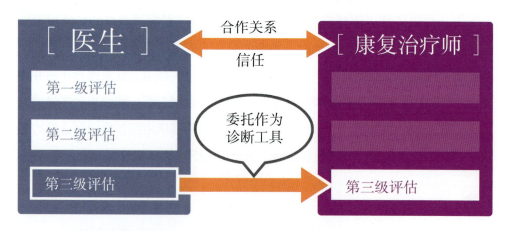

图 2-11 诊断的重要工具

医生和康复治疗师之间能够建立起真正为患者着想的共同合作关系，对于任何医疗机构来说都是至关重要的。

2. 正确进行假设验证的顺序

正如第1章所述，在运动系统中，基于组织学推测和力学推测的假设验证工作具有重要意义。

当然，进行这两方面的假设验证工作也很重要，但请记住，这两个推测过程是有顺序的。那就是先进行组织学推测，然后再进行力学推测。

为什么不先进行力学推测呢？这是因为，在临床推测方法中，观察动作并找出其中偏离正常的力学要素，然后针对这些要素进行干预，这种方法在临床上是不现实的。

为了深入理解这一点，我们将列举"患有髂胫束综合征的病例""外侧髌下脂肪垫疼痛的病例""髌骨外侧支持带外伤后粘连引起疼痛的病例"这3个病例进行说明（图2-12）。

这3个病例都伴有膝关节前外侧的疼痛。尽管疼痛的组织学原因各不相同，但在动作分析中可能会出现相似的结果。例如，膝关节的"伸展力矩"、"内旋力矩"和"外翻力矩"在所有病例中都可能过大（图2-13）。

尽管力学分析结果相同，但根据组织学上的疼痛部位，需要改善的力学异常会有所不同。例如，对于患有髂胫束综合征的病例A，改善"伸展力矩"

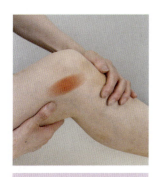

病例 A：髂胫束综合征

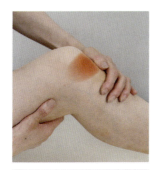

病例 B：外侧髌下脂肪垫疼痛

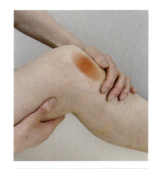

病例 C：外侧髌骨支持韧带外伤后粘连引起疼痛

图 2-12　呈现相同力矩的 3 个病例的疼痛部位
这些病例都伴有膝关节前外侧的疼痛。疼痛的组织学原因各不相同，但在动作分析中有时会出现相似的结果。

或"内旋力矩"并不能缓解症状。换句话说，如果不改善过大的"膝关节外翻力矩"，症状就不会缓解。因此，需要评估导致膝关节外翻力矩增大的因素，例如膝关节内翻负荷、骨盆外倾、躯干核心外倾等，并努力改善这些因素。另外，对于患有髌下脂肪垫疼痛的病例B，即使改善了"伸展力矩"和"外翻力矩"，也不能缓解症状。换句话说，如果不改善膝关节过大的"内旋力矩"，症状就不会缓解。临床上经常遇到膝关节退行性病变引起髌下脂肪垫疼痛的病例，对于这种

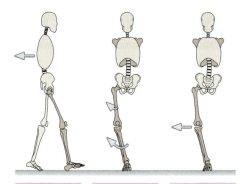

a：伸展力矩过度　　b：内旋力矩过度　　c：外翻力矩过度

图 2-13　三个病例通用的膝关节力矩
膝关节的"伸展力矩"、"内旋力矩"、"外翻力矩"，尽管出现在完全不同的疾病中，但在任何病例中都可能会出现过度。

情况，需要评估导致膝关节内旋力矩增大的因素，例如小腿外移、跟骨外翻、踝关节过度背屈等，并努力改善这些因素。此外，对于患有外侧髌骨支持带创伤后粘连或滑动障碍引起疼痛的病例C，仅仅通过力学改善并不能获得症状改善。这种情况下，需要在组织学上改善外侧髌骨支持带的粘连和滑动障碍，并找到所需的"目标"力矩。

也就是说，每个病例"疼痛的组织"不同，"目标"的力也不同，因此需要首先进行组织学推测，明确"疼痛的组织"。本书将详细介绍这些内容。请务必仔细阅读，并在临床实践中进行"确认"。

接下来，让我们列举两个病例，这两种情况尽管施加了相同的力学负荷，但其负荷产生的原因不同，即"患有髂胫束综合征的病例"和"前交叉韧带损伤后导致膝关节内翻畸形，并伴有疼痛的病例"（图2-14）。

这两个病例的膝关节都受到了过度的外翻力矩（向内翻方向的力）。对于患有髂胫束综合征的病例D，为了改善过度的外翻力矩，需要进行髂胫束的拉伸和膝关节内翻的调整改善。但是，对于患有前交叉韧带损伤并伴有膝关节内翻畸形的病例E，治疗方向会有些不同。因为前交叉韧带大部分是在外翻位的损伤，损伤后患者会在无意识的情况下避免外翻，并且这种逃避动作会随着时间推移导致内翻畸形。因此，如果引导患者进行外翻动作，可能会进一步加强

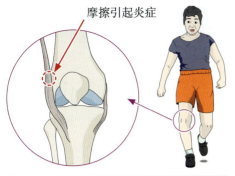

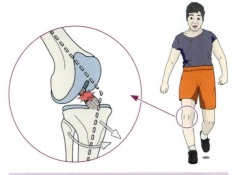

病例 D：髂胫束综合征

病例 E：前交叉韧带损伤后膝关节内翻畸形伴疼痛

图 2-14　伴有膝关节过度外翻力矩的两个病例

两个病例均伴有膝关节外翻力矩，但治疗的方向性不同。

逃避，加速内翻畸形的发展。

　　从这两个病例可以看出，尽管他们的膝关节都受到了外翻力矩的力学负荷，但在病例D中，是由于力学负荷促进了功能障碍（慢性炎症）的发展；而在病例E中，是由于逃避动作导致了力学负荷的施加。

　　因此，根据这个分析结果可以得知，即使施加了同样的力学负荷，但治疗的方向也不同。这取决于由于力学负荷导致了障碍，还是逃避动作导致了障碍。

　　正如从A到E的案例中可以看到的那样，那些能够从动作分析中找到偏离正常的因素，并对这些因素进行干预的治疗师，可能并没有找到"目标"所在的力学因素[2]。此外，在进行力学推测过程中，有时可能会加剧疼痛。因此，在进行假设验证工作时，请务必按照以下顺序进行。

　　"先进行组织学推测，再进行力学推测。"

　　如果不遵守这个顺序，就无法将动作分析应用到假设验证工作中。在我的临床工作中，也很重视这个顺序。

3. 问诊

1）问诊的要点

问诊非常重要。通过仔细倾听患者的诉求并善于引导对话，我们可以捕捉到很多重要的关键词。

在本书中，并不强调涵盖教科书式的问诊。当然，学习这方面的知识也是必要的。关于一般问诊方法，有很多其他的著作可以作为参考[3]-[7]。在本书的问诊部分，只介绍在实际临床中我认为真正有用的"问题及其解释"。对于这些问题，我的解释并没有高度的证据支持。我将介绍在自身近30年临床经验中确立的在初诊时必须牢记的重要问题，以及对其答案的解释（图2-15）。

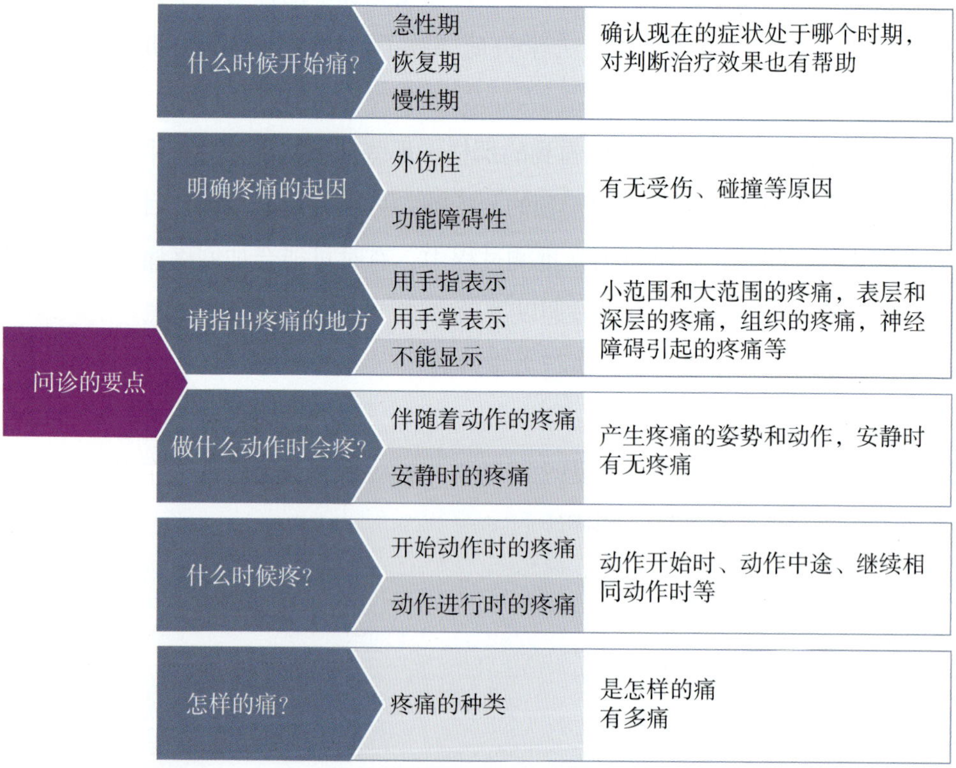

问诊的要点	什么时候开始痛？	急性期 恢复期 慢性期	确认现在的症状处于哪个时期，对判断治疗效果也有帮助
	明确疼痛的起因	外伤性 功能障碍性	有无受伤、碰撞等原因
	请指出疼痛的地方	用手指表示 用手掌表示 不能显示	小范围和大范围的疼痛，表层和深层的疼痛，组织的疼痛，神经障碍引起的疼痛等
	做什么动作时会疼？	伴随着动作的疼痛 安静时的疼痛	产生疼痛的姿势和动作，安静时有无疼痛
	什么时候疼？	开始动作时的疼痛 动作进行时的疼痛	动作开始时、动作中途、继续相同动作时等
	怎样的痛？	疼痛的种类	是怎样的痛 有多痛

图 2-15　问诊的要点

问题① 什么时候开始痛?

不论是运动系统疾病还是其他疾病,根据发病后的时间经过,都可以分为"急性期"、"恢复期"和"慢性期",每个阶段的处理和治疗方法也不同。因此,了解症状目前处于哪个阶段是必要的。

例如,如果患者从两天前开始感到疼痛,很有可能是急性期的疼痛,因此重要的是要仔细判断是否存在急性期的伴随症状,如肿胀、热感、发红等。在急性期的情况下,过早进行康复可能会导致症状恶化。因此,有时需要静养。

如果症状已经持续2~3周,需要考虑已进入了恢复期,并进行相应的评估。在治疗过程中,有必要考虑不要让炎症再次发生。

如果症状持续了很长时间,可以考虑为慢性期的症状。因此,在评估过程中需要考虑为何疼痛持续存在,并进行相应的研究。

另外,根据各个时期的不同,一边想象组织的状态一边进行诊断也很重要。例如,在恢复期,可以预测组织的修复作用正处于活跃状态。在慢性期,可以预测到疼痛发生区域周围可能存在纤维化导致的滑动障碍和粘连[8]。

此外,了解发病至今所经历的时间,对于评估治疗效果也非常有帮助。例如,在急性期的情况下,即使1周后就诊时疼痛消失了,也很难确定是自然康复还是治疗的结果。

另一方面,发病2年以上的慢性期患者,如果下次就诊时疼痛有所改善,则可以判断上次的治疗是有效的。如此往复,不断将患者的治疗结果与我们的假设验证相关联,这样的反复验证假设将培养出优秀的治疗者。

问题② 是外伤还是功能障碍?

判断疼痛是由"外伤"引起的还是由"功能障碍"引起的也很重要(图2-16)。

"外伤"是指一次外力(机械、物理、化学)引起的组织和器官的损伤。外伤可以分为被对方铲球等抗动作撞击的接触性损伤和肌肉拉伤等非接触性损伤。

"功能障碍"是指逐渐引起疼痛等症状的情况。功能障碍可以分为两种,一种是以跟腱炎、髂胫束综合征等为代表的,由反复的力学负荷引起的功能障碍(过度使用),另一种是由外伤等原因引起的继发性功能障碍。

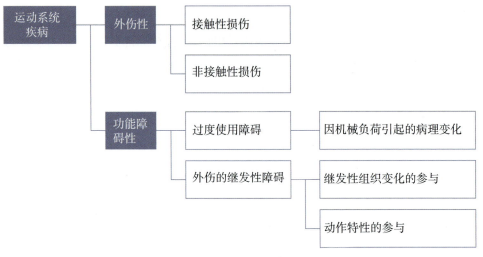

图 2-16　外伤性还是功能障碍性?

a）外伤性疼痛

外伤可以分为接触性损伤和非接触性损伤两种情况，无论哪种情况，了解受伤时的状况是必需的。因为通过了解受伤状况，我们能够想象出损伤部位的状态。而且，在考虑修复方案时，这些信息也是必要的。在外伤性情况下，病理常常以受损的组织为起点。因此，通常会进行与损伤组织修复相适应的治疗和康复，随着损伤组织的恢复，疼痛等症状也会改善。术后情况也是如此。

b）功能障碍性疼痛

我将功能障碍性疼痛分为两类。

第一种是由于反复的力学负荷而引起的过度使用（overuse）障碍，如鹅足炎和髂胫束综合征等。在这种情况下，由于反复的力学负荷而发病，因此进行动作分析以找到疼痛发生部位的力学负荷是很重要的。一旦了解了力学负荷，通过改善这种负荷，可以缓解疼痛。

第二种是外伤后或手术后的继发性功能障碍。外伤后和手术后，疼痛经常会持续存在。在临床中，是否有很多患者因在外伤后或手术后仍然感到疼痛而备受困扰呢？

例如，有的患者内侧副韧带断裂2个月后，即使到了差不多可以恢复的时候，仍然感到疼痛。此外，还有一些其他情况，比如骨折后膝关节周围的疼痛无法缓解，或者是足踝骨折或韧带损伤后膝关节变得疼痛等，情况多种多样。另外，虽然不是膝关节疼痛，但也有膝关节外伤后脚踝和腰部出现疼痛的继发性障碍。如果我们注意到外伤后的继发性障碍问题，会发现这种情况非常常见。

对于在外伤后或手术后长时间持续疼痛的情况，我会考虑对"动作特性的参与"和"继发性组织变化的参与"这两个因素进行评估。

每个人都有自己独特的动作特性，例如过度外旋或外翻等。动作完全正常的人并不存在。这就是所谓的"动作特性的参与"。因此，根据动作特性，当原本已经承受了力学负荷的组织受到损伤时，即使在外伤之前没有疼痛，由于原本存在的力学负荷仍在持续作用，疼痛也很难消除。实际上，这种情况非常常见。因此，在进行外伤后治疗时，需要在考虑到患者动作特性的力学负荷的情况下进行诊断。

另外，在外伤后或手术后，可能会出现组织粘连、滑动障碍、骨化、血肿等物理问题的情况，这些被称为"继发性组织变化的参与"。特别是在外伤和手术后，由于肿胀和水肿，周围组织更容易出现粘连和滑动障碍。因为这样的事情而产生疼痛的情况也很多[9]。

无论是外伤后还是手术后，疼痛长期无法缓解都是有原因的。其中许多原因可以归结为"动作特性的参与"和"继发性组织变化的参与"。了解这一点将有助于推断导致长期持续疼痛的原因。据我所知，在外伤后的急性期治疗中，医生会给予很大的关注，而在外伤后疼痛慢性化方面，医生则不太重视。

理解过度使用障碍和外伤后/手术后的继发性障碍这两种情况非常重要。让我们通过下面的视频来学习一下吧。

网络视频2 **骨性关节炎**

从广义上来说，骨性关节炎也是过度使用障碍的一种。这个视频展示了步行时外侧负荷增加，即所谓的"推力现象"发生的骨性关节炎的病例。通过改善外侧负荷，如治疗后的视频所示，疼痛得到缓解，可以实现平稳的步行。通过比较视频前后两个画面，可以清楚地看到它们之间的差异。

网络视频3 **外伤后继发性障碍的病例**

这是一个外伤后的继发性障碍病例，由于事故导致脚踝和距下关节过度内翻变形。由于距下关节的内翻变形，患者持续跛行。作者首次会诊是在受伤约1年后。这种步行方式对膝关节也施加了很大的力学负荷。这个病例最初只涉及到足部，但逐渐膝关节也开始感到疼痛。在这种情况下，确定引起疼痛的组织和施加的力学负荷，并进行改善是非常重要的。即使在像这个视频中伴有明显跛行的严重病例中，也有不少疼痛在当时得到了显著的改善。通过观察这个病例的前后对比，可以清楚地看到我们的治疗对患者的生活质量产生了重要影响。

问题③ 请指出疼痛的地方

　　问这个问题的目的在于让患者用手指表示疼痛部位，而不是口头表达。通过让患者用手指指出疼痛部位，医务人员就可以在触诊之前了解到疼痛在膝关节的哪个部位。由于手指指示的方式必定有其意义，医务人员应该仔细观察这种疼痛示意方式（图2-17）。

　　当患者用手指指示疼痛时，可以判断疾病范围较小。而当患者用整个手掌或手指触摸的方式指示疼痛的话，可以判断疾病范围较广。此外，疼痛区域的指示还有助于预测引起疼痛的组织。我认为，当患者疼痛范围较小时，可能涉及到脂肪组织、半月板、肌腱、韧带、滑液囊等组织的问题；当患者疼痛范围较大时，可能涉及到神经障碍（包括皮神经障碍）、肌肉、筋膜以及伴有肿胀的半月板等组织的问题。

　　有时候患者可能无法清楚地表达疼痛感受，但这也是有其意义的。例如，如果疼痛只在进行大量运动时才出现，患者可能无法明确表示疼痛。如果患者模糊地抱怨"膝盖里面疼，但具体哪里疼说不清楚"，可能预示着存在关节内问题或神经障碍。

问题④ 做什么动作时会疼？

　　为了确定疼痛的原因，确定加重、缓解因素也很重要。

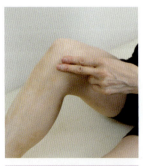
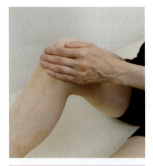
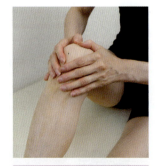

a：局部的　　　　　　b：整体的　　　　　　c：不能清楚地表示

图 2-17　疼痛的示意方式
表示疼痛部位的方法也有意义。

如果存在"安静时的疼痛"，这可能意味着康复治疗师无法对患者进行治疗，因此需要与骨科医生联系，考虑当时适当的治疗方法。在大多数情况下，此种疼痛可能与炎症有关。我们还需要仔细确认是否存在能够缓解疼痛的体位。

如果出现"动一下就痛"的情况，需要确认是哪种动作引起的疼痛。对于膝关节而言，通常以下动作会引起疼痛。

a）走久了会痛

如果在平地行走时感到疼痛，首先需要怀疑是胫股关节的问题，因为这个关节承受最大的负荷。另外，要仔细确认疼痛出现在行走的哪个阶段。在此基础上，考虑与疼痛部位的关联性。例如，如果说疼痛发生在脚着地时，那么可以推断是在支撑相前半阶段出现了疼痛，因此需要观察在这个阶段施加了什么样的力学负荷。

b）上楼梯时痛

上楼梯的动作会给膝关节施加较大的力矩，所以可能是膝关节的伸展力矩过大引起的疼痛。

c）下楼梯时痛

特别是在老年人中比较常见。下楼梯时，膝关节要使用较大的关节角度。因此，这意味着在深屈曲角度用力时会痛。特别是在髌股关节周围发生障碍时，下楼梯时会感到很疼。

d）站起来很痛

站起来时，膝关节会发生在深屈曲角度用力的动作。从这个意义上说，这与下楼时的疼痛相似，但也有些患者站起来比下楼梯更容易感到疼痛。在这种情况下，可以想象这是运动开始时的疼痛。站起来是从长时间静止后开始的动作，因此我首先怀疑是滑动障碍。

e）一蹲就痛

这是明显的深屈曲疼痛。在出现这种疼痛时，我们必须确认是否存在屈曲角度受限。如果存在屈曲受限，除非改善受限，否则这种疼痛是无法缓解的。

如果没有屈曲受限，我们需要考虑深屈曲引起疼痛的原因。通常情况下，髌股关节周围的组织会受到影响，但也有一些病例在下蹲时会出现腘窝周围的疼痛。在这种情况下，往往涉及到半月板或腘窝周围组织的问题。

另外，膝关节在屈曲时会发生大约20°～40°的内旋。然而，有些病例在膝关节屈曲时几乎没有内旋。因此，当蹲下动作有问题时，我们会检查膝关节屈曲时的内旋动作是否过度或不足。

f）只要负重就会有强烈的疼痛

偶尔会有患者报告此类症状。如果出现这种疼痛，需要怀疑胫股关节的严重疾病，股骨髁部骨坏死等。

g）屈曲伸展时会疼

有些患者在包括走路在内的动作时感觉不到疼痛，但屈曲伸展时会疼痛。在这种情况下，要怀疑存在单一组织的滑动障碍。

h）扭曲或旋转时会疼

这种疼痛可能暗示着旋转障碍。在考虑膝关节的旋转障碍时，内旋障碍并不常见，大部分情况下是外旋障碍，当进行外旋时会出现疼痛。

i）一跑就痛

这是一种常见于体育运动疾病的症状。除了通过后述的各种评估来明确病情之外，通过动作分析明确力学负荷也是非常重要的。在运动损伤的情况下，除了"跑步时会疼"之外，还经常出现"踩踏时会疼""扭曲时会疼""跳跃起跳时和落地时会疼""侧步和交叉步会疼"等动作疼痛。因此，需要分析这些动作时所施加的力学负荷。

问诊动作时的疼痛加重因素和缓解因素，就能明确疼痛的来源组织和感受到疼痛的力学负荷种类，从而缩小治疗的"目标"。表2-1总结了动作与疼痛加重因素、缓解因素的关系。

问题⑤ 什么时候疼？

疼痛的时间分为两种类型：一种是在早晨感到疼痛，或开始运动时感到疼痛，称为"动作开始时的疼痛"；另一种是在傍晚感到疼痛，长时间行走后感到疼痛，称为"长时间重复动作导致的疼痛"。

表 2-1 动作与疼痛加重因素、缓解因素的关系

动作	可以考虑的理由	首先应该怀疑的部位、组织、功能障碍等	备注
长距离步行时（平地）	负重	胫股关节	确认在步行过程中哪个时相感到疼痛。
上楼梯动作时	过度伸展力矩	膝关节	
下楼梯动作时	在深屈曲的角度下用力	髌股关节周围的障碍	特别是老年人的病情多见。
站起来时	开始使用深屈曲角度施加力量和参与动作	滑动障碍	确认是开始动作引起的疼痛，还是力学负荷引起的疼痛。
蹲下动作时	在深屈曲角度下用力	髌股关节、腘窝周围组织、半月板	必须确认是否存在屈曲角度受限。 在没有屈曲受限的情况下，考虑深屈曲出现疼痛的理由。 也有腘窝疼痛的情况。
施加负重动作时	负重	怀疑胫股关节的严重疾病，如股骨髁部骨坏死等	仅负重就会疼痛时，应避免负重较大的运动疗法。 如果疼痛强烈，建议看医生。
屈曲和伸展时（动作时无疼痛时）	单一组织的滑动障碍		通过滑动特定组织，确认疼痛是否发生变化。
转身等扭转动作时	旋转障碍	特别是与膝关节外旋相关的组织	外旋障碍的情况较多。
奔跑动作时	动作时的强力学负荷		体育运动疾病较多。

a）动作开始时的疼痛

在出现"动作开始时的疼痛"时，我怀疑存在组织间的滑动障碍。为了更清楚地解释这个原因，我们可以以旧门的开关为例进行思考。例如，长时间未使用的门在打开时可能会发出刺耳的响声。但是，当我们多次开关门时，响声会在不知不觉中消失了……你是否觉得旧门的声音与动作开始的疼痛非常相似呢？就像旧门一样，即使开始的时候会因为存在活动不畅而引起疼痛，但随着时间的推移，疼痛会减轻。换句话说，如果感到动作开始的疼痛，可以考虑存在某种滑动障碍。有一种疾病叫做足底筋膜炎，在早晨起床时疼痛发作最强烈。足底筋膜炎的患者经常抱怨"早上刚起床时脚痛得无法行走，但走一段时间后就勉强能够正常行走"，这与滑动障碍的概念是相符的。因此，作者将足底筋膜炎也归类为滑动障碍并进行相应的处理。

b）长时间重复动作导致的疼痛

"长时间重复动作导致的疼痛"的情况下，可以认为是发生了以力学负荷为主要原因的疼痛。因此，通过动作分析明确施加力学负荷的部位，以减轻负荷为目的进行治疗是很重要的（图2-18）。

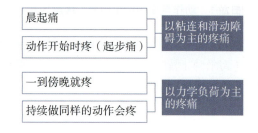

图 2-18　疼痛的时机和原因

问题⑥ 是怎样的疼？

疼痛的表达方式有很多，比如"发麻、阵阵剧痛、刺痛、麻痛"等。由于这些疼痛的性质常常暗示着病理情况，所以作为医务人员，我们需要提取这些词语作为关键词。图2-19是根据我的临床经验制作的。我认为这对于临床是有用的信息，但实际上，预测病理情况需要考虑所有信息，不仅仅是语言，还包括表达方式。

2）问诊的意义

问诊是一种有用的工具，可以预测疾病的病情。当然，仅凭问诊无法确定病情，但像之前提到的问题①～⑥那样有目的的提问，可以提供重要信息来预测和缩小病情的范围（图2-20）。

如果我们能提高问诊的能力并预测病情，我们就能够进行目的

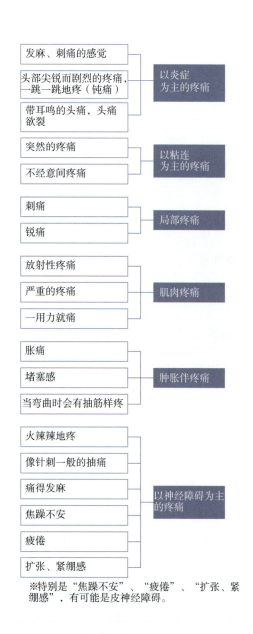

※特别是"焦躁不安"、"疲倦"、"扩张、紧绷感"，有可能是皮神经障碍。

图 2-19　疼痛的语言表达

明确的触诊，确定需要进行什么样的评估和检查，并且能够观察步行（动作）时需要注意什么，从而做出准确而迅速的判断。然后，根据这些信息进行假设验证和评估，这将有助于获得合适的治疗和护理。

我觉得，很多疾病都是因为没有进行认真的问诊而被忽视了。我希望读者能够将问诊视为不可或缺的工具，用于适当的假设验证，不要轻视它，更好地利用它。

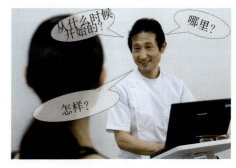

图 2-20　问诊的优点
● 可以预测病情！
● 知道应该诊断的地方！
● 知道应该进行的检查和评估！！
● 可以理解动作的观察要点！

3）问诊后筛查工作的重要性

在进行问诊并预测疼痛发生部位和原因之后，接下来我们需要通过触诊和各种评估来进一步缩小病情范围并验证我们的假设。这个过程也可以称为寻找"目标"组织的过程。我认为这个过程是最重要的。如果不知道需要治疗的组织，就无法进行适当的治疗。就像当你的电脑出现故障需要修理时，店员一定会问"有什么故障？"。这就相当于医疗问诊。接下来，根据故障症状，我们会想象出可能的原因。然后，我们会检查这些原因，并找到导致故障的部分（如内存、硬件等），然后才开始修理。我们绝对不会在不知道故障原因的情况下就开始修理。除非确定了有问题的部分，否则故障是无法修复的。如果支付了维修费用但故障没有修复，客户肯定不会满意（**图2-21**）。

许多年轻的康复治疗师希望学习治疗技术，并寻求针对特定疾病的操作方法。当然，我们非常理解这种心情，拥有丰富的治疗技术非常重要，然而，需要明白的是，评估技术比治疗技术更加重要。因为不论我们掌握了多么高超的治疗技术，如果对错误的组织进行治疗，症状的改善也是无望的。

"在怎么治之前，先知道治哪里。"

这句话是运动器官功能解剖学研究所所长林典雄先生告诉我的，我认为这

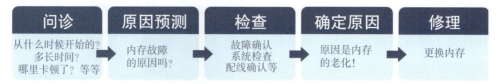

[电脑的修理流程]

问诊	原因预测	检查	确定原因	修理
从什么时候开始的? 多长时间? 哪里卡顿了? 等等	内存故障 的原因吗?	故障确认 系统检查 配线确认等	原因是内存 的老化!	更换内存

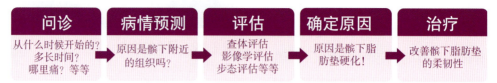

[康复治疗师的治疗流程]

问诊	病情预测	评估	确定原因	治疗
从什么时候开始的? 多长时间? 哪里痛? 等等	原因是髌下附近 的组织吗?	查体评估 影像学评估 步态评估等等	原因是髌下脂 肪垫硬化!	改善髌下脂肪垫 的柔韧性

图 2-21　与电脑维修的比较

电脑维修的过程与医疗中的"问诊→检查(评估)→治疗"的过程非常相似。无论哪个过程,结果都是一样的。

句话是临床中的一项重要原则。通过问诊来收集信息,以问诊获得的信息进行假设验证,选择治疗方法等,这一系列的工作是找到"治疗哪里"的基础,也是最重要的事项,以便施行适合的治疗。

实际评估时,原则上会按照"可能性较高的顺序"进行评估和检查。这并不是指按照常见病例的顺序进行评估,例如,"如果膝关节疼痛,则怀疑这种疾病!"这个原则是指根据从问诊中获得的信息,从可能性较高的组织或部位开始逐步进行诊断筛查。例如,如果在踏步或上楼梯时,患者在膝关节前方、髌骨下方附近感到疼痛,我会依次考虑髌韧带炎、胫骨结节骨骺炎、辛丁拉森-约翰逊综合征(Sinding Larsen Johansson Syndrome)、髌下脂肪垫炎、半月板损伤等病理,并进行假设验证。这种方法可以最快地找到病理依据,但需要将个人学习和经验积累的知识与之相结合进行模式识别。知识体系的建立不是一蹴而就的,而是需要不断更新的,因此日常的学习非常重要。

4. 触诊

触诊在诊断任何部位时都是必要的，不仅限于膝关节。患者抱怨在某个医院从未被触诊过，这种情况比我们想象的要多。我们必须意识到，患者不仅仅是一个"物体"。作为有生命的人，我们医务人员绝不能忘记通过触诊可以获取许多信息。

通过正确地把手放置在疼痛部位，即进行准确的触诊，可以获得大量的信息。为了将手准确地放置在"目标"组织上，对皮下结构进行解剖学上的准确想象是非常重要的。具体地想象肌肉和骨骼……听起来很简单，但实际操作时会发现这是格外困难的。

例如，如图2-22左边的插图所示，髋关节内收肌有5条。请想象股薄肌的走行路线。对于右侧的照片，您能自信地回答股薄肌的位置是a、b还是c吗？你能毫不犹豫地把手放在股薄肌上吗？被这样一问，你就会发现其实很难。因此，接下来我将告诉大家提高触诊技术的秘诀。我保证，通过以下内容的学习，读者们的触诊技巧将大幅提高，所以请认真理解并不断实践。

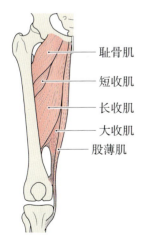
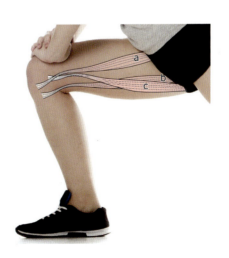

耻骨肌
短收肌
长收肌
大收肌
股薄肌

图 2-22　股薄肌和周围肌肉的鉴别
例如，你真的能鉴别股薄肌和周围肌肉吗？
即使知道，从体表来鉴别也格外的难！

专栏： 人工智能（AI）与医疗

前面提到了"触诊"患者的重要性，如果不触诊的医疗成为主流，那么到那时，人工智能（AI）就可以为患者看病了。未来，AI将飞速发展，并在医疗领域发挥巨大作用。作者对此并不持否定态度。相反，我认为它会在医疗进步和医疗费用削减方面发挥重要作用。此外，我认为，我们通过重新审视"诊察"的意义，或者可以进一步提供更好的医疗服务。

1）提高触诊技巧的秘诀

听到触诊技术这个词，许多治疗师往往会关注于"触摸方式"和"触感"。当然，这些技术也很重要，但还有更重要的事情。你知道是什么吗？

例如，当鹅足炎的患者出现在你面前时，首先需要确认股薄肌和缝匠肌的痉挛和缩短情况。但是，在触摸和感受这些肌肉的紧张程度之前，在锻炼触摸的技术和触摸的感觉之前，如果不能把手指放在这些肌肉上，就无法进行准确的评估。换句话说，为了提高触诊技能，重要的是对人体结构有更清晰的想象力。

因此，为了提升触诊技术，需要经历以下过程。

①能够详细地描绘人体结构（解剖学的理解）
↓
②能够将手指放在"目标"组织上
↓
③锻炼触摸的技术和触摸的感觉

触摸方法和感觉因人而异，不过，在上述过程中，"①能够详细地描绘人体结构（解剖学的理解）"和"②能够将手指放在'目标'组织上"，你不觉得，通过学习，谁都能做到吗？那么，我来告诉你做到这两点的秘诀吧。

秘诀就是，将解剖学应用程序安装在平板电脑上，在临床实践中通过触诊来确认"痛点"，同时使用该应用程序进行查看（**图2-23**）。

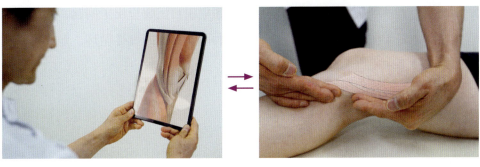

图 2-23　解剖学应用程序和触诊的反复操作
通过反复进行触诊并使用应用程序确认"痛点"，掌握解剖知识的速度将显著提高。

在我开始将这种方法应用于临床时，我立刻意识到了一个问题。那就是，尽管我以为自己对人体结构很了解，但实际上却并非如此。比如，我们来触诊"鹅足腱"。大家知道鹅足腱的肌肉是按照什么顺序排列，位置如何吗？当被问到时，我们会发现自己对鹅足部的概念很模糊（**图2-24**）。此外，鹅足腱周围还有隐神经的走行路径，我们能准确地描述鹅足部和隐神经的位置关系吗？我们知道鹅足腱有半腱肌、股薄肌和缝匠肌，并且它们

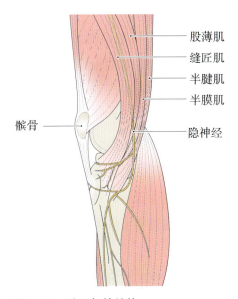

股薄肌
缝匠肌
半腱肌
半膜肌
髌骨
隐神经

图 2-24　鹅足部的结构

附着在膝关节内侧，但我们能准确地想象出它们的实际结构吗？你不觉得这是一件困难的事情吗？

在使用解剖学应用程序进行临床实践时，我们可以在确认各组织的准确位置和触诊位置的同时进行操作。通过始终在触诊过程中确认人体结构，我们逐渐清晰地形成了对人体结构的图像。我自己也一直在临床中使用这种方法，并感觉到人体结构的图像逐年变得更加清晰。尽管如此，我仍然觉得还有很多不足之处，因此深刻体会到在临床中重复实践的重要性。

另外，这种方法还有一个优点。那就是在需要时，可以利用触诊时使用的

解剖图向患者解释病情。患者可以具体地想象出自己哪里出了问题，因此对此感到高兴。对于医务人员来说，这也是一种两全其美的良性循环，他们可以在临床上一边工作一边学习。

2) 疼痛的好发部位

通过触诊可以获取各种各样的信息，但是最重要的是确认压痛点。如果无法准确地进行触诊，就无法确定压痛的出现点。在医院工作时，我经常向学生询问压痛点的位置，但经常得到的回答是"没有什么特别的"。然而，当我亲自再次进行触诊时，经常可以找到明确的压痛点。通过这样的经验，我明白了对于无法准确触诊组织的人来说，找到压痛点是一项格外困难的工作。因此，我希望大家掌握触诊技术，能够自信地说："我进行了触诊，没有发现压痛。"或者"我进行了触诊，这里有压痛点。"

基于这一点，在本节中，我将介绍膝关节中"疼痛易发组织"以及该组织的"压痛好发部位"。了解疼痛易发的组织及其压痛好发部位，结合解剖应用程序作为临床工具使用，应该能够更容易地找到压痛点。此外，通过在临床中反复进行这个过程，读者应该能够感受到自己的解剖知识和触诊技能的显著提升。这不仅适用于膝关节，而且在临床的许多情况下都会有帮助。

① 膝关节前侧的触诊

在膝关节前侧，主要是下面的组织容易发生疼痛。接下来将描述这些组织的压痛好发部位。

i）髌下脂肪垫

ii）髌腱、髌骨支持韧带及胫骨粗隆

iii）膝关节前侧的肌肉（肌肉实质部、肌腱移行部、肌腱附着部）

i）髌下脂肪垫

髌下脂肪垫是膝关节周围组织中最容易引起疼痛的部位。压痛的好发部位广泛分布，如图2-25所示，红色星号标记的位置是压痛的好发点。

正常情况下，绿色星号不会出现在髌下脂肪垫的位置，但有些病例，髌下

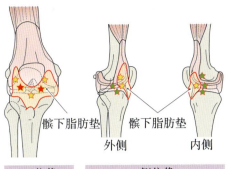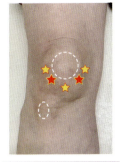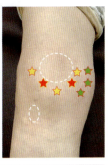

| 正位像 | 侧位像 | 膝关节过度外旋的病例 | 骨性关节炎的病例 |

☆ 好发点　★ 特别多的好发点　★ 内翻畸形明显时可以看到的好发点

图 2-25　髌下脂肪垫的压痛好发点

脂肪垫会延伸到这个部位，所以必要时也要检查这个部位是否有压痛。特别是膝骨关节炎的情况下，需要考虑到髌下脂肪垫可能在广泛区域内发生纤维化，因此需要进行触诊（**图2-26**）。

　　髌下脂肪垫在伸展位时广泛覆盖在髌骨周围，如**图2-26**所示。但在屈曲位时会移动到关节内部，因此难以触及。因此，在进行触诊时，让患者膝关节保持伸展位非常重要。

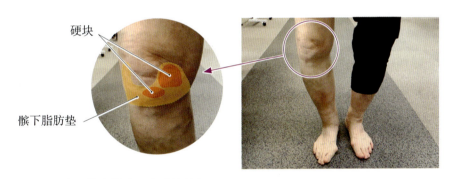

图 2-26　骨性关节炎的髌下脂肪垫特征

在髌骨下内侧有一个类似硬块的东西，以这个硬块为中心，髌下脂肪垫位于图片所示的范围内。

ⅱ）髌腱、髌骨支持韧带及胫骨粗隆

　　髌腱除了在腱中央、内侧和外侧之外，还常常在髌骨附着部位和胫骨粗隆出现压痛。此外，位于髌腱内外侧的髌骨支持带也有可能发生压痛，因此需要检查该区域是否存在压痛（**图2-27**）。

　　当膝关节处于屈曲位时，髌腱的轮廓就会变得清晰，可以伸长。因此，触诊时在膝关节屈曲90°的位置进行。

iii）膝关节前侧周边的肌肉（实质部、肌腱移行部、肌腱附着部）

在膝关节的前面肌肉中，髌腱附着部附近、共同腱附着部和内外侧肌肉移行部附近常有压痛。作为双关节肌的股直肌经常会发生肌实质的损伤，这种情况下损伤部位会有压痛感（图2-28）。

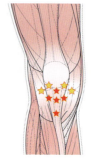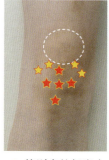

⭐ 好发点　★ 特别多的好发点

图 2-27　髌腱、髌骨支持韧带及胫骨粗隆的压痛好发点

②膝关节内侧的触诊

在膝关节内侧面，疼痛主要发生在以下组织。记住这些组织的压痛好发部位。

　　ⅰ）内侧半月板

　　ⅱ）内侧副韧带

　　ⅲ）半膜肌

　　ⅳ）鹅足

　　ⅴ）隐神经（Hunter管及Hunter管远端）

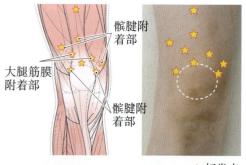

髌腱附着部

大腿筋膜附着部

髌腱附着部

⭐ 好发点

图 2-28　膝关节前侧的肌肉压痛好发点

ⅰ）内侧半月板

内侧半月板在中段到后段之间受损的情况最为普遍。特别是红星区域是压痛的好发点（图2-29）。

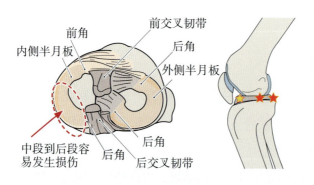

内侧半月板　前角　前交叉韧带　后角　外侧半月板　后角　后交叉韧带

中段到后段容易发生损伤

⭐ 好发点　★ 特别多的好发点

图 2-29　内侧半月板的压痛好发点

ii）内侧副韧带

内侧副韧带的关节间隙附近和上前方附近是压痛的好发点。另外，后斜韧带（内侧副韧带的后方斜行纤维）也经常出现压痛（图2-30）。

内侧副韧带在伸展位时以后斜韧带为中心的后方纤维被拉伸，在屈曲位上前方纤维被拉伸（图2-31）。因此，要在伸展位触诊后方纤维、在屈曲位触诊前方纤维是很重要的。

内侧副韧带经常会出现压痛，但由于其下方有很多组织，所以不要仅凭压痛就断定是内侧副韧带痛（参照47页"5. 利用关节运动的评估法"）。

iii）半膜肌

半膜肌分支成多个肌腱，并广泛附着于膝关节的内侧和后方。即使在分支的肌腱中，半膜肌腱前臂和直臂也是压痛的好发点。特别是，在胫骨内侧关节面的后方约1.5cm下方的肌腱前臂附着的沟槽是好发点。这个部位位于关节面和鹅足之间，其区分在临床上非常重要，因此必须确保进行确认（图3-32）。

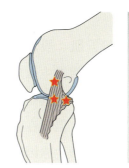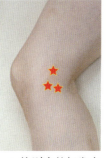

★ 特别多的好发点

图 2-30　内侧副韧带的压痛好发点

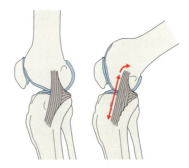

图 2-31　膝关节屈曲和伸展引起的内侧副韧带的变化

内侧副韧带在伸展位时以后斜韧带为中心的后方纤维被拉伸，在屈曲位上前方纤维被拉伸。

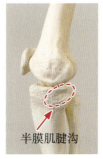

半膜肌腱前臂

半膜肌腱直臂

鹅足部

半膜肌腱沟

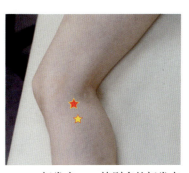

☆ 好发点　★ 特别多的好发点

图 2-32　半膜肌的压痛好发点

iv）鹅足

在构成鹅足的缝匠肌、股薄肌和半腱肌的附着部位经常发生压痛（图2-33）。这些肌腱（尤其是股薄肌）有可能发生炎症，但我在临床实践中发现，疼痛的产生原因大多与位于肌腱下方的滑液囊的滑动障碍有关。另外，由于这些肌肉与胫骨后部相接触，因此该部位也可能出现滑动障碍。

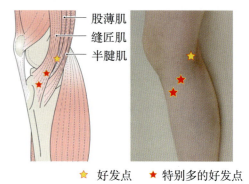

股薄肌
缝匠肌
半腱肌

☆ 好发点 ★ 特别多的好发点

图 2-33 鹅足的压痛好发点

v）隐神经（Hunter管及Hunter管远端部位）

收肌管（Hunter管）发生滑动障碍时，可以在收肌管所在的股内侧肌和大收肌间隙周围的压痛好发点（图2-34）确认疼痛部位。

其他因素导致隐神经出现问题时，隐神经的疼痛知觉部位如图2-34右边的插图所示，由于受压迫的神经疼痛感知区域广泛，通常很多情况下很难捕捉到压痛。在这种情况下，我会使用其他方法来诱发疼痛，并确认疼痛的原因是否来自隐神经（参见第193页）。

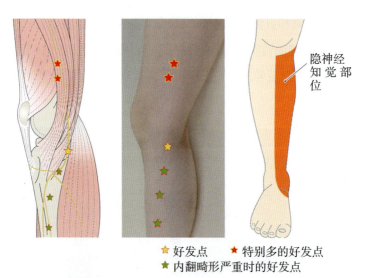

隐神经知觉部位

☆ 好发点 ★ 特别多的好发点
★ 内翻畸形严重时的好发点

图 2-34 隐神经的压痛好发点和疼痛的知觉部位

③膝关节外侧的触诊

在膝关节外侧面，疼痛主要发生在以下组织。请记住这些组织的压痛好发部位。

　ⅰ）外侧半月板

　ⅱ）髂胫束（包括Gerdy结节）

　ⅲ）腘肌腱

　ⅳ）腓骨头

　ⅴ）位于膝关节外侧的肌肉（实质部、肌腱移行部、肌腱附着部）

ⅰ）外侧半月板

外侧半月板中，中段到后段的损伤占绝大多数。因此，特别是红星部位是压痛的好发点（图2-35）。

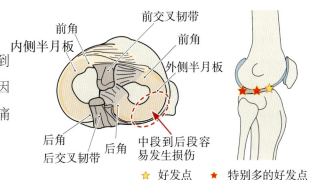

图 2-35　外侧半月板的压痛好发点

ⅱ）髂胫束（包括Gerdy结节）

髂胫束，膝关节伸展位时沿着股骨外上髁的前方走行，当膝关节逐渐屈曲时，髂胫束就会越过股骨外上髁，从30°屈曲位开始，髂胫束位于股骨外上髁的后方。在膝关节30°屈曲位附近，由于髂胫束后缘和股骨外上髁摩擦，可能导致炎症和滑动障碍，因此该部位是压痛的好发点（压痛的测试方法参照第203页）。此外，Gerdy结节和髂胫束中、近端也会出现压痛（图2-36）。

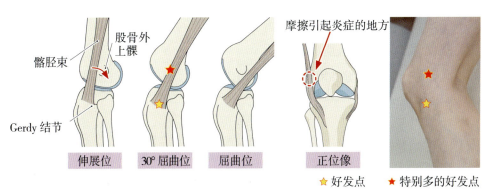

图 2-36　髂胫束的压痛好发点

iii）腘肌腱

腘肌腱横穿外侧副韧带的深层，止于股骨处。因此，在触诊腘肌腱之前，首先要找到从股骨外上髁垂直延伸到腓骨头的外侧副韧带。压痛的好发部位是外侧副韧带的前后区域（图2-37）。

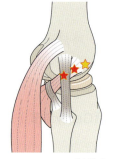
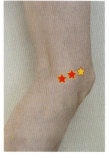

☆ 好发点　★ 特别多的好发点

图 2-37　腘肌腱的压痛好发点

iv）腓骨头周围

在腓骨上附着有股二头肌、外侧副韧带、后外侧支持结构、腓骨肌、趾长伸肌和腘肌等多个组织。另外，腓骨头下方有腓总神经通过，因此需要对压痛进行多方面的解释（图2-38）。

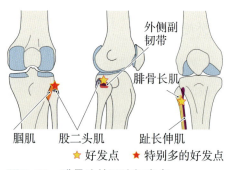

腘肌　　股二头肌　　趾长伸肌

外侧副韧带

腓骨长肌

☆ 好发点　★ 特别多的好发点

图 2-38　腓骨头的压痛好发点

v）位于膝关节外侧周围的肌肉（实质部、肌腱移行部、肌腱附着部）

在膝关节外侧周围的肌肉中，最常见的压痛发生在股外侧肌的肌腱移行部附近。另外，从大腿中部向远端延伸的区域，髂胫束的后方和股二头肌的前方与股外侧肌的起始部附近接触，因此该区域也是压痛的好发部位。股二头肌的肌实质部、肌腱移行部、肌腱和附着部都容易出现压痛。另外，腓肠肌外侧头也可能出现压痛（图2-39）。

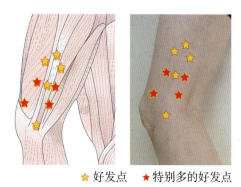

☆ 好发点　★ 特别多的好发点

图 2-39　膝关节外侧肌肉的压痛好发点

④腘窝部的触诊

在腘窝部，疼痛主要发生在以下部位。因此，对这些部位的触诊方法进行说明。

ⅰ）后外侧支持结构

ⅱ）腓肠肌近端部及腘窝脂肪垫

ⅲ）腘肌

ⅰ）后外侧支持结构（PLC）

后外侧支持结构位于膝关节的后外侧，与膝外侧的稳定性有关。它由多个韧带和关节囊组成，压痛常发生在腓骨肌与腓骨头之间的腓骨肌韧带周围（如果腓骨肌不存在压痛，则在股骨外侧髁的后上方）（参见**图2-40**）。最好将后外侧支持结构与股二头肌腱进行触诊鉴别。

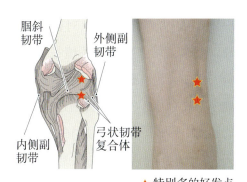

胫斜韧带　外侧副韧带　内侧副韧带　弓状韧带复合体

★ 特别多的好发点

图2-40　后外侧支持结构的压痛好发点

ⅱ）腓肠肌近端部及腘窝脂肪垫

腘窝部附近的腓肠肌，其压痛好发于胫骨侧的肌腹处，也可发生于股骨侧。另外，腘窝部广泛存在脂肪垫，这些脂肪垫位于腓肠肌和腓肠肌内外侧头之间的间隙处，该部位有时也会有压痛（图2-41）。

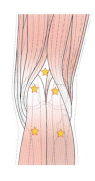
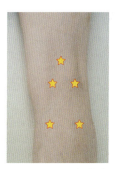

★ 好发点

图2-41　腓肠肌近端部及腘窝脂肪垫的压痛好发点

ⅲ）腘肌

腘肌斜向腘窝走行，为薄长的圆锥形肌肉，膝屈曲位容易触诊。伴有膝关节过度外旋时，常发压痛（图2-42）。

不仅是膝关节，无论检查哪个部位，了解压痛发生的部位都是提高评估能力的捷径，这是我的个人感受。因为了解了压痛发生的部

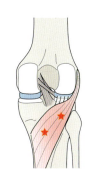
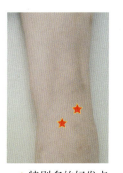

★ 特别多的好发点

图2-42　腘肌的压痛好发点

位，我们能够在问诊过程中立即想象出可能引起疼痛的组织。例如，如果患者抱怨膝关节后外侧有疼痛，并说"摆动脚时偶尔会感到疼痛"，通过与周围的压痛发生部位对照，我们可以推测出可能引起疼痛的组织。在了解到有疼痛的组织后，我们可以进行触诊和各种检查。毫无疑问，能够进行这样的想象与无法进行这样的想象的临床医生之间，在评估能力上会有很大的差异。

实际上，我们可以从对自己不擅长的领域进行想象来理解这一点的重要性。举个例子，我个人不擅长手腕和手指的治疗，临床上也很少遇到这种病例。例如，当有患者告诉我"弯曲手腕时外侧会疼痛"，老实说，我不知道疼痛来自哪个组织？应该如何进行触诊？如何诱发疼痛？这些问题无法立即在我的脑海中形成图像。通过稍微改变视角，我自己也有很多"领悟"。

如果我现在决定学习手腕和手指的知识，我会先学习压痛好发部位，然后逐渐融入临床所需的知识。

5. 利用关节运动的评估法

一旦确定了按压引起疼痛的部位，我将进一步利用关节运动对该组织施加负荷，进行疼痛诱发评估。在许多情况下，仅凭压痛并不能确定疼痛的来源组织。因此，需要确认在施加伸长、压缩、摩擦（滑动）等负荷时，按压疼痛部位的组织是否会引发疼痛。通过进行这种评估，可以找到疼痛发生的条件，并且也能发现缓解疼痛的条件。

基于这些考虑，本节将重点介绍在非负重状态下利用关节运动进行评估时的基本原则。通过理解本节内容，您将能够更好地执行至第2级评估的过程，提升评估的效果。

1) 通过关节运动可以施加哪些负荷?

利用关节运动进行的骨科测试有很多种。在进行这些测试时，理解测试的目的比记住每个测试的具体步骤更为重要，这是提高技术水平所必需的。考虑到这一点，为了理解测试的目的，我们需要了解关节运动可以施加哪些负荷。

我认为关节运动所施加的负荷有以下4种:

①施加"伸长"负荷

②施加"压缩、收缩、弯曲"负荷

③施加"摩擦、滑动"负荷

④施加"收缩"负荷

①施加"伸长"负荷

在骨科测试中，我认为最常见的是施加特定组织的"伸长"负荷测试。通过利用关节运动施加伸长负荷，可以评估特定部位或组织的"僵硬度/松弛度"和"疼痛"情况。例如，膝关节外翻应力测试通过强制向内侧副韧带施加伸长负荷，评估韧带的"僵硬度/松弛度"和"疼痛"情况（见**图2-43**）。

②施加"压缩、收缩、弯曲"负荷

对特定组织施加"压缩"负荷的测试也很多。例如，在半月板研磨测试中，进行膝关节90°屈曲位的旋转测试，比较在施加轴向压力的同时旋转和在施加牵引的同时旋转的情况。通过这种比较，可以评估施加"压缩"负荷的旋转对半月板的影响（见图2-44）。

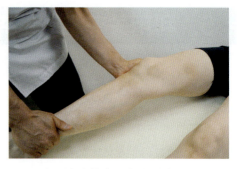

图 2-43　膝关节外翻应力测试

另外，在承受"压缩"负荷的肢体位置，会在深层产生更多的"压缩"负荷，而在表层则会出现"收缩"或"弯曲"的负荷。例如，当膝关节过度伸展时，膝前组织中的深层组织如髌下脂肪垫和半

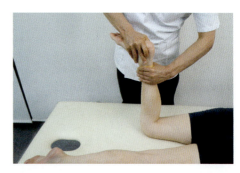

图 2-44　Apely 牵引和压缩测试

月板前角就会承受"压缩"负荷，而皮肤和筋膜等表层部位则会更多地受到"收缩"或"弯曲"的负荷。在临床上，我们很容易想象"压缩"负荷会引起疼痛，但可能很难想象"收缩"或"弯曲"负荷也会引起疼痛。然而，例如当我们有较大的擦伤时，无论是"伸长"还是"收缩"或"弯曲"，我们都会感到疼痛，这是每个人都有过的经历（图2-45）。

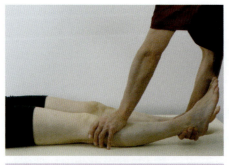

a：膝关节过度伸展

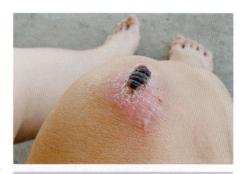

b：擦伤

图 2-45　"收缩、弯曲"负荷痛

③施加"摩擦、滑动"负荷

也可以利用关节运动，在组织间施加摩擦和滑动等"摩擦、滑动"负荷。例如，对于髂胫束综合征的病例，单纯拉伸髂胫束可能无法引发疼痛，但向股骨外上髁和髂胫束上施加"摩擦、滑动"负荷就能引发疼痛。应用该方法进行的测试被称为握持测试（**图2-46**）。

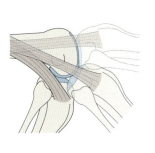
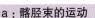

a：髂胫束的运动

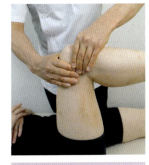

b：屈曲位

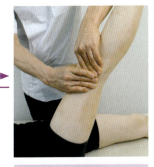

c：伸展位

图 2-46　握持测试

④施加"收缩"负荷

最后，我们提及一下"收缩"负荷。通过改变关节位置，肌肉可以处于伸长位或缩短位。因此，要引发伸张痛，更容易的方法是在伸长位下进行收缩（**图2-47**）。

a：股直肌最大程度的伸展状态

b：股直肌最大程度的收缩状态

图 2-47　"收缩"负荷

另外，通过改变关节的肢位，也可以使同一肌肉处于工作不佳的状态。例如，内侧腘绳肌包括半膜肌和半腱肌，而半膜肌在结构上具有在膝关节伸展位时处于最佳工作状态，在屈曲位时处于工作不佳状态的特性。因此，通过让膝关节在伸展位和屈曲位下收缩，可以预测疼痛或功能障碍发生在哪条肌肉。

除此之外，通过比较主动运动和被动运动，可以判断引起的疼痛或不适感是由关节移动到该肢位引起的，还是由收缩引起的。

当我们了解这一点时，可以弄清楚各种骨科测试和检查的目的。一旦了解了目的，我们也可以建立自己的方法。此外，我们还可以自己找到用于给特定组织施加负荷的新测试。正因为先辈们曾经有过"如何给目标组织施加负荷"

的目的，所以他们创建了利用这种负荷的各种骨科测试。

2) 利用关节运动可以评估哪些问题?

在了解如何通过关节运动施加何种负荷后，接下来我想解释通过这种负荷可以诊断哪些问题。

通过关节运动，我们可以从以下5个方面进行评估：

①硬度、松弛度
②疼痛
③肌肉力量
④感觉障碍
⑤不适感、摩擦音、不安感

①硬度、松弛度

当关节朝特定方向移动时，如果产生僵硬感，主要是由"组织的硬度"、"组织间的滑动障碍和粘连"、"组织的痉挛和过度紧张"这三个因素造成的。用老化的橡胶来比喻组织的硬度，应该比较容易理解。新橡胶可以很好地伸展，但当其老化变硬时，伸展性就变差了。

组织的滑动障碍和粘连，可以想象成身体组织之间像千层酥一样重叠，各层相互滑动，这样就容易理解了。

对于诊断运动系统疾病的治疗师来说，硬度评估和治疗是首先要掌握的技能（图2-48）。这是因为硬度改善了，关节的活动能力也会随之改善。想象一下门扇发出咯吱咯吱声音的情况，就可以理解关节硬度增加会使得活动变得困难。改善硬度也会改善肌肉力量。因为许多运动系统疾病的肌力下降都与滑动障碍有关。想象一下汽车刹车被拉起来的情况，可能更容易理解。因此，如果能够改善硬度，即使肌肉使用的力量相同，在那一刻肌力的输出也会改善。此外，改善硬度还会改善平衡和身体对位。如果关节不能自由活动，会导致不均衡的可动范围平衡，负荷位的平衡能力会降低。此外，不均衡的可动范围会导致身体对位变动。由此可见，改善硬度是多么重要。

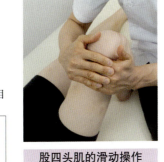

从评价中找到目标，针对目标进行研究

限制因子得到改善

股四头肌的滑动操作

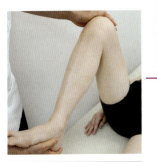

屈曲受限

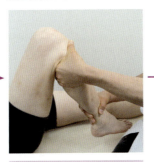

外侧半月板的滑动操作

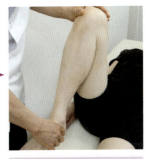

屈曲角度的改善

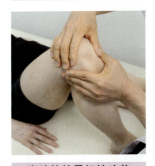

脂肪垫的柔韧性改善

图 2-48　最初应该掌握的技能

当考虑改善屈曲活动范围时，通过明确"限制活动的结构是什么"，并通过针对该结构进行干预，经常能够在当场显著改善活动范围。

除了评估和治疗硬度外，还应对组织的松弛度进行检查，尤其是关节结构组织的松弛度在临床上具有重要影响。

②疼痛

运动系统疾病的主要症状是疼痛。运动系统疾病患者很少会在没有疼痛的情况下去医疗机构就诊。因此，作为临床医生，我们需要进行多方面的疼痛评估。

通过利用关节运动，探索诱发疼痛和缓解疼痛的条件是评估时的重要的关注点。例如，强制屈曲膝关节通常会导致腘窝疼痛。我将从这里开始讲解疼痛加重的条件和缓解疼痛的条件。例如，加入外旋会进一步加重疼痛，而内旋则会缓解疼痛。如果发现外旋导致的组织伸长引发疼痛，而内旋可以缓解疼痛，那么可以推测诱发疼痛的组织是在外旋过程中被牵拉的组织（图2-49）。

③肌肉力量

改变关节角度可能会影响肌肉力量的发挥。最典型的例子就是伸展迟滞（图2-50）。

对于伸展迟滞的病例，其伸展肌力在膝关节屈曲位时可以发挥，但在伸展位时无法发挥。我认为这是由于髌骨上方滑动不良的原因。也就是说，在伸展位下，髌骨无法完全向上移动，因此伸展肌力无法传递到胫骨粗隆，但当膝关节屈曲时，由于髌腱的伸长，伸展肌力能够传递到胫骨粗隆。这就是大多数情况下"伸展迟滞"的本质。

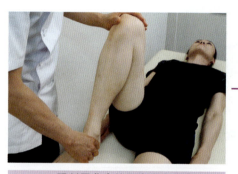 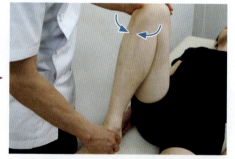

| a：强制屈曲会使腘窝产生疼痛 | b：寻找疼痛加重的条件和缓解的条件 |

图 2-49　疼痛诱发试验

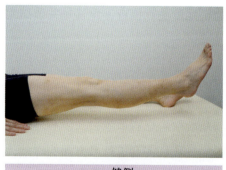 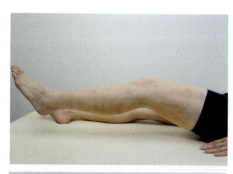

| a：健侧 | b：患侧 |

图 2-50　伸展迟滞

有时股神经会在股直肌下受到压迫（图2-51）。在这种情况下，股内侧肌不会出现肌力减退，但股外侧肌会出现肌力减退。因此，在下肢外旋位时，膝关节伸展肌力保持不变，但在下肢内旋位时伸展肌力就会减弱。

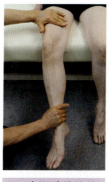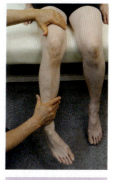

a：在下肢外旋位下可以施加力量

b：在下肢内旋位下无法施加力量

图2-51 股神经绞压测试

④感觉障碍

关于感觉障碍，也可以利用关节运动进行评估。例如，如图2-52所示，通过髋关节在伸展、内旋、内收位进行膝关节屈伸，可能会引发膝内侧到小腿内侧的疼痛或麻木感。原因是，在这个肢位上会压迫隐神经。因此，通过采取特定的肢位，可以增加感觉障碍的发生。

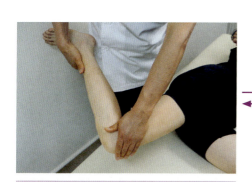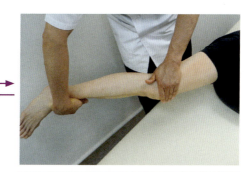

a：髋关节在伸展、内旋、内收位的膝关节屈曲

b：髋关节在伸展、内旋、内收位的膝关节伸展

图2-52 利用隐神经关节运动的感觉障碍测试

通过髋关节在伸展、内旋、内收位进行膝关节的屈伸，可以诱发膝内侧到小腿内侧的疼痛和麻痹。

⑤不适感、摩擦音、恐惧感

如果在利用关节运动向特定方向移动时出现不适感或发出摩擦音，可以预测到许多情况。

此外，有时还会引发关节的恐惧感。例如，在髌骨稳定性测试中，可以同时让患者产生髌骨脱位感，并让患者在心理上感到恐惧（图2-53）。

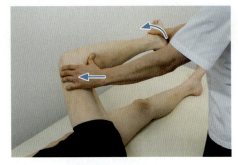

图 2-53　髌骨稳定性测试

从膝关节屈曲、外翻，小腿内旋位开始，同时保持内旋和外翻，伸展膝关节。与健侧相比，在最终伸展范围内患者产生脱位感而拒绝该项检查继续进行，则为阳性。

6. 膝关节的力学评估

前一节"5. 利用关节运动的评估法"中也提到了一些力学评估，在此就力学评估进行总结。

正如第一章所述，力学评价要经过组织学推理过程来进行。在力学评估中，如图2-54所示，进行了"非负重位下的评估"、"站立位体态评估"、"负重位应力测试"、"动作分析"4种评估。在本项目中，我们将对这些评估进行详细说明。

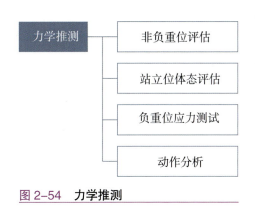

图 2-54　力学推测

1）非负重位的形态评估和活动度评估

形态、活动范围和对位的特性是决定身体运动的主要因素，所以需要了解各个特性所带来的影响。

在非负重位中，会进行"骨关节的形态"、"关节的活动度"、"关节间隙运动"（关节内动作）[注2]等评估（图2-55）。由于临床检查时间有限，评估所有形态和活动范围可能会很困难，因此评估与疼痛相关的部位是至关重要的。

①髋关节

对髋关节的颈干角、前倾角、屈曲和伸展的活动度，以及内旋和外旋的活动度等进行评估（图2-56）。例如，可以预测伸展限制会导致腰椎前屈的代偿或支撑相中末期踝关节过度跖屈。屈曲限制会促使骨盆后倾，从而增加膝关节

注 2：关节间隙运动（关节内动作）：在肌肉完全放松的状态下，只由外力引起的关节面的运动。这种运动包括关节的分离和滑动。

```
                                         髋关节

                                         ┌──────┐  颈干角，前倾角，屈曲和伸展的活
┌────────┐   ┌──────────────┐            │ 评估 │  动度，以及内旋和外旋的活动度
│ 力学推理 │───│  非负重位评估  │           │ 项目 │
└────────┘   └──────────────┘            └──────┘
             ┌──────────────┐            ┌──────┐  负重时的大腿旋转方向
             │  站立位体态评估 │           │ 相关 │  躯干的张力和对位
             └──────────────┘            └──────┘  支撑相末期（TSt）的髋关节伸展
             ┌──────────────┐
             │  负重位应力测试 │           膝关节
             └──────────────┘
             ┌──────────────┐            ┌──────┐  伸展的活动度、胫骨前后移动特性、
             │   动作分析     │           │ 评估 │  髌骨高位、旋转特性、关节间隙活
             └──────────────┘            │ 项目 │  动等。
                                         └──────┘
                                         ┌──────┐
                                         │ 相关 │  膝关节的力学负荷软组织的特性
                                         └──────┘

                                         足部和踝关节

                                         ┌──────┐  距下关节、第1跖列、跗横关节
                                         │ 评估 │  的可动特性和胼胝体的位置等。
                                         │ 项目 │
                                         └──────┘
                                         ┌──────┐  站立相前半阶段的小腿倾斜和后足
                                         │ 相关 │  部角度
                                         └──────┘  站立相后半阶段足部运动和剪切力
                                                   踝关节角度和躯干的紧张
```

图 2-55　非负重位评估

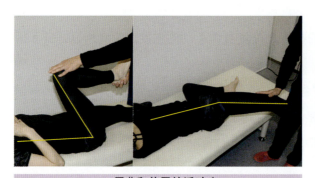
a：屈曲和伸展的活动度

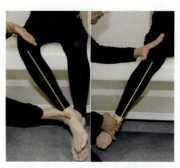
b：内旋和外旋的活动度

图 2-56　髋关节的形态及活动范围的评估

的伸展力矩。

　　特别是髋关节的旋转活动范围非常重要。如果内旋活动范围较大，那么在站立相前半期，易于出现膝关节过度外旋伴随着髌骨内移。这也与躯干的紧张有关。大腿外旋站立时，躯干会适度紧张，使身体挺直，因此在爵士舞、现代舞、古典舞等各种舞蹈领域中，大腿外旋姿势都很重要。相反，如果躯干肌肉紧张度较低，会出现女学生中常见的髌骨内移伴随着O型腿。

　　另一方面，当内旋可动范围有限而外旋可动范围优势较大时，会导致以膝盖外翻，并增加膝关节外侧力矩的因素。

专栏：髌骨内移（squinting patella）

　　如果采取脚尖朝前的站立姿势，通常左右的髌骨也会朝前，但有时尽管脚尖朝前，髌骨还是会向内。这种状态被称为"髌骨内移"。

　　在膝关节处于伸展位时，髌骨位于股骨髁的髌面上，因此，髌骨的朝向受股骨方向的影响。也就是说，像髌骨内移那样的髌骨向内侧倾斜，意味着股骨在站立时处于内旋位。另外，当股骨内旋时，胫骨相对于大腿骨会外旋。因此，具有髌骨内移的人，无论是否有疼痛，膝关节承受的外旋负荷都比正常情况下更大（图2-57）。

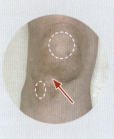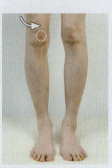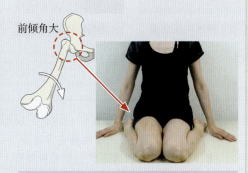

前倾角大

| a：髌骨内移 | b：老鹰式坐姿时看到的髌骨内移 |

图 2-57　髌骨内移的特征
呈髌骨内移时，膝关节无一例外地过度外旋。

②膝关节

膝关节评估包括伸展的活动度、胫骨的前后移动性、髌骨高位[注3]、旋转特性和关节间隙运动（关节内动作）[注4]等（图2-58）。例如，当有胫骨前移或髌骨高位时，可以预测到膝关节的伸展力矩较大，还可以预测过度外旋会产生站立相前半阶段的髌骨内移或站立相后半阶段的足部外翻。此外，伸展受限可能是促进躯干圆背的因素。

你可能会觉得关节间隙运动和膝关节的过度伸展有关，但实际上它们并没有相关性[10]。我认为，关节的柔韧性、关节的活动范围以及肌肉的柔韧性是不同的。例如，顶级芭蕾舞演员的肌肉柔软，关节也有超过正常范围的可动性。然而，他们的关节本身却是硬的。也就是说，关节柔韧性的特点是关节间隙小。这可能会让很多人感到意外，但作为一个观察过许多顶级芭蕾舞演员的学者来说，我可以肯定地说，几乎没有看到例外情况。

关节间隙运动与关节的柔韧性有关，需要将其与关节的可动范围和肌肉的柔韧性区分开来。如果关节间隙运动较大，意味着构成关节的软组织较为柔软，较不容易在外伤或手术后形成粘连，这意味着体质较不容易出现粘连。以上是作者的观点。然而，与此同时，这种人的关节稳定性较差，对力学负荷的

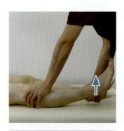 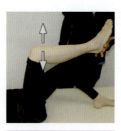 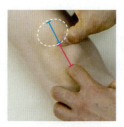 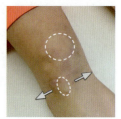

| a：伸展的活动度 | b：胫骨的前后移动特性 | c：髌骨高位 | d：旋转特性 |

图 2-58　膝关节形态及活动度评估

注 3：表示髌骨高度的髌骨高位（patella height）是通过 X 线图像测量髌骨的高度。一般的测定方法是 Insall-Salvati 法，用髌骨上极（LP）与髌骨下极－胫骨粗糙面上缘的距离（LT）之比（patella height=LT/LP）来判定。髌骨高位的正常值为 1.02±0.13，1.2 以上为髌骨高位，0.80 以下为髌骨低位。另外，儿童使用 Insall-Salvati 法会变得不正确，所以使用中点法。

注 4："关节间隙运动"是指每个个体所拥有的生理性膝关节的间隙运动大小。即使是健康的膝关节，其"关节间隙运动"也存在个体差异。也就是说，即使是健康的膝关节，也有间隙运动较大或较小的情况。

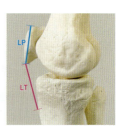

组织负担较大。如果关节间隙活动范围较小，意味着构成关节的软组织较硬，关节较容易稳定，但在外伤或手术后较容易形成粘连。

③足部和踝关节

对于足部和踝关节，评估包括距下关节、第1跖列和跗横关节的活动度以及胼胝体的位置（图2-59）。例如，如果距下关节的旋前活动性占优势，在站立相前半期可能容易伴随着后足部外翻；而如果距下关节的旋后活动性占优势，那么在站立相前半期可能容易伴随着后足部内翻。此外，如果存在足踝尖足或第一跖列跖屈畸形，可以预测在站立相末期（TSt）会出现足部急剧外翻（但也可能仍然保持内翻位蹬起）。此外，如果存在胼胝体，可以预测足底压力增加和剪切力作用于该区域。

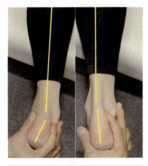 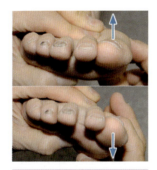 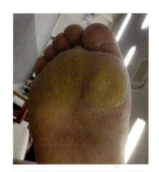

| a：距下关节 | b：第1跖列 | c：胼胝体的位置 |

图2-59　足部和踝关节的形态及活动范围评估

2) 站立位体态评估

我们在负重位下评估站立姿势的定位。从后视角观察"跟部倾斜角"和"胫跟角"，从前视角观察"髌骨的朝向"和"踝关节距骨的旋前和旋后"以及"足弓的上下沉降"。作者通过粗略的定性评估而不是定量测量来减少对患者的负荷，并进行观察（图2-60）。

站立位体态不仅与站立位有关，还与步行和行走的力学负荷有关。在评估站立位体态时，有一些项目与行走有关，了解哪些项目反映了行走的"哪个阶段"和"什么情况"将有助于进行动作分析。

特别是了解每个评估项目在行走的"哪个阶段"反映出来是非常重要的，

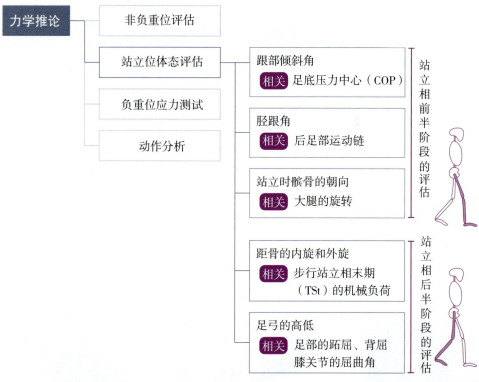

図 2-60　站立位体态评估

这对观察动作非常重要。"跟部倾斜角"、"胫跟角"、"站立时髌骨的朝向"是反映在站立相前半期的项目，而"距骨的内旋、外旋"、"足弓的上下沉降"是反映在站立相后半期的项目，请记住这些。作者在所有病例中都一定会进行这些负重位的定位评估。

那么从站立相前半阶段反映的项目开始说明。

①站立相前半期反映的项目

"跟部倾斜角"、"胫跟角"、"站立时髌骨的朝向"是站立相前半阶段反映的项目。

ⅰ）跟部倾斜角

跟部倾斜角是指足后跟骨相对于地面的倾斜角度，通过后视角进行观察和评估（图2-61）。作者并不进行具体的测量，而是用目测的

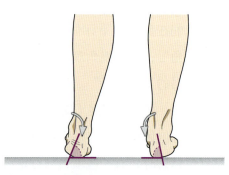

图 2-61　跟部倾斜角

与站立相前半阶段的跟骨的肢位及足底压力中心（COP）相关。

方式来描述数值，例如"内翻4°，外翻10°"。可能有人会对目测方式感到疑惑，但在临床上，内翻4°和5°的差异并没有太大意义。相比之下，我们更关注的是大致的倾斜程度和方向。例如，如果标注为"外翻10°"，即使下次就诊时不需要再次确认，也可以知道后足部的外翻程度相当大。也就是说，比起定量化的评估方法，更需要注重定性化[注5]。对于后面将要介绍的定位评估也是类似的。

另外，跟部倾斜角与站立相前半阶段的跟部位置和足底压力中心（COP）相关，与站立相后半阶段无关。例如，当一个人站立时跟骨过度内翻，接触地面时也会内翻，并且站立相前半阶段的足底压力中心会向外侧偏移。

ⅱ）胫跟角

胫跟角（LHA）是指胫骨与跟骨之间的角度（图2-62）。与跟部倾斜角类似，胫跟角也可以用数字来表示，例如"内翻4°，外翻10°"。

胫跟角和跟部倾斜角虽然相似，但具有完全不同的意义。为了理解这一点，请看图2-62。图2-62a中，跟部倾斜角外翻，同时胫跟角也外翻。另外，图2-62c中，跟部倾斜角内翻的同时，胫跟角也内翻。但是，在图2-62b中，跟部倾斜角虽然内翻，但胫跟角是外翻的。实际上，如图2-62b所示，跟部倾斜角和胫跟角相反的病例最多，骨性关节炎的病例大多具有这样的肢位。

胫跟角反映了站立相前半阶段跟骨与小腿之间的关系，同时还与这个时期的足部运动链有关。例如，如果胫跟角外翻，在站立相前半阶段，足踝内侧会

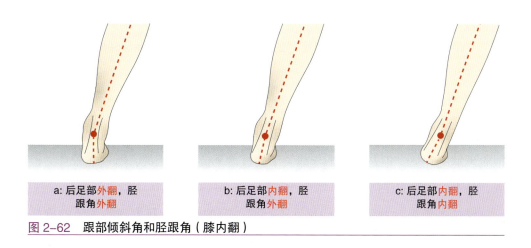

a: 后足部外翻，胫跟角外翻

b: 后足部内翻，胫跟角外翻

c: 后足部内翻，胫跟角内翻

图2-62　跟部倾斜角和胫跟角（膝内翻）

注5：当然，我认为准确地进行测量是可以的。但是，如果逐个进行测量，可能会导致临床时间不足。我认为，根据临床意义和情况灵活判断就可以了。

被延长，外侧会受到压缩负荷，这将对上方的运动链产生影响。

另外，胫跟角的外翻是引起足外翻障碍的主要原因，例如以小腿内侧疼痛为代表的胫骨疼痛和疼痛性胫骨外翻等。

iii）站立时的髌骨朝向

髌骨的朝向是通过前视角观察自然站立状态来确定的（图2-63）。髌骨的朝向也可以像跟部倾斜角和胫跟角一样，用目测的方式来描述，例如"内侧5°，外侧10°"。

自然站立时，髌骨的朝向反映了站立相前半期中的髌骨朝向。例如，自然站立时髌骨朝向内侧的

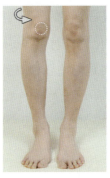
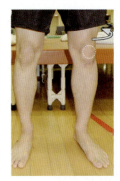

a：髌骨内旋　　b：髌骨的过度外旋

图2-63　站立时的髌骨朝向
与站立相前半期的大腿旋转相关。

人，在站立相前半期中必然会伴随着髌骨内移。然而，在站立相后半期中则没有相关性。此外，有髌骨内移的人，因为大腿会过度内旋，膝关节也必然过度外旋。关于髌骨内移的详细信息，请参考第57页"专栏：髌骨内移"。

相反地，自然站立时髌骨朝向外侧的人，即使在站立相前半期，髌骨也会朝向外侧。另外，在站立相前半期中，膝关节的外翻力矩会增大，髂胫束、股外侧肌和外侧腘绳肌的肌肉紧张度也会增加。

②站立相后半期反映的项目

"距骨的内旋、外旋"，"足弓的高低"是站立相后半期反映的项目。

i）距骨的内旋、外旋

关于距骨的内旋、外旋的评估，因为没有指标，很难进行数值化，而且是很难理解的评估。但是，由于与膝关节的过度外旋密切相关，所以临床意义很大，是不可省略的评估。

经过多年来对各年龄段的男女进行膝关节的检查，我发现膝关节的旋转与距骨的内旋和外旋之间存在着高度相关性。这里的距骨的内旋和外旋并不是指距骨的空间位置，而是表示距骨相对于胫骨下部的内旋和外旋状态（图2-64）。特别是在许多老年人中，膝关节的过度外旋很常见，我认为其主要

原因是距骨的外旋变形（参照117页）。

如图2-65所示的足部，在老年人中非常多见，这只脚可以说是扁平的距骨外旋。距骨的外旋变形与膝关节疾病的关联性非常高，在第5章会详细介绍（参考第281页）。

对于距骨的内旋和外旋，我也是用目测来评估的。以平均健康足为基准，将健康足评分（共计10分）定为5分。当从前方观察足部时，如果距骨的外旋超过基准值5分时（健康足），则给予较高的数值；如果距骨内旋，则给予较低的数值（图2-66）。这种评价方法存在的问题

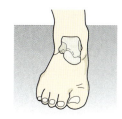 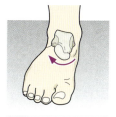

a: 正常	b: 外旋

图 2-64　距骨外旋的足部

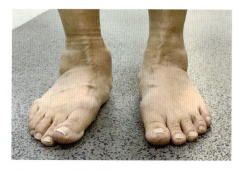

图 2-65　骨性关节炎常见的足部形态

是，如果不检查相当数量的足，就很难判断作为基准的足，也难以给出具体数值等。然而，我通过这种方法定性地评估足部足弓[注6]，通过积累前方观察距骨外旋的经验，始终将距骨的内旋和外旋对负荷产生的影响与临床症状相关联。这种方法的优点很多。

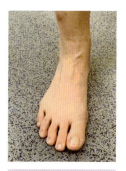 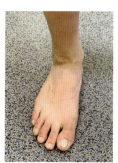 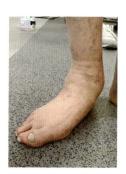 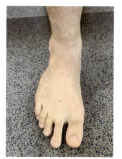

a: 正常 （5）	b：轻微的距骨外旋 （6～7）	c：严重的距骨外旋 （8～10）	d: 距骨内旋 （3～4）

图 2-66　距骨的内旋和外旋评估

注6：也许有人会批评这种评估方法"缺乏再现性"，但我在大约30年的临床经验中感受到了这种评估方法的实用性。在我的临床实践中，所有患者的评估结果都是用这个方法用数字形式记录下来的。

距骨的内旋、外旋的评估，目前还没有普遍公认的客观方法。然而，作为今后值得期待的评估方法，有赤羽根的测量方法（**图2-67**）。该测量方法是将内踝和外踝的顶点连接成一条直线，然后测量此直线与距骨长轴线之间的角度作为距骨的外旋角度。虽然还存在难以得出平均值等问题，但由于距骨外旋在膝关节疾病中具有重要意义，因此期待在未来的反复试验中，这种方法有望获得应用。

在步行站立相末期（TSt），足底压力中心（COP）的移动与足部和膝关节的运动有很大的关系。

在站立姿势下，出现距骨外旋的情况时，与正常足相比，足底压力中心在步行站立相末期（TSt）之前向内侧移动，如**图2-68b**所示。在这个位置进行迈腿时，距骨会过度外旋，导致足底迎来地面反冲力的第二个峰值，从而在足底产生剪切力，并在小腿产生过度的外旋力。这意味着在距骨外旋的情况下，膝关节在步行站立相末期时以外旋的姿态进行迈腿。在**图2-64**（参考第63页）右侧插图所示的力线情况下，几乎所有病例都会出现这种动作。

在站立姿势中，在出现距骨内旋的病例中，可以观察到两种类型的动作：

这张照片是由赤羽根良和老师提供的。

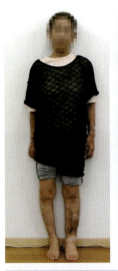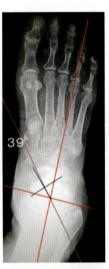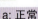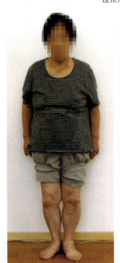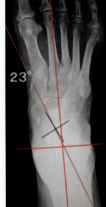

a: 正常	b：过度的距骨外旋

图 2-67　利用 X 线测量距骨外旋的方法

将距骨的内踝和外踝的顶点连接起来，画一条与此直线垂直的线，这条线就是基本轴线。

以距骨颈部的内侧缘和外侧缘为基准，找到中点，并画一条通过此点的线，这条线就是距骨的长轴线。

距骨外旋角是基本轴线与距骨长轴线之间的角度。

测量时，从正面图像中选择内踝与外踝之间距离在8～12mm范围内的测量结果。排除包括踝部骨折、胫骨远端骨折和扭伤、距骨坏死等既往病史的情况。

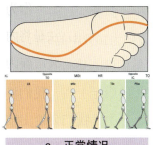
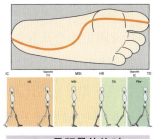
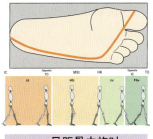

| a：正常情况 | b：呈距骨外旋时 | c：呈距骨内旋时 |

图2-68　步行时的足底压力中心轨迹

在步行站立相末期（TSt），足底压力中心（COP）的移动与足部和膝关节的活动有很大的关系。

第一种情况是，足底压力中心在站立相后半阶段呈现外侧移位状态，如图2-68c所示，并且足底压力中心从那个位置迅速向内侧移动。因此，足底会出现迅速的剪切力和距骨外旋，而小腿会产生迅速的外旋力。这意味着即使出现距骨内旋，膝关节在站立相末期时也可能出现以外旋的姿态进行迈腿的情况。然而，由于距骨的内旋即使迅速但幅度不大，因此使膝关节外旋的力量也不会比距骨外旋的病例大很多。

第二种情况是，足底压力中心在站立相后半阶段处于向外侧移位的状态，并保持该状态进行迈腿动作。因此，在存在距骨内旋的病例中，在诊断动作时应考虑存在两种可能性。

ⅱ）足弓的高低

我把从前面看足弓时比喻成是一个帐篷的形状。这些帐篷屋顶有高有低。拱形高且屋顶高的帐篷形状对应高弓足，而拱形低且屋顶低的帐篷形状对应扁平足。从前视角来看，足部的拱形高度与步态站立相末期（TSt）的膝关节屈曲角度、踝关节的跖屈和背屈以及这些运动带来的力学负荷相关。

很多情况下，即使在医疗机构被诊断为扁平足，实际上可能并非真正的扁平足，而是外翻足的情况并不少见[注7]。我将扁平足定义为足弓下陷和变平的状态。而外翻足则指的是无论足弓高低如何，足部都伴有外翻。因为外翻足和扁平足在外观上看起来很像，因此很容易被混淆，实际上两者是完全不同的，治疗方法也不同，我们要记住这一点（图2-69）。

注7：扁平足的诊断，一般是根据舟状骨的高度（舟状骨高度 ÷ 足长 ×100）来评估的。但是，用这个方法只呈现外翻的病例也会被诊断为扁平足。因此，我认为用这个方法很难评估扁平足。

我非常重视对足弓高低的评估，但这种评估很难量化。因此，与距骨内旋或外旋的评估一样，我们以平均健康足作为基准，将其设定为10分中的5分，并通过目测来评估患者足弓与基准值相比的高低程度。如果足弓比基准值（健康足）下陷，我们将给出较小的数值；如果足弓比基准值（健康足）高，我们将给出较大的数值。具体来说，在明显的扁平足（图2–70c）中，我们会给出较小的数值；在高弓足（图2–70d）中，我们会给出较大的数值（图2–70）。这种评估方法也与其他方法一样，如果没有观察过相当数量的足部，那么判断足弓的数值也会变得很困难，而且对于严重的扁平足或高弓足，也很难确定相应的数值。然而，我通过这种方法定性地评估了足弓。此外，我认为，始终将与足弓比对的相关负荷影响与临床病例联系起来进行观察是非常重要的。

足弓的高低与站立相后半阶段的踝关节跖屈和背屈以及膝关节伸展、屈曲角度有关。

在扁平足的病例中，脚跟抬起动作延迟发生在步行站立相末期，导致踝关节经常处于背屈位。此外，膝关节无法伸展，在步行站立相末期（TSt）时，膝关节无法完全伸展（图2–71）。观察唐氏综合征病例的步态可以捕捉到这种动

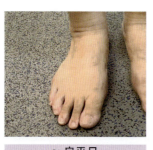
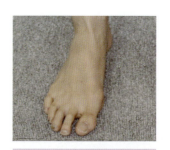
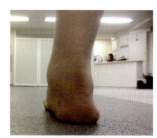

| a: 扁平足 | b: 高弓足 | c: 外翻足 |

图 2–69　扁平足、高弓足和外翻足

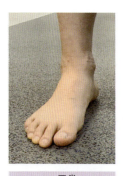
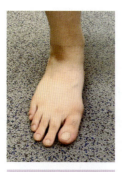
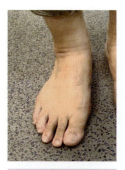
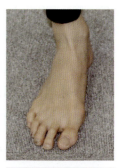

| a: 正常（5） | b：轻微的扁平足（2～3） | c：严重的扁平足（1～2） | d: 高弓足（8～9） |

图 2–70　足弓的高低评估

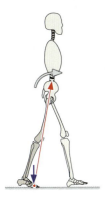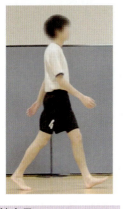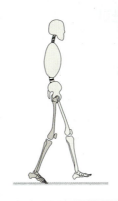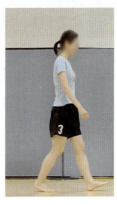

| a: 健康足 | b: 扁平足 |

图 2-71　健康足与扁平足的行走姿势比较

足弓的高低与步行站立相末期的踝关节跖屈和背屈，以及膝关节伸屈角度有关。

作。这种情况通常伴有严重的扁平足，可以清楚地看到踝关节背屈位和膝关节屈曲位。如果能够理解唐氏综合征患者走路时"啪嗒啪嗒"的样子，就能更容易地捕捉到站立相末期（TSt）的背屈动作。

　　相反，对于足弓高的高弓足病例来说，足跟抬起动作会在站立相后半阶段早期发生，并且随之足底压力中心向前移动，膝关节容易获得完全伸展，但步行站立相末期的膝关节屈曲力矩容易增加。

　　非常有趣的是，从后视角观察到跟部倾斜角和胫跟角，和从前视角观察到的足弓高低和距骨外旋，表面上看起来可能存在关联，但实际上并没有什么关联。需要注意的是，即使跟部倾斜角或胫跟角过度向内翻，也可能伴随着明显的扁平足或明显的距骨外旋。通过观看网络视频4，就能更深刻地理解这一点。

网络视频4　**足部的评估**

让我们关注右脚，看看这个视频。如果从后视角观察，可以注意到跟部倾斜角和胫跟角内翻，但如果从前视角观察，是否可以发现足弓过度下陷，并伴有明显的距骨外旋呢？在理论上看起来似乎存在矛盾的情况，在临床上却是常见的。请记住，有些病例无法用传统的运动链来解释。

3）负重位应力测试

负重位应力测试是伴随着身体的运动链运动，施加比正常情况下更大的机械负荷而诱发疼痛的测试。通过进行负重位的压力测试，我们可以确认对疼痛的组织施加什么样的机械负荷会诱发疼痛。我在诊断膝关节疾病时，会先进行负重位应力测试，然后再观察步行等动作。

作为负重位的压力测试，我进行了"knee-in和knee-out""回旋测试"和"交叉环绕和侧向环绕测试"。在进行假设验证测试时，首先要了解这些测试会给下肢带来怎样的机械负荷（**图2-72**）。

①双脚站立的knee-in、knee-out测试

该测试是在双脚站立与肩同宽的情况下，在膝关节轻微弯曲的状态下，对膝关节施加膝向内（knee-in）和膝向外（knee-out）的负荷，以诱发疼痛或不适感[注8]（**图2-73**）。knee-in和knee-out测试是临床常用的测试，但解读测试时非常重要。例如，如果仅仅将knee-in测试解释为膝关节外翻，那么我认为你没有理解这个测试的本质。膝关节在向内（knee-in）时会外翻，向外（knee-out）时会内翻，但重要的是，在knee-in测试时不仅伴有外翻，还伴有外旋，在knee-out测试时不仅伴有内翻，还伴有内旋。换句话说，在这个测试中感受到的疼痛，不仅仅是外翻、内翻的结果，还包括外旋、内旋的结果。

此外，无论是knee-in还是knee-out测试，当膝关节屈曲时，伸展力矩会增加。然而，当膝关节向外时，更容易负重，因此伸展力矩可能是由于knee-out测试增大的。因此，通过knee-out诱发疼痛时，需要与之后进行的两项测试综合考虑该疼痛是由内翻引起还是由伸展力矩增加引起的。

此外，在一般被解释为内翻型骨性关节炎的病例中，即使是内翻型，也经常会在knee-in测试中感到疼痛，但在大多数情况下，我们认为这种疼痛是由外旋的负荷诱发的（我认为内旋引起的疼痛几乎没有）。

注8：通常的方法是将一只脚向前迈出一步进行测试，但这种方法包含了患者的自主控制因素。因此，作者根据自己的临床经验，认为用双脚站立进行测试的临床意义更高，因此我会采用这种方法。

力学推测 ── 非负重位评估

站立位体态评估

负重位应力测试 ──┬── knee-in和knee-out测试

■ knee-in测试

[相关] 膝关节的外翻、外旋、屈曲 踝关节背屈

■ knee-out测试

[相关] 膝关节的内翻、内旋、屈曲 踝关节背屈

├── 回旋测试

■ 前方旋转

[相关] 膝关节的外旋、外翻、屈曲

■ 后方旋转

[相关] 膝关节的内旋、内翻、伸展

└── 交叉环绕和侧向环绕测试

■ 交叉环绕试验

[相关] 前半阶段：
膝外旋、外翻，COP外移，STJ回内
后半阶段：
膝内翻，COP外移，STJ回内，前足部内翻，踝关节背屈大

■ 侧向环绕测试

[相关] 前半阶段：
膝内旋、内翻，COP内移，STJ回外
后半阶段：
膝外翻，COP内移，STJ回外，前足部外翻，踝关节背屈小

动作分析

图 2-72　负重位应力测试

COP：足底压力中心；STJ：距下关节

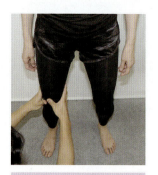
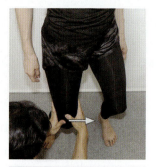
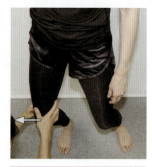

| a：起始体位 | b：knee-in 测试（膝关节的外翻、外旋、屈曲） | c：knee-out 测试（膝关节的内翻、内旋、屈曲） |

图 2-73　双脚站立的 knee-in 和 knee-out 测试

在两脚站立与肩同宽的情况下，在膝关节轻微弯曲的状态下，对膝关节施加knee-in和knee-out的负荷，以诱发疼痛或不适感的测试。

②回旋测试

回旋测试是一种在双脚站立与肩同宽、膝关节伸直的情况下进行的向前回旋和向后回旋的测试，以引发疼痛或不适感（图2-74）。以右脚为例，进行前方旋转（向左旋转）时，膝关节会伴随外旋、外翻和屈曲。相反，进行后方旋转时，膝关节会伴随内旋、内翻和伸展。这个测试涉及到膝关节的三个平面关节运动，但主要负荷是由旋转负荷引起的。例如，进行前方回旋时，膝关节会伴随外旋、外翻和屈曲，但主要是外旋。基于此，在进行测试时，结合症状来推测可能成为造成疼痛的机械负荷。

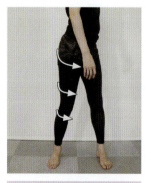
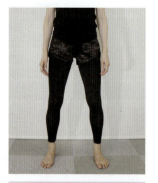
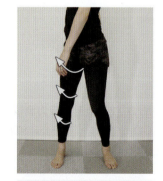

| a：前方回旋（膝关节的外旋、外翻、屈曲） | b：起始体位（站立双脚与肩同宽） | c：后方回旋（膝关节的内旋、内翻、伸展） |

图 2-74　回旋测试（前后方）

在双脚站立与肩同宽、膝关节伸直的情况下进行的向前旋转和向后旋转，以引发疼痛或不适感的测试。

如上所述，膝关节旋转障碍大多数是由外旋引起的，内旋引起的障碍较为罕见。因此，在进行这个测试时，大部分的疼痛发生在向前回旋时。例如，在变形性膝关节症或内侧半月板损伤的情况下，即使伴随着外翻和弯曲，向前方回旋时也会诱发疼痛。原因是它与外旋负荷有关，而不是对外翻和屈曲的反应。

此外，后方旋转时也有可能诱发疼痛，但大多数情况下疼痛是由于过度伸展引起的。因此，如果在后方旋转时感到疼痛，稍微弯曲膝盖进行测试通常可以减轻疼痛。如果仍然有疼痛，我们会综合考虑内翻负荷可能是疼痛的原因，并进行进一步验证。

③交叉环绕和侧向环绕测试

如图2-75所示，交叉环绕和侧向环绕测试是通过围绕支点顺时针、逆时针旋转，对下肢施加力学负荷，以诱发疼痛和不适感的测试。我将右脚作为基准，当顺时针旋转时，施加在下肢的力学负荷类似于交叉步行，因此称为交叉环绕测试；当逆时针旋转时，施加在下肢的力学负荷类似于侧步行，因此称为侧向环绕测试，并在临床上进行。表面上看，这似乎只是单纯的

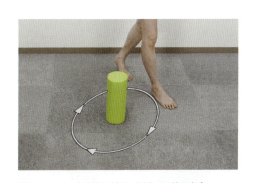

图2-75　交叉环绕和侧向环绕测试
通过围绕支点顺时针、逆时针旋转，对下肢施加机械负荷，以诱发疼痛和不适感的测试。

旋转，但是由于两个测试在行走的前半段和后半段所施加的机械负荷不同，因此它是临床上最通用的测试。

在交叉环绕的前半阶段，膝关节会发生外旋和外翻，足底压力中心（COP）位于外侧，距骨下关节（STJ）内旋。而在后半阶段，膝关节会发生内翻，COP位于外侧，STJ内旋，前足部发生内翻，导致足踝背屈角度增大（图2-76）。在侧向环绕的前半阶段，膝关节会发生内旋和内翻，COP位于内侧，STJ外旋。而在后半阶段，膝关节会发生外翻，COP位于内侧，STJ外旋，前足部发生外翻，导致足踝背屈角度较交叉步行时小（图2-77）。

基于这种受力情况，我们将关注疼痛出现的方向和时间，推测导致疼痛的机械负荷。一般来说，很多病例表现为交叉方向的疼痛。我认为，这主要是由

于在交叉方向上承受了较大的外旋负荷，这是最主要的原因[注9]。

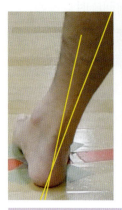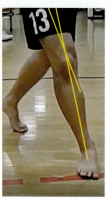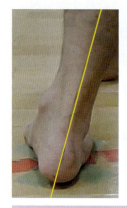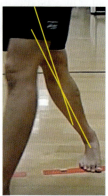

| a：交叉环绕（前半阶段） | b：交叉环绕（后半阶段） |

图2-76　交叉环绕试验

前半阶段：足底压力中心位于外侧，距骨下关节内旋，膝关节外旋、外翻

后半阶段：足底压力中心位于外侧，距骨下关节内旋，前足部内翻，踝关节背屈（角度大），膝内翻

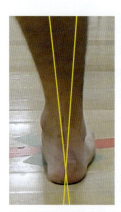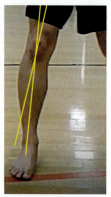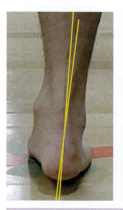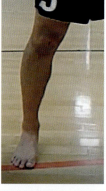

| a：侧向环绕（前半阶段） | b：侧向环绕（后半阶段） |

图2-77　侧向环绕测试

前半阶段：足底压力中心位于内侧，距骨下关节外旋，膝关节内旋、内翻

后半阶段：足底压力中心位于内侧，距骨下关节外旋，前足部外翻，踝关节背屈（角度小），膝外翻

 网络视频5 　交叉环绕和侧向环绕测试

让我们来看看交叉环绕、侧向环绕测试的视频吧。

注9：交叉环绕测试的站立相前半阶段，侧向环绕的站立相后半阶段，都会施加膝关节外旋负荷，但在侧向环绕时，这个负荷并不是非常大。

4) 动作分析

在进行膝关节疾病的动作分析时，仅仅关注膝关节是看不出问题的本质的。重要的是综合评估行走时的躯干和重心移动等因素，并从中对膝关节所承受的机械负荷进行解释（图2-78）。

其实，我在动作分析方面是非常擅长的。然而，将动作分析语言化是一件非常困难的事情。而且，仅凭借书籍信息来理解动作分析的真髓可能会很困难。然而，尽可能地将其语言化并理解可语言化的要素是非常重要的。特别是在临床中进行动作分析时，最好事先了解"倒立摆理论"、"核心肌群的观察方法"和"关节力矩"。在理解了这些基础知识的基础上进行动作分析，与不了解这些知识进行分析相比，分析的意义和结果将完全不同。基于这些考虑，我希望在本节中总结我最重视的内容。

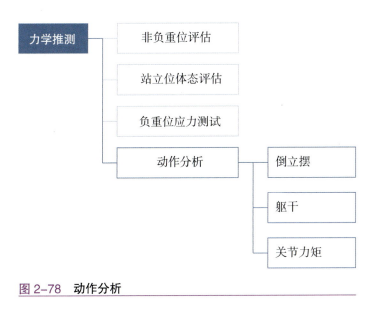

图 2-78　动作分析

①容易陷入的3个误区

因为膝关节是中间关节，所以经常可以看到用力学来思考，用力学来治疗的方法。而且，这样的研讨会也不在少数。但是，我认为这样的临床思维过程是完全不够的。另外，仅靠力学在临床上取得重大成果的人几乎没有，至少我没见过。这并不是说力学推论是无用的。力学推论在临床上很重要，但我认为，如果不了解下面所示的"容易陷入的3个误区"，就很难将力学推论应用于临床。

在临床中容易陷入的3个错误如下所示：

- **发现异常，针对异常进行处理**
- **捕捉动作的局部，针对该局部的异常进行处理**
- **由于膝关节受损，只关注膝关节**

为什么会陷入这样的误区呢？举个简单易懂的例子来说明。

仅仅发现异常是不够的

为了理解第一个"容易陷入的误区"的含义，举一个容易理解的例子。首先请读一下下面的病例。

症例：

通过对一名16岁女性进行动作分析，发现她在行走时膝盖内侧有疼痛。从图2-79a可以看出，她伴有髌骨内移。

为了保持内侧足弓，我们制作了矫形鞋垫，并进行了髋关节外旋肌和膝关节内旋肌的力量锻炼，以改善髌骨内移。结果显示，步行时的髌骨内移明显改善，步行时的疼痛也减轻了。

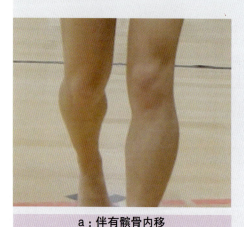 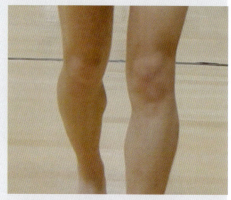

a：伴有髌骨内移　　　　　　　　b：髌骨内移得到改善

图2-79　看似正确的力学评估

这一系列的过程表面上看起来是正确的。但是，作者认为这个过程远远不够。此外，通过这种力学推理过程进行治疗的治疗师似乎没有取得良好的临床结果。原因是，仅凭这个推理过程无法确定"是什么引起了疼痛"。换句话说，仅凭这个过程就像是在进行一场看不见敌人的战斗。

让我们重新讨论一下这个病例。如果是与髌骨内移相关的组织引起的疼痛，仅凭这个治疗过程疼痛可能会有一定的改善。然而，如果是与髌骨内移无关的组织引起的疼痛，症状则不会改变。这个病例的患者为一名16岁的女性，而在这个年龄段的女性中，超过一半都有髌骨内移。然而，大多数16岁的女性并没有抱怨膝关节疼痛（至少没有达到需要寻求医疗机构的程度）。

从以上描述中，我们可以看出仅仅改善从动作分析中发现的"异常"是不够的。此外，你也可以再次理解到作者反复提到的"在临床上，在进行组织学推测之后再进行力学推测"的顺序原则的重要性。因此，从动作分析中发现"异常"并针对该异常进行处理是一种容易陷入力学推测的错误做法之一。

只捕捉动作的局部是不够的

我感觉传统的动作分析通常只分析站立阶段某些局部姿势变化或身体各节段的局部变化。例如，在与步行相关的文献和书籍中描述的"杜氏步态"、"特伦德伦堡征"、"臀大肌步行"、"臀部高抬者"、"倒退步行"等特征，仅仅是描述了在步行周期中瞬间发生的姿势变化和动作特点而已。

在通过动作分析找到施加在损伤部位的机械负荷的过程中，这个机械负荷在步行周期的哪个阶段施加，其临床意义也不同。因此，在临床实践中，捕捉实际运动中各个姿势变化和局部变化的发生时间非常重要。此外，步行或奔跑的不同阶段身体可能被施加完全不同的机械负荷。例如，在站立相前半阶段中，膝关节可能过度外翻，而在后半阶段中则可能过度内翻。因此，在进行动作分析时，我们需要按照步行或奔跑的各个阶段来观察。

关于步行和奔跑的不同阶段，我们需要解释一些重要的事项。图2-80展示了步行的各个阶段。作者通过对10万例病例的步行分析积累了临床经验。根据这些经验，我认为与障碍相关的大部分力学负荷发生在站立相前半阶段的承重反应期（LR）和站立相后半阶段的站立相末期（TSt）。因此，观察影响障碍部位的机械负荷在承重反应期（LR）还是站立相末期（TSt）中的哪个阶段发生非常重要。

因此，请大家记住，通过动作分析只捕捉"动作的局部"，并对其异常进行探究，是力学推测中容易犯的错误之一。

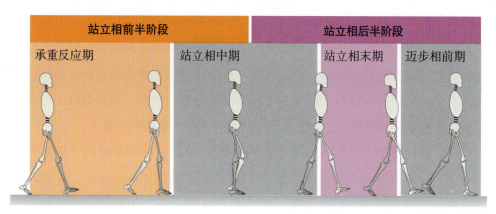

站立相前半阶段		站立相后半阶段		
承重反应期	站立相中期		站立相末期	迈步相前期

图 2-80　步行周期

让我们体验并记住步行周期。

只关注膝关节也不行

当对膝关节疾病的病例进行动作分析时，往往容易只关注膝关节本身。然而，即使我们确定了机械负荷是导致疼痛的原因，并且这种负荷确实作用于膝关节，仅仅观察膝关节的运动是无法改善疼痛的。这是因为约占体重70%的骨盆以上的质量[11)]对于机械负荷的控制起着至关重要的作用，它决定了负荷以何种方式作用于身体的哪个部位。因此，我们必须始终将整个身体与局部障碍联系起来，同时抓住局部障碍。

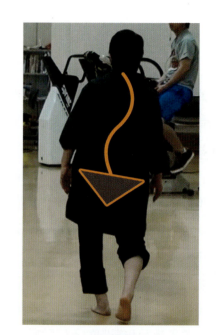

图 2-81　躯干过度偏移的老年人

例如，我们有时会看到躯干严重偏移的老年人，如**图2-81**所示。假设你的躯干发生了这样的偏移，有人让你"走10公里"，你肯定无法顺利完成，你一定会感到某处疼痛。这是因为如果躯干保持扭曲的姿势持续移动，由于应力的作用，下肢和腰部将承受巨大的压力，导致疼痛[注10]。因此，在膝关节痛的病例中，重要的是从整个身体中找出导

注10：关于躯干姿势与应力的关系，将在后面的"倒立摆理论（第77页）、核心肌群的观察方法（第84页）、关节力矩（第88页）"中进行详细说明。

致疼痛的机械负荷产生的原因。

综上所述，即使膝关节有问题，仅仅从膝关节本身进行推理也很难得出结论。这个情况是力学推测中容易犯的错误之一，我们要记住这一点。

此外，在进行动作分析时，了解"观察疼痛部位（膝关节）的动作分析"和"寻找加重因素作为疼痛原因的动作分析"的目的是不同的，在充分理解这一点的基础上进行动作分析是非常重要的。

②基本概念（倒立摆理论）

我认为，要改善步行动作，重要的是需要满足以下三个功能。

【站立相前半阶段】躯干笔直地压在支撑基底面中央（入谷式的"棒子理论"）。

【站立相后半阶段】发生髋关节和膝关节的伸展。

【整个步行周期】作为钟摆运动，身体会进行平稳的重心转移。

关于这些，我将逐一进行详细说明。

◆站立相前半阶段，躯干笔直地压在支撑基底面中央（入谷式的"棒子理论"）。

第1个是，在站立相前半阶段，躯干笔直地压在支撑基底面中央。

如图2-82a所示，如果体重垂直于棒子上，则棒子不会承受弯曲或回旋的负荷。然而，如图2-82b所示，如果体重没有垂直于棒子上，则棒子将承受各种弯曲和回旋的负荷。这被称为入谷式的"棒子理论"。

同样的原理也适用于人体的下肢。如果体重没有笔直地施加在脚上，也就是说存在偏移，那么身体就会承受异常的力学负荷。因此，在最受冲击的站立相前半阶段中，占据重量最大的躯干应该直接垂直于支撑基底面的中央。这一点非常重要。

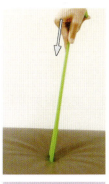 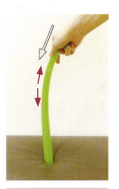

a：笔直施加负荷的棒子　　b：倾斜施加负荷的棒子

图2-82　入谷式的"棒子理论"

当负荷笔直施加在棒子上时，棒子不会弯曲（a）。

但是，如果负荷不笔直地施加，棒子就会产生弯曲和回旋力（b）。

网络视频6　单脚平衡的运动学习练习

如果躯干笔直地压在支撑基底面上，身体重心的位置就会最高。

这一点在临床上非常重要，因此让我们通过视频来确认站立姿势的运动学习（见图2-83）。

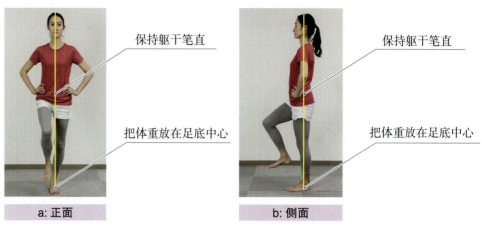

保持躯干笔直

把体重放在足底中心

a: 正面

保持躯干笔直

把体重放在足底中心

b: 侧面

图 2-83　单脚平衡的运动学习练习

使用镜子进行。

学习①：保持躯干笔直。

治疗师评估躯干的体位，如何指导至关重要。

学习②：站立时，感觉身体重量压在足底中央。

这也需要治疗师进行评估，并且指导的方式非常重要。

◆在站立相后半阶段，发生髋关节和膝关节的伸展。

第2个是，在站立相后半阶段，发生髋关节和膝关节的伸展。

归根结底，"步行"就是指将身体的重量集中在脚上，并将躯干向前移动的动作。在站立相前半阶段的承重反应期（LR）支撑体重后（图2-84a），躯干位于脚的正上方，此时身体重心达到最高点（图2-84b）。然后，将达到最高点的身体重心向下移动，并将躯干向前推动（图2-84c）。这是最有效的行走方式。

在将身体重心移向下方并有效地将躯干向前推动的过程中，站立相末期（TSt）的髋关节伸展和膝关节伸展变得非常重要。然而，许多治疗师似乎难以理解这个"将身体重心向下移动并将躯干向前推动"的概念。为了确保对这个功能的正确理解，让我们通过图2-85进行确认。当身体重心处于最高位置且身体直立时，如右图所示，可以利用势能以最小的能量向前推动。接下来，在站

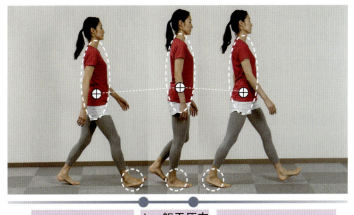

| a：支撑体重 | b：躯干压在脚的正上方 | c：向脚前方移动躯干 |

图2-84　何谓步行

所谓"步行"，究其原因，就是指将身体的重心放在脚上，然后向前移动的动作。

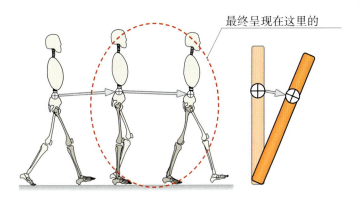

最终呈现在这里的

图2-85　良好的步行（正常步行）

能够顺畅且有效地推动躯干，就是良好的步行（正常步
行）。

立相末期（TSt）进行带有髋关节伸展和膝关节伸展的蹬地动作，可以进一步提
高推进功能的效率。

　　实现第二个功能可以说是最重要的力学治疗。因为要实现这个功能，并
不仅仅是改善站立相末期（TSt）就足够了。实现第1个功能"在站立相前半阶
段，躯干笔直地压在支撑基底面中央"以及接下来解释的第3个功能"个人摆动
运动方式，身体进行平稳的体重移动"，这两个功能必须同时实现。因此，实
现第二个功能不能被低估。

　　在站立相前半阶段，如果躯干不能保持直立，身体重心就无法达到最高
点，因此在站立相后半阶段无法有效地利用势能进行向前移动。一个明显的例

子就是偏瘫步态（图2-86）。在典
型的偏瘫步态中，在站立相前半阶
段，躯干的负荷在后位。因此，身
体重心无法达到最高点。另外，站
立相后半阶段不能利用势能，无法
将身体向前推动。更进一步，为了
从这个体位开始做摆动，摆动腿不
再是摆动运动，而是抬高运动，导
致无法平稳地开始摆动。

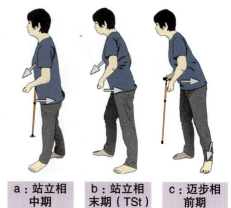

| a：站立相中期 | b：站立相末期（TSt） | c：迈步相前期 |

图 2-86　典型的偏瘫步态

网络视频7　站立相后半阶段髋关节和膝关节的伸展

理解第2个"站立相后半阶段，发生髋关节和膝关节的伸展"的功能，无论是对于运动系统疾病还是中枢神经系统疾病，在临床上都非常重要。通过视频来确认一下吧。

◆整个步行过程中，身体以摆动运动的方式进行平稳的重心转移。

　　第3个是，以摆动运动的方式，身体进行平稳的重心转移。就像库尔特·迈内尔所描述的"流畅的运动"一样[12]，在步行动作中，在空间、时间、动力的过程中，身体需要以摆动运动的方式平稳地进行重心转移。我的导师入谷诚先生也非常重视这种"流畅的运动"的定义。因此，在进行动作分析时，重要的是考虑阻碍流畅性的原因并进行分析。

　　步行是一种向前运动，因此在矢状面的空间过程中捕捉到运动的流畅性非常重要。如果在矢状面上获得了空间的流畅性，那么在其他两个身体平面上也更容易获得流畅的动作。此外，在节奏和时间等时间过程中，也需要有流畅的运动。如果时间上的流畅性丧失，身体重心的前移就会受阻，并产生机械负荷，如弯曲力和回旋力。当空间和时间上的流畅性丧失时，会出现效率不足，身体会产生紧张以进行纠正，力学过程中的流畅性也会丧失。经验丰富的治疗师会仔细观察力学过程。因此，他们知道产生异常姿势肌紧张的动作会阻碍高效动作。

　　作者将实现上述3个功能的动作称为"倒立摆"。另外，对于所有的病例，都非常重视这三个功能的实现。

　　满足"倒立摆"的步行动作在临床上具有极大的意义，即"改善疼痛、改善运动功能、延长健康寿命"。其理由如下所示。

【改善疼痛】

如果能够实现"倒立摆"，那么在承重反应期（LR）中，通过直接施加负荷可以使重心在站立相末期（TSt）中平稳地移动，从而减少了机械负荷。因此，如果能够实现"倒立摆"，大多数情况下的疼痛会立即减轻。

【改善运动功能】

"倒立摆"是一种非常高效的运动，因此如果能够实现"倒立摆"，不仅可以改善身体功能，包括体育运动表现在内，还可以提升运动员的整体表现。因此，有时候专业运动员会来找我，目的并不是为了缓解疼痛，而是为了改善他们的运动表现。

【延长健康寿命】

老年人的典型姿势是躯干弯曲，髋关节和膝关节屈曲（图2-87）。在这种姿势下，无法实现"倒立摆"，因此会增加机械负荷，容易产生疼痛，并且运动功能下降，移动起来也变得困难。因此，持续实现"倒立摆"可以延长健康寿命。

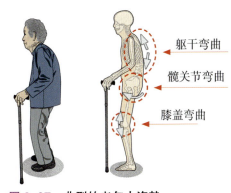

躯干弯曲
髋关节弯曲
膝盖弯曲

图2-87　典型的老年人姿势

倒立摆的实现与"改善疼痛"、"改善运动功能"、"延长健康寿命"息息相关，因此理解"倒立摆"的真正含义并加以实践具有重大意义。

在本书的"序言"中，我提到在我40岁时，我开始感到自己作为临床医生有了飞跃的成长。成长有很多契机，3个最大的契机最重要的一个就是，"理解'倒立摆'的真正含义，并在实践中掌握'倒立摆'的含义"。

让我们来比较一下，未能满足"倒立摆"的三个功能意味着什么？满足这些功能会带来怎么样的变化？

这个视频的病例是一名91岁的男性，接受了椎管狭窄修复手术。

从最初的视频中可以看出，尽管有些轻微的瘫痪，但患者的步行非常稳定，让人无法想象他的年龄。这是治疗后的步行动作视频。

下一个视频是治疗前的影像，以前走路的姿势随时都可能摔倒。

让我们试着分析一下治疗前的步态。我们可以看出，未能满足"倒立摆"的第1个功能"站立相前半阶段，躯干笔直地压在支撑基底面中央"和第2个功能"站立相后半阶段，髋关节和膝关节发生伸展"。由于躯干的偏移，无法将身体重心保持在最高点，导致处于后方位的站立相末期（TSt）。因此，髋关节伸展和迈步时无法进行自然的摆动运动。这种步行动作容易引发疼痛，并且容易绊倒。此外，由于肌肉功能的不均衡使用，继续保持这种步行动作将使肌肉力量的维持变得困难。仅仅考虑到这些因素，就可以明白满足"倒立摆"的功能对于这个病例的健康寿命来说意义重大。

这个患者目前已经94岁了，但仍然每年进行三次治疗。据说他仍然几乎每天都会出去散步，以保持健康。

我认为，像对这个病例进行的治疗一样，通过从组织学和力学的角度考虑患者的生活质量（QOL）改善，并继续进行治疗，可以实现"对社会有贡献的医疗"。

专栏： 步行的力学特性（势能和动能）

从能量的角度来看，将步行视为"倒立摆"的话，支点可被视为脚部，杆可被视为下肢，重量可被视为身体的重心。

在重力环境下，"倒立摆"的旋转运动是通过将势能转化为动能而发生的。当重物处于最高位置（杆垂直）时，势能达到最大。从那个位置开始倾斜重量时，势能被转化为动能，杆围绕支点旋转并倒下。当身体重心最低时，利用之前积累的最大动能将身体重心再次抬高，以准备进行下一次运动。

一个易于理解的例子是过山车的推进方式。过山车首先被拉到轨道上最高的位置，然后在起点开始时不再使用动力。高处的过山车具有非常大的势能。当过山车下降时，势能会逐渐减小，而动能相应增加。换句话说，通过将势能转化为动能来增加速度并推进过山车（图2-88）。

实际行走也是通过交替进行这种推进运动来移动的，但我们通过最小限度的肌肉活动来弥补动能的不足。

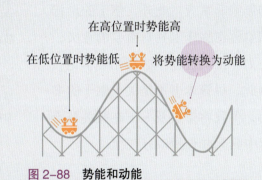

在高位置时势能高
在低位置时势能低
将势能转换为动能

图 2-88　势能和动能

③核心肌群的观察方法

　　根据身体各部位在步行中的功能角色，身体分为乘客单元（Passenger；被运送的部位）和机车马达单元（Coeomotor；运送部位）。乘客单元由头部、颈部、上肢、躯干和骨盆组成，而机车马达由骨盆和下肢组成。躯干的质量最大，它对占体重约70%的整个乘客单元影响最大[11]（图2-89）。

　　从这样的观点来看，躯干对行走时下肢力学负荷，尤其是膝关节的影响非常大。此外，躯干的形状和位置在临床上具有重要的意义，在力学推测过程中必须始终牢记。因此，尽管本书不是关于躯干的书籍，但我希望提及一下在膝关节治疗中躯干的评估和治疗要点。

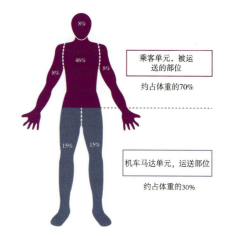

图 2-89　身体各部位的质量

根据身体各部位在载荷位上的功能作用，身体分为乘客单元（被运送的部位）和机车马达单元（运送部位）。
乘客单元由头部、颈部、上肢、躯干和骨盆组成，而机车马达单元由骨盆和下肢组成。
由于躯干在被运送的部位中占据了大约70%的体重，并且躯干部位有最大的质量，因此躯干的位置和形状在站立时对身体运动产生的影响重大。

i）脊柱前凸姿势

　　在脊柱前凸姿势上，我将躯干的调整姿势（脊柱的弯曲）分为"C弯曲"和"S弯曲"。根据脊柱向左或向右的弯曲情况，基本上有4种类型的脊柱弯曲（图2-90）。

　　在分类时，需要一定的评估技巧。首先，可以通过从后方触诊脊柱来寻找每个病例特有的脊椎弯曲特征。例如，尽管腰椎的弯曲很难判断，但如果可以明确胸椎强烈向右凸弯曲的情况，只需在病历中记录胸椎向右凸的弯曲即可（图2-91）。

　　此外，骨盆的侧向位移对额状面的各种关节力矩有很大影响，因此我会在站立姿势和行走姿势下观察骨盆的位移。重要的是，不要仅通过站立和步行动作分析来判断骨盆的位移。我在观察患者行走时，会先对骨盆进行左右两个方向的引导，然后再观察行走姿势。例如，如果骨盆向左侧位移，如图2-92a所

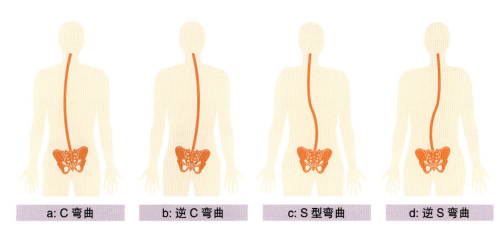

| a: C 弯曲 | b: 逆 C 弯曲 | c: S 型弯曲 | d: 逆 S 弯曲 |

图 2-90　脊柱前凸姿势的躯干调整姿势的分类（脊柱的弯曲）

脊柱前凸姿势的躯干调整姿势可分为整个脊柱向一侧弯曲的"C弯曲"和腰椎与胸椎向相反方向弯曲的"S弯曲"。

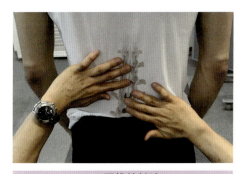

a：腰椎的触诊

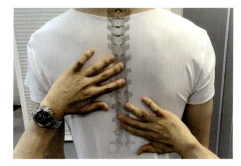

b：胸椎的触诊

图 2-91　从后方开始的脊柱触诊

从后方触诊脊柱，从弯曲明显的部位进行寻找比较好。

示，我会通过徒手诱导肌肉收缩使骨盆自动运动向右侧移动。再次观察行走姿势，如果躯干的中心线更垂直，就可以判断骨盆向左侧有侧向位移。此外，再加上如图2-92b所示，通过肌肉收缩使骨盆自动运动向左侧移动，如果行走时躯干的位移增大，就可以确信骨盆向左侧有侧向位移。

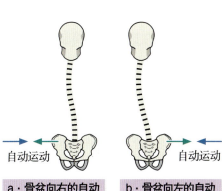

| a：骨盆向右的自动运动 | b：骨盆向左的自动运动 |

自动运动　　　　　　自动运动

图 2-92　作者进行的骨盆徒手诱导评估

骨盆的位移不能仅靠站立和步行的动作分析来判断，重要的是在骨盆徒手诱导后确认步行的躯干位移。

不仅是对于躯干定位，在对运动器官的评估中同样最重要的是，不要因为有位移就纠正，而是要考虑位移与障碍部位之间的关联性，如果存在关联性，则进行改善。关于躯干位移与力学关系的讨论将在下一节的"④基于关节力矩的动作分析"中提及，请参考。

实际的改善方法是，如需要改善骨盆的侧方位移，根据与肩胛带位置的关系，可以进行类似于图2-93所示的运动疗法。

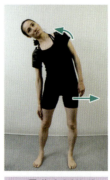 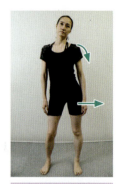

a：骨盆左侧位移，进行右肩胛带下移时的运动疗法

b：骨盆左侧位移，进行左肩胛带下移时的运动疗法

图2-93　针对骨盆侧方移位的运动疗法

通过原地踏步进行，可以更有效地进行运动。

ii）矢状面

根据Kendall的姿势分类[13]（图2-94），对矢状面的躯干轴线对位进行评估，分为四类。Kendall的分类中包括了理想型（ideal），但我认为大多数人可以被分为除理想型之外的四种类型（图2-95）。

我正在进行的对矢状面的躯干定位进行分类而采用的评估方法很难用文字表达，因此在这里我将简要介绍姿势分类的概念。

如图2-96a所示，腰椎后凸（sway back）和脊柱后凸-前凸（kyphosis-lordosis）的特征是，当放松力量站立时，下半身相对于上半身更容易向前倾。而腰椎前凸（Lordosis）和平背（fat back）则正好相反，如图2-96b所示，其特征是下半身相对于上半身更容易向后倾。

我所称的"圆背型"的腰椎后凸和脊柱后凸-前凸，通过保持下半身向前的姿势，胸椎的后凸更加强烈。因此，圆背型的运动疗法的基本方向是将骨盆后倾引导，再加上胸椎的伸展、肩胛骨的后倾和内移。

另一方面，我所称的"翘臀型"的腰椎前凸和平背与前者的类型相反，胸椎容易伸展，腰椎更容易后凸（我认为，腰椎前凸的腰椎在年轻人中会呈现前

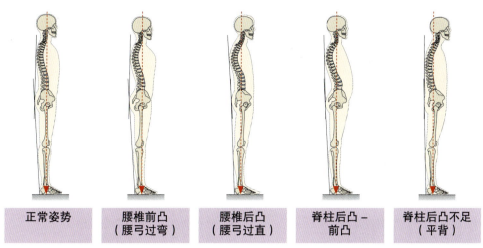

| 正常姿势 | 腰椎前凸
（腰弓过弯） | 腰椎后凸
（腰弓过直） | 脊柱后凸 –
前凸 | 脊柱后凸不足
（平背） |

图 2-94　Kendall 的姿势分类

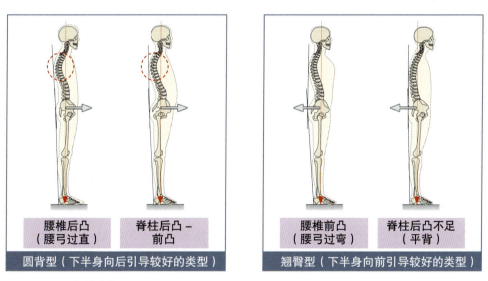

| 腰椎后凸
（腰弓过直） | 脊柱后凸 –
前凸 | | 腰椎前凸
（腰弓过弯） | 脊柱后凸不足
（平背） |
| 圆背型（下半身向后引导较好的类型） | | | 翘臀型（下半身向前引导较好的类型） | |

图 2-95　作者的姿势分类

凸，随着年龄的增长会后凸）。因此，翘臀型的运动疗法的基本方向是骨盆前倾和腰椎伸展。

　　姿势的改善并非一蹴而就的事情。因此，提供易于坚持的锻炼和相应的指导非常重要。姿势的改善不是一朝一夕就能看到成效的。因此，容易持续的练习和指导非常重要。我针对"圆背"和"翘臀"这两种类型，进行了如图2-96所示的指导。

　　在本书的"序言"中，我提到我在40岁之后，才感到自己作为临床医生有了飞跃性的成长。这是因为有几个契机使我得以成长，其中最重要的有3个。

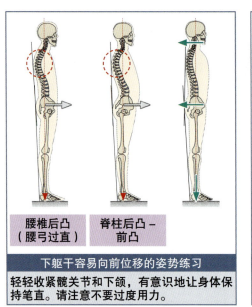
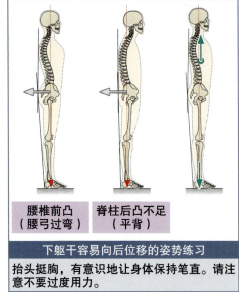

腰椎后凸 （腰弓过直）	脊柱后凸－ 前凸		腰椎前凸 （腰弓过弯）	脊柱后凸不足 （平背）	
下躯干容易向前位移的姿势练习			**下躯干容易向后位移的姿势练习**		
轻轻收紧髋关节和下颌，有意识地让身体保持笔直。请注意不要过度用力。			抬头挺胸，有意识地让身体保持笔直。请注意不要过度用力。		

图 2-96　不同类型的姿势改善练习

首先是我开始理解"组织学推测"的重要性，其次是我理解并能够实践"倒立摆"的真正意义，最后是我开始理解"躯干功能"。这三个因素成为我作为临床医生实现飞跃性成长的契机。其中，理解"倒立摆"和"躯干功能"的概念是困难且需要时间的。然而，通过不断学习和临床实践"组织学推测"，可以确保自己的成长。因此，我建议将掌握组织学推测作为学习的第一步目标。

④基于关节力矩的动作分析

在之前的讲解中，我们已经解释了观察动作时的基本原则。在进行动作分析时，虽然仅仅观察膝关节在临床上是行不通的，但事实上，力学负荷的确对膝关节造成了疼痛。因此，在进行动作分析时，我们需要从整体的角度来观察并理解膝关节的状况，以及施加在膝关节上的力学负荷。从这个角度来看，了解"膝关节的关节力矩是由什么决定的"在临床上是绝对必要的。

关于膝关节的关节力矩的研究和总结的论文有很多。这些记述虽然给我们提供了有益的信息，但似乎很难说是基于临床实践的。让我们以膝关节的伸展力矩为例来解释这一点。

造成膝关节伸展力矩增大的因素有很多。然而，在膝关节伸展结构障碍如跳跃膝或奥斯古德-施拉特病的病例中，关于"膝关节是怎样的"以及"施加在膝关节上的力学负荷（伸展力矩）为何产生"这些问题，只有在临床实践中积累了相关疾病经验的临床专家才能理解。实际上，即使收集了大量膝关节伸展结构障碍的数据，也会涉及多个伸展力矩的影响因素。因此，我认为，如果不知道在多个影响因素中改善哪一个会改善症状，就无法了解真正意义上符合临床的伸展力矩的影响因素。

基于实践经验而非仅仅依靠数据支持，临床医生对膝关节伸展力矩增加的影响因素进行阐述是具有意义的。基于这一点，我将根据在运动领域中世界顶尖临床专家入谷诚的力学解释以及我的临床经验总结膝关节力矩增加的影响因素。在这里，列举的力矩增大的影响因素是按其影响程度的大小顺序排列的。因此，读者们可以更好地理解膝关节力矩，并清楚了解在不同病情下应该观察什么。换句话说，针对不同病情，读者们可以更清楚地知道"作为整个身体，应该观察什么"以及"应该观察膝关节的什么地方好"，从而为读者们的临床实践提供有益的信息。请认真阅读以下内容，抛弃主观臆断，将其与你的临床实践相结合。

另外，下面图表内的"COM"是指躯干的质量中心。由于躯干所占的重量最大，所以在动作分析中，需要将躯干视为一个整体，观察其质量中心位于支撑基底面的哪里。

ⅰ）膝关节伸展力矩增大的影响因素

膝关节伸展结构障碍，如"髌韧带炎""股直肌远端疼痛""奥斯格德-施拉特病""髌股关节障碍""髂胫束综合征"等，是由于过度的膝关节伸展力矩引起的。

膝关节伸展力矩主要发生在站立相前半阶段。因此，在对患有膝关节伸展结构功能障碍的病例进行动作分析时，应按照"①膝关节屈曲位负荷—②骨盆后倾位—③COM后方位"的顺序进行观察，并最好分析一下最大的影响因素是什么。我认为，大多数患有膝关节伸展结构功能障碍的病例都与这3个力学影响因素有关（图2-97）。

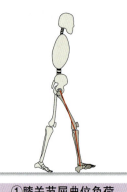
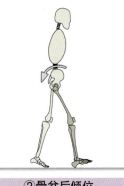
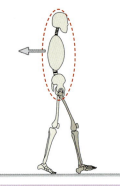

①膝关节屈曲位负荷　②骨盆后倾位　③ COM 后方位

膝关节伸展力矩的影响因素			
影响因素	①	②	③
观察要点	膝关节屈曲位负荷	骨盆后倾位	COM 后方位

图 2-97　膝关节伸展力矩的增大因素

ii）膝关节屈曲力矩增大的影响因素

"腘绳肌远端拉伤和肌肉拉伤的反复"、"鹅足炎"等，都是由于过度的膝关节屈曲力矩而引起的。

膝关节屈曲力矩主要发生在站立后半阶段。因此，在进行这些病例的动作分析时，可以按照"①膝关节伸展位负荷—②骨盆前倾位—③COM前方位"的顺序来观察步行站立相后半阶段，并最好分析一下最大的影响因素是什么。我认为，大多数患有膝关节屈曲障碍的病例都与这3个力学影响因素有关（图2-98）。

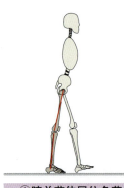
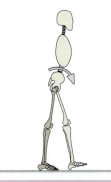
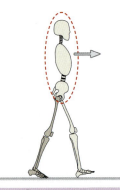

①膝关节伸展位负荷　② 骨盆前倾位　③ COM 前方位

膝关节屈曲力矩的影响因素			
影响因素	①	②	③
观察要点	膝关节伸展位负荷	骨盆前倾位	COM 前方位

图 2-98　膝关节屈曲力矩的增大因素

iii）膝关节外翻力矩增大的影响因素

"骨性关节炎""髂胫束综合征""髌股关节障碍""髌韧带炎"等，都是由于过度的膝关节外翻力矩而引起的。

膝关节外翻力矩主要发生在站立前半阶段。因此，在进行这些病例的动作分析时，可以按照"①膝关节内翻位负荷—②COM外方位—③骨盆外方位"的顺序观察步行站立相前半阶段，最好分析一下最大的影响因素是什么。我认为，大多数患有膝关节内翻障碍的病例都与这3个力学影响因素有关（图2-99）。

iv）膝关节内翻力矩增大的影响因素

"鹅足炎""Hunter综合征[注11]及隐神经障碍""髌韧带炎"等，都是由于过度的膝关节内翻力矩而引起的。

膝关节内翻力矩主要产生于站立后半阶段。因此，在对这些病例进行动作分析时，最好按照"①膝关节外翻位负荷、②COM内方位、③骨盆内方位"的顺序观察步行立足后半阶段，最好分析一下最大的影响因素是什么。作者认为，大多数患有膝关节外翻障碍的病例都与这3个力学影响因素有关（图2-100）。

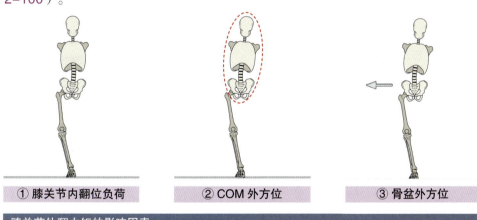

| ① 膝关节内翻位负荷 | ② COM 外方位 | ③ 骨盆外方位 |

膝关节外翻力矩的影响因素			
影响因素	①	②	③
观察要点	膝关节内翻位负荷	COM 外方位	骨盆外方位

图 2-99　膝关节外翻力矩的增大因素

注 11：Hunter 管（收肌管）是位于大腿中央的筋膜性管道，股动脉、股静脉、隐神经在其中走行。
　　　 Hunter 管综合征是指由于某种原因导致隐神经在 Hunter 管内受压或受挤压，从而导致
　　　 支配区域出现麻痹和疼痛的障碍。

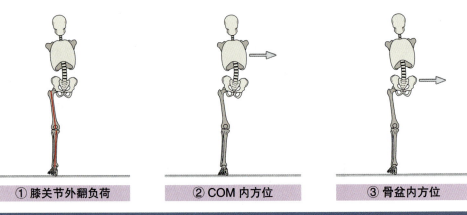

① 膝关节外翻负荷	② COM 内方位	③ 骨盆内方位

膝关节内翻力矩的影响因素			
影响因素	①	②	③
观察要点	膝关节外翻负荷	COM 内方位	骨盆内方位

图 2-100　膝关节内翻力矩的增大因素

ⅴ）膝关节内旋力矩增大的影响因素

"髌下脂肪垫炎""骨性关节炎""鹅足炎""半膜肌障碍""腘窝肌肉炎""Hunter综合征及隐神经障碍""膝关节后外侧支撑结构障碍"等，都是由于过度的膝关节内旋力矩而引起的。

膝关节内旋力矩可分为产生于站立相前半阶段和产生于站立相后半阶段两种类型。膝关节外旋由大腿和小腿的相对回旋关系决定的，因此，无论大腿内旋还是小腿外旋，膝关节都会产生外旋。因此，在站立相前半阶段，大腿内旋会导致膝关节外旋，而在站立相后半阶段，小腿外旋会导致膝关节外旋。因此，在步行的站立相前半阶段中，我们观察到"大腿内旋位负荷"（图2-101）。

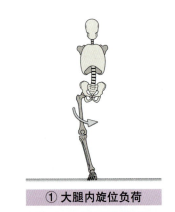

① 大腿内旋位负荷

膝关节内旋力矩的影响因素（站立相前半阶段）	
影响因素	①
观察要点	大腿内旋位负荷

图 2-101　膝关节内旋力矩的增大因素（站立相前半阶段）

另一方面，在步行站立相后半阶段中，观察"①足部相对于小腿的外翻；②外展扭转；③足弓下陷；④小腿向外侧倾斜"，最好分析一下最大的影响因素是什么。外展扭转可能是许多人不熟悉的概念。它指的是在站立相末期（TSt）发生的动作，指的是以前足部为轴，脚后跟向内侧旋转，导致足部外翻的现象。更详细内容将在第3章和第5章中提到，因为这个动作与膝关节的外旋密切相关，因此在诊断膝关节疾患时，了解这一动作是很重要的。关于膝关节与踝关节、足部之间的关系，可以参考"站立位体态评估（59页）"和"膝关节过度外旋综合征（283页）"。

长期以来，我一直对大腿外旋的变形性膝关节症中出现膝关节外旋感到困惑。然而，当我意识到这与脚部的关联时，这个谜团解开了，我至今仍然感到兴奋（图2-102）。

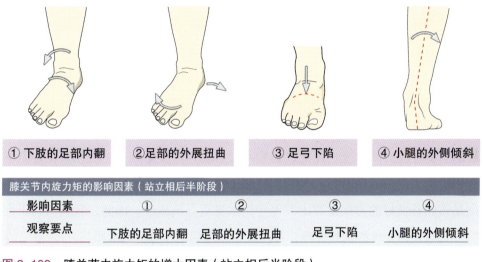

膝关节内旋力矩的影响因素（站立相后半阶段）				
影响因素	①	②	③	④
观察要点	下肢的足部内翻	足部的外展扭曲	足弓下陷	小腿的外侧倾斜

图 2-102　膝关节内旋力矩的增大因素（站立相后半阶段）

⑤我认为的动作分析是……

我感觉许多医疗人员普遍认为"动作分析是通过分析患者自然进行的步行、奔跑和各种运动动作来进行的分析"。这种观点并没有错，但在临床上并不足够全面。正如前面所提到的，几乎没有一个人的步行或动作完全正常，因此仅仅发现"异常"而不做进一步分析，在临床上是不够的。

在我的理解中，动作分析不仅仅是通过分析自然步态来寻找异常。在我的临床实践中，我会根据假设进行身体引导，然后让患者进行步行，并分析结果中产生的变化。

下面举个简单易懂的例子来解释特伦德伯格征（Trendelenburg）。假设一个患者在行走时出现了特伦德伯格征象，我们认为它与其行走障碍有关。在这种情况下，我会根据假设进行相应的身体引导。例如，对于后足部的内翻或外翻引导，对于膝关节的内翻或外翻以及内旋或外旋引导，对于下半身的前后或左右引导，对于上半身的前后或左右引导等，我会为患者的各个身体部位进行全面的引导。然后，在假设的基础上进行诱导，确认特伦德伯格征象障碍是否朝着良好的方向变化。

通过进行这样的评估，我们可以得出结论："如果加入这样的引导，特伦德伯格征象将朝着改善的方向发展"，"如果加入这样的引导，症状将朝着缓解的方向发展"。换句话说，我们可以分析出对于每个患者的不同身体部位，需要将其引导到哪个方向上，才能使"需要改善的动作"和"疼痛等症状"朝着良好的改变方向发展。因此，确认原始动作是否朝着更好的方向改变，正是我们作为医疗人员所需进行的动作分析，这是我的观点。

在了解了这些内容之后，你对待治疗的态度是否有所改变，将会对治疗结果产生重大影响。这种评估方法是通过对身体进行直接引导并评估步行情况来进行的，因此被称为"直接评估"（有关"直接评估"具体方法的详细信息，请参考书籍《入谷诚的物理治疗》[2]）。

在这里重要的不是关注根据假设引导后动作是否改变，而是要关注动作是否朝着良好的方向改变。因此，需要一直具备判断步态改变是否朝着良好方向变化的能力。就像作者在"②基本概念（倒立摆理论）"中所指出的，判断变化是否朝着良好的方向发展比发现变化本身更具挑战性。因此，我认为将下面的一句话作为变化的判断标准，可以更容易理解动作分析的本质。

良好的动作变化指的是，躯干对线的位移小，躯干平稳地压在支撑基底面的中央位置，并且能够引发髋关节伸展，顺利进行重心转移，同时姿势肌肉的紧张度得到适当的调整。在这种情况下，我们可以判断为发生了良好的变化。

当然，仅仅知道定义并不意味着能够立即实施。然而，在谨记定义的前提下，通过在临床实践中反复进行引导和评估，才能最有效地提高动作分析的能力。正因为将动作描述出来是一项难以掌握的技术，所以我认为将其语言化是尤为重要的。我希望在今后的工作中不断改进动作分析的语言表达方式，让动作分析成为人人都能掌握的技术。

在我的临床工作中，我通常会在进行组织学推测后进行力学推测。在进行力学推测时，我主要评估动作分析，并从中展开治疗。此外，在进行力学推测时，动作分析是不可或缺的评估方法。我希望阅读本书的读者们能够通过临床实践深入理解动作分析的真髓，从而能够展开相应的治疗。

第 3 章
评估和治疗易产生疼痛的组织

在进行问诊和触诊后，可以初步确定疼痛部位，然后对组织进行各种评估。触诊的主要目的是通过确定压痛部位来缩小疼痛来源的范围，但即使在特定的部位出现压痛，仅仅通过触诊也无法确定具体的疼痛组织。因此，在确定疼痛来源时，不能仅仅依靠触诊，还需要综合运用物理学检查、非负重位和负重位的压力测试等多种方法来判断。

"问诊—触诊—非负重及负重位的各种评估"这个流程，不仅对膝关节，对所有负重部位的评估都是必要的。通过这个流程，最终可以进行第3级的评估，明确疼痛来源的组织。疼痛来源的组织可能不止一个。在这种情况下，首先进行主要疼痛组织的评估。因为如果能改善主要疼痛，其他疼痛往往也会随之改善。

在第3章中，我们将重点介绍膝关节疼痛的常见组织，并详细说明其评估和治疗方法。让我们开始具体的解释。

1. 髌下脂肪垫

如果膝盖前方出现疼痛，非常重要的疼痛原因是髌下脂肪垫。髌下脂肪垫是膝关节疼痛的最常见原因，在我个人的临床经验中，这个组织是最常见的主要疼痛部位。此外，即使髌下脂肪垫不是主要疼痛的原因，但在主要疼痛的同时，也常伴有髌下脂肪垫的疼痛。因此，可以说髌下脂肪垫是诊断膝关节疾病时最需要关注的组织。

Dye[14] 使用自己的膝关节，在局部麻醉下直接刺激各个组织，验证了哪些组织有更多的痛觉感受器（图3-1）。图中显示了颜色较浅的

参照文献 14 作图

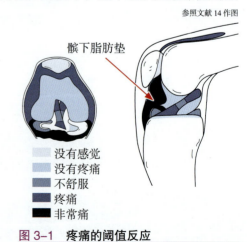

髌下脂肪垫

没有感觉
没有疼痛
不舒服
疼痛
非常痛

图 3-1　疼痛的阈值反应

组织不容易感受到疼痛，而颜色较深的组织则更容易感受到疼痛。图中红色箭头所示的部分（颜色）是最容易感受到疼痛的组织，即"髌下脂肪垫"。通过这个验证结果，可以得出髌下脂肪垫是非常容易引起疼痛的组织。

髌下脂肪垫的疼痛在临床上常常被忽视，但如果注意到髌下脂肪垫，你应该会惊讶于这种组织疼痛的病例如此之多。髌下脂肪垫可以通过相对简单的评估来确认，考虑到这一点，我们将详细介绍髌下脂肪垫的评估和治疗方法。

1）组织学评估

根据前面提到的Dye的验证结果，髌下脂肪垫之所以引起疼痛，原因可能是痛觉感受器较多以及容易纤维化。关于疼痛的发生机制，并没有过多地被提及，但我认为髌下脂肪垫疼痛的主要发生机制是反复的摩擦负荷。在阅读本节内容时，考虑到这一点，您可能会有更多的理解。

①从问诊中了解到的事情

髌下脂肪垫的疼痛大多是在没有任何外伤的情况下发生的，但有时受伤机制很明显。另外，膝关节肿胀和手术等也会引起疼痛。这是因为髌下脂肪垫位于滑膜外部和关节囊内部，当关节肿胀时，髌下脂肪垫的纤维化更容易发生。此外，由于膝关节的手术是从髌下脂肪垫插入关节镜和手术器械，因此手术后纤维化是必然的。

疼痛的表现通常在髌骨内侧下方或外侧下方，如图3-2a所示的范围。有时候也可能像图3-2b所示的精准点。

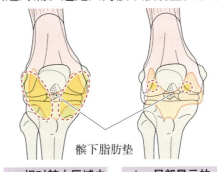

髌下脂肪垫

| a：相对较大区域内的疼痛部位 | b：局部显示的疼痛部位 |

图3-2　髌下脂肪垫的疼痛部位

②通过伸展和屈曲压痛测试法进行评估

在髌下脂肪垫疼痛的病例中，通常会在髌骨内侧下方和外侧下方的关节面边界附近显示压痛，如图3-3所示。这个区域是疼痛的最常见部位。髌下脂肪垫在屈伸膝关节时会移动，因此这个区域可以认为是摩擦负荷最大的部位。

请参考**图3-3**。为了确定该区域的疼痛是否来自于髌下脂肪垫，介绍"伸展和屈曲压痛测试法"（见**图3-4**）。患者在床上以仰卧位或长坐位将双腿伸直，然后在膝关节伸展位置对上述压痛好发部位进行压迫，患者会皱眉并感到疼痛。然而，如果在膝关节屈曲后[注1]再对同一部位进行压迫，大多数情况下压痛会消失或显著缓解。

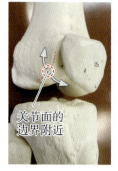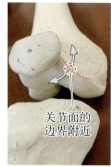

关节面的边界附近　　关节面的边界附近

图3-3　髌下脂肪垫的压痛好发部位

由于脂肪垫在关节面的边界附近向上移动，在髌骨内侧下方及外侧下方的关节面边界附近容易产生疼痛。

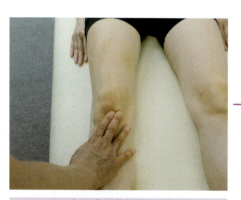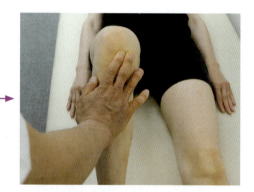

a：确认膝关节伸展位的压痛　　　　b：确认膝关节屈曲位的压痛

图3-4　伸展和弯曲压痛测试

【起始体位】 长坐位

【方　　法】 ①在膝关节伸展位时，压迫疼痛部位，确认有无疼痛。②使膝关节屈曲约60°，然后在伸展位时再次对同一位置进行按压，确认有无疼痛。

【评　　估】 如果在伸展位出现明显的压痛，而在屈曲位疼痛减轻或消失，几乎可以大概率确定该疼痛来自于髌下脂肪垫。

网络视频10 屈曲和伸展压痛测试（髌下脂肪垫）

如果您通过视频观看这个测试，将会更深入地理解。请务必观看。

注1：如果屈曲角过大，随着髌骨的移动，髌下脂肪垫会被推到表层。因此，膝关节屈曲角约60°最为适宜。

从这个测试可以看出，在膝关节屈曲位不存在压痛，而在伸展位出现的组织疼痛，这个组织就是髌下脂肪垫。

那么，为什么只有在膝关节伸直时才会感到疼痛呢？髌下脂肪垫，从名称上看似乎是位于髌骨下方的组织，但实际上，如图3-5a所示，膝关节伸直时，髌下脂肪垫分布范围广泛，不仅分布在髌骨下方，还分布在包括髌骨内侧和外侧在内的大范围内（甚至分布到髌骨上端附近）。然而，在膝关节屈曲时，髌下脂肪垫会回缩进入膝关节内部，原本位于压痛点的髌下脂肪垫无法从体表触及（图3-5b）。这种髌下脂肪垫的移动是造成伸直位有压痛而屈曲位无压痛的原因。这样考虑的话，一切都符合逻辑，您觉得呢？

接下来，我们来说明一下从体表观察到的髌下脂肪垫的外观。如图3-6a所示，在膝关节伸展位时，髌骨显得较大。这是因为髌下脂肪垫覆盖在膝盖骨周

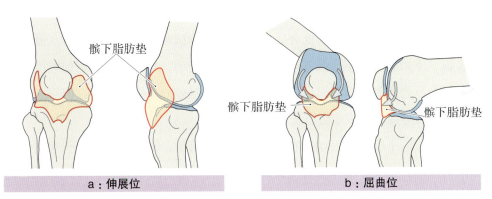

a：伸展位   b：屈曲位

图 3-5　髌下脂肪垫的位置变化
在膝关节伸展位时，髌下脂肪垫不仅分布于髌骨下方，还分布在包括髌骨内侧和外侧在内的大范围内，但在膝关节屈曲位时，髌下脂肪垫会进入膝关节内部。

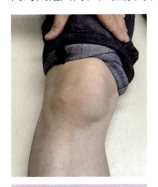

a：从体表观察到的膝盖骨

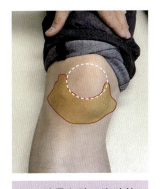

b：髌骨和髌下脂肪垫

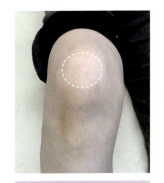

c：膝关节屈曲位下的髌下脂肪垫

图 3-6　髌下脂肪垫的观察①
髌骨从体表看起来很大（a），这是因为髌骨周围覆盖着脂肪体，实际上髌骨比想象的要小（b）。由于髌下脂肪垫在膝关节屈曲位时会进入膝关节内，所以弯曲膝盖后髌下脂肪垫会消失（c）。

围（图3-6b）。然而，在膝关节屈曲位时，由于髌下脂肪垫会从膝盖骨周围移动到关节内部，所以如图3-6c所示，髌骨和髌腱明显突出。与伸直位相比，髌骨在屈曲位下显得较小。

另外，用手指按压髌骨周围，伸展位时可以触摸到柔软的髌下脂肪垫，但屈曲位时就摸不到（图3-7）。

像这样，由于髌下脂肪垫在视觉上很容易确认，进行"伸展和屈曲压痛测试法"应该不难。

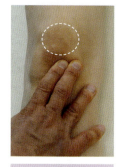
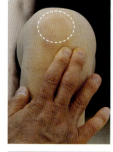

| a：伸展位 | b：屈曲位 |

图3-7　髌下脂肪垫的观察②
用手指按压髌骨周围，伸展位时可以触摸到柔软的髌下脂肪垫，但屈曲位时就摸不到。

此外，在进行压痛测试时，当确认压痛时，最好对患者说"手指的位置不会改变哦"。通过这个提示，患者可以意识到触摸的是同一部位。患者和检查者可以一起确认，尽管触碰的是同一部位，但只有在伸展膝关节时疼痛的组织才会出现。

此外，髌下脂肪垫区域还有髌腱和髌骨支持带，因此必须对这些组织进行鉴别。然而，由于髌腱和髌骨支持带会在膝关节屈曲时被拉伸，因此如果它们是疼痛的原因，压痛感在屈曲位会更强烈。与髌下脂肪垫不同，髌腱和髌骨支持带的压痛感无论在伸展位还是屈曲位都不会减轻，因此可以较容易地判断压痛的原因是髌下脂肪垫还是髌腱和髌骨支持带。

③膝关节伸展活动范围的左右差异的评估

作为非负重评估的一部分，一定要评估膝关节伸展活动范围的左右差异。如果伸展活动范围存在左右差异，则必须确认该限制因素是否为髌下脂肪垫（图3-8）。我会进行强制伸展，然后询问患者："你觉得膝盖前侧还是后侧受限？"如果患者回答中提到"我感到在膝盖的前侧有阻塞感"等症状，那么一定会立即进行松解脂肪组织的操作，并确认伸展限制是否得到改善。如果通过这个操作伸展限制得到了改善，那么就可以高度确定限制因素是髌下脂肪垫。

随后，我会对患者说："请试着走一走"，并让他们尝试行走。在大多数情况下，疼痛都会立即缓解。由此可见，当髌下脂肪垫成为限制膝关节伸展的

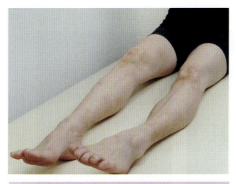
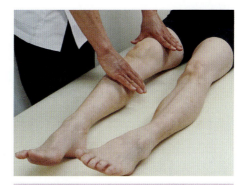

| a：确认膝关节伸展活动范围的左右差异 | b：通过强制伸展确认髌下脂肪垫是否为限制因素 |

图 3-8　膝关节伸展活动范围的左右差异的评估

如果膝关节的伸展受到髌下脂肪垫的限制，那么髌下脂肪垫与膝关节的疼痛有关。

因素时，就会导致膝关节疼痛。

④影像学检查（超声检查）

在 X 线和 MRI 检查中，确认组织与疼痛的关联可能是困难的。我认为，在这种疾病中，超声检查是最有效的方法。

通过超声检查，可以确认髌下脂肪垫的纤维化（图 3-9）以及其在关节内的移动。与健康的髌下脂肪垫（图 3-9b）相比，纤维化部分会显示为高回声图像（呈现为白色）（图 3-9a）。

从压痛好发部位的髌骨内侧下方部和外侧下方部的超声图像中，可以看到纤维化的髌下脂肪垫比正常情况下的更加肥厚（图 3-10）。当在这个区域用探头触压并屈伸膝关节时，会发现健康的髌下脂肪垫像"流动的果冻"一样顺畅地移动，而纤维化的髌下脂肪垫则黏稠地移动，不够流畅。

那么，通过 网络视频11 来确认一下髌下脂肪垫向关节内移动的情况吧。如图 3-11 所示，可以清楚地看到，随着膝盖屈曲，覆盖在髌骨周围的髌下脂肪垫向关节内侧移动，伸展后又回到原来的位置。

 网络视频11　正常的髌下脂肪垫的运动

对于膝关节健康的病例，随着膝关节的屈伸，髌下脂肪垫会沿着髌骨内侧边缘移动，但是对于**有膝关节压痛的病例，可以观察到由于髌下脂肪垫的纤维化导致滑动性降低**。

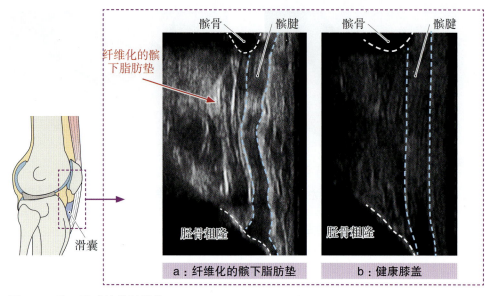

髌骨　髌腱　　髌骨　髌腱

纤维化的髌
下脂肪垫

胫骨粗隆　　胫骨粗隆

a：纤维化的髌下脂肪垫　　b：健康膝盖

滑囊

图 3-9　髌下脂肪垫的纤维化

髌下脂肪垫附着在髌腱上。因此，如果髌下脂肪垫变硬且纤维化，髌腱就会失去生理张力。另外，纤维化的髌下脂肪垫会妨碍髌骨的向上移动，导致膝关节难以用力。

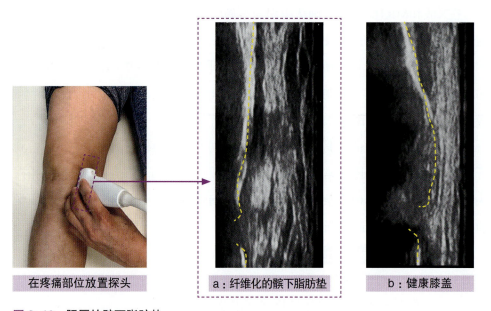

在疼痛部位放置探头　　a：纤维化的髌下脂肪垫　　b：健康膝盖

图 3-10　肥厚的髌下脂肪垫

用超声影像确认疼痛好发部位，可以发现与健康膝关节相比，髌下脂肪垫纤维化、肥厚。

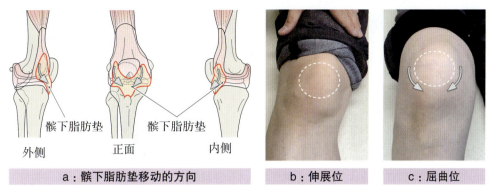

外侧   正面   内侧

髌下脂肪垫   髌下脂肪垫

| a：髌下脂肪垫移动的方向 | b：伸展位 | c：屈曲位 |

图 3-11 从膝关节伸展位到屈曲位时，髌下脂肪垫的运动

随着膝关节屈曲，覆盖在髌骨周围的髌下脂肪垫向关节内侧移动，伸展后又回到原来的位置。

2）力学评估

①非负重位的形态评估

如果根据组织学评估判断为髌下脂肪垫疼痛，我们将确认是否有"髌骨高位"和膝关节"扭曲"。

a）髌骨高位

当髌下脂肪垫纤维化并变硬时，由于该组织与髌腱相连，导致髌骨呈现低位（图3-12）。因此，特别是在单侧存在疼痛的情况下，需要确认髌骨高位的左右差异。在许多髌下脂肪垫纤维化的病例中，可以观察到髌骨的低位。作者认为，虽然髌下脂肪垫可以在广泛范围内移动，但髌骨的低位会阻碍髌下脂肪垫的运动并促进纤维化，导致伸展受限。如果出现髌骨低位，可进行提升髌骨的运动疗法（图3-26：提升髌骨运动，参考第112页），髌下脂肪垫的柔韧性将增加，并且伸展受限往往会立即改善。

b）膝关节"扭曲"

从力学的视角来看，髌下脂肪垫和膝关节外旋在临床上有显著的相关性，所以评估膝关节"扭曲"很重要。

正如前面所提到的，髌下脂肪垫疼痛的主要发生机制是重复的摩擦负荷。髌下脂肪垫在膝关节伸展时位于图3-13a所示的位置，但在屈曲时，其大部分会伸展到膝关节内侧。图3-13a、b中的红色圆圈附近是疼痛好发区域，这些区

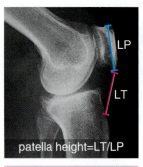
a：通过X线影像进行确认

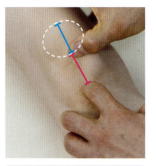
b：徒手确认（膝伸展位）

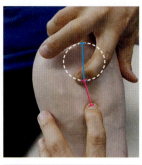
c：徒手确认（膝屈曲位）

图 3-12　髌骨高位的评估

可以认为，髌骨低位会阻碍髌下脂肪垫的活动，促进纤维化，导致伸展受限。

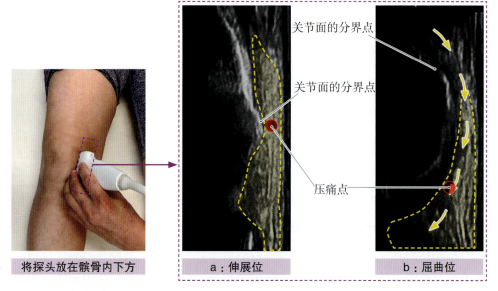

将探头放在髌骨内下方

a：伸展位

b：屈曲位

图 3-13　从膝关节伸展位到屈曲位时，髌下脂肪垫的运动

位于髌骨侧面的髌下脂肪垫随着关节屈曲向下前方移动一段距离。

域随着屈曲而向下移动并进入关节内侧。因此，在临床实践中，将髌下脂肪垫视为随着膝关节的屈伸而纵向移动的组织，更加有助于理解。此外，在 网络视频11 中，您可以再次确认髌下脂肪垫在额状面和矢状面上的移动情况，会进一步帮助您形象化理解。

　　髌下脂肪垫发生疼痛的病例大多是膝关节过度外旋。如果膝关节屈曲（外旋偏移），围绕膝关节的滑膜、关节囊、韧带、肌腱等组织就会呈现伸展状态（图3-14）。因此，我认为，随着膝关节的屈伸，纵向移动的髌下脂肪垫不得不在

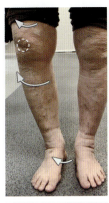
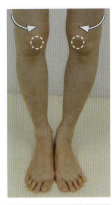
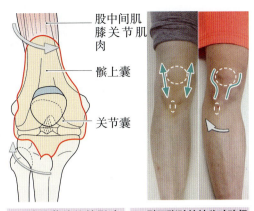

a：骨性关节炎　　　　b：髌骨内翻　　　　c：膝关节外旋的影响　　　d：髌下脂肪垫的移动路径

股中间肌
膝关节肌肉

髌上囊

关节囊

图 3-14　膝关节外旋对髌下脂肪垫的影响

大腿外旋和距骨外旋会伴随小腿外旋，这被称为骨性关节炎。与此同时，大腿内旋会伴随髌骨内翻，这都会导致膝关节过度外旋。

由于膝关节的过度外旋，关节囊被扭转，在其中移动的髌下脂肪垫的摩擦负荷变大。

狭窄的路径上移动，移动时增加的巨大摩擦负荷会引起髌下脂肪垫的疼痛。

　　髌下脂肪垫经历微小损伤，如外伤或机械刺激，会导致纤维化并丧失柔韧性。当失去柔韧性的髌下脂肪垫在狭窄通道中重复移动时，会增加摩擦负荷。因此，当髌下脂肪垫由于纤维化等原因失去柔韧性时，疼痛会更容易发生。

　　从上述内容可以确认，如果确认是髌下脂肪垫引起的疼痛，评估膝关节的"扭曲"，即外旋偏移，就变得非常重要。以下是我进行膝关节外旋偏移评估的方法。我对所有膝关节疾病的患者都进行了这样的评估。通过对许多患者进行此项评估，我认为可以迅速了解膝关节的外旋偏移程度。

　　首先，我们要确认髌骨是否移动。如果股四头肌紧张，髌骨会难以移动，并且会向外侧偏移。由于这个评估是观察髌骨和胫骨粗隆的位置关系，所以在髌骨向外侧偏移的情况下无法准确评估。因此，在进行评估之前，必须确保髌骨可以移动。

　　健康人的膝关节在伸展位时，会因伸展动作而轻微外旋，不过，通常情况下，胫骨粗隆会位于髌骨的宽度范围内（图3-15a）。然而，当胫骨粗隆与髌骨宽度的外侧线相接触（如图3-15b所示）时，我们可以判断为"过度外旋"，而当胫骨粗隆超过这条线时，则可以判断为"超外旋膝"。通过以这个视角评估骨性关节炎例，我们可以发现大部分有疼痛症状的病例都属于"超外旋膝"。

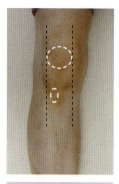
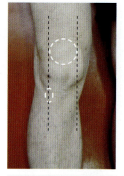
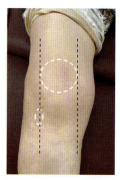

| a：正常 | b：过度外旋膝 | c：超过度外旋膝 | d：更加超过度外旋膝 |

图 3-15　膝关节扭曲的评估

【起始体位】卧位。

【方　　法】确认髌骨可以活动后再进行。

【评　　估】如果胫骨粗隆位于两条垂直线之间且与髌骨的宽度相符，则被认为是正常
情况；如果胫骨粗隆接触到外侧垂直线，则被评估为"过度外旋"；如果
胫骨粗隆超出垂直线，则被评估为"超外旋膝"。

 网络视频12 膝关节扭曲的评估

通过视频可以加深对这个评估的理解。请务必观看。

专栏： 髌下脂肪垫和膝关节的力学负荷

　　对于确认是髌下脂肪垫疼痛的病例，即使通过力学治疗改善膝关节
的伸展力矩和过度的内外翻，疼痛也几乎不会改善（图3-16）。力学治
疗的目标是改善膝关节的外旋。如果不改善对髌下脂肪垫影响的力学负
荷——膝关节外旋，疼痛将无法改善。换句话说，改善对疼痛组织施加的力
学负荷是非常重要的。因此，首先明确引起疼痛的组织是非常重要的。

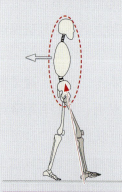
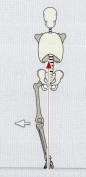
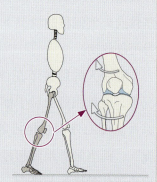

| a：过度的伸展力矩 | b：过度的内翻 | c：过度的外旋 |

图 3-16　膝关节产生的各种力学负荷

②站立位体态评估

如果在非负重位下确认存在过度的膝关节外旋位，接下来需要检查负重位的立位对准情况。通过这样做，就可以确定大腿内旋和小腿外旋中哪个在膝关节外旋中起着主导作用。

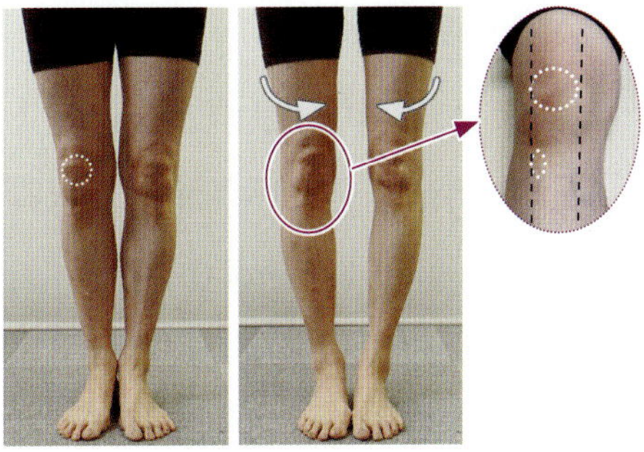

图 3–17　站立相前半阶段的膝关节外旋因素

如果呈现髌骨内翻，则在站立相前半阶段会产生相对的膝外旋。

在站立位体态评估中，首先要通过站立前视角评估髌骨的位置（图3–17）。通常情况下，髌骨面向前方，但如果朝向内侧，则评估其朝向内侧的程度。如果髌骨向内侧位移过度（髌骨内翻），则膝关节无疑呈现过度外旋。膝关节的外旋可以是大腿内旋或小腿外旋引起的，但在这种情况下，认为膝关节的外旋主要是由大腿内旋引起的（参照第284页）。

接下来，在站立位前视角中评估距骨外旋[注2]（图3–18）。根据我的临床经验，从前视角评估的距骨外旋程度与膝关节外旋有关，比从后视角评估的足后跟角度更为重要。如果距骨外旋过度，可以认为是小腿外旋导致膝关节外旋（参照第285页）。在老年人中，如骨性关节炎等情况下，膝关节过度外旋大部分是由小腿外旋导致的。

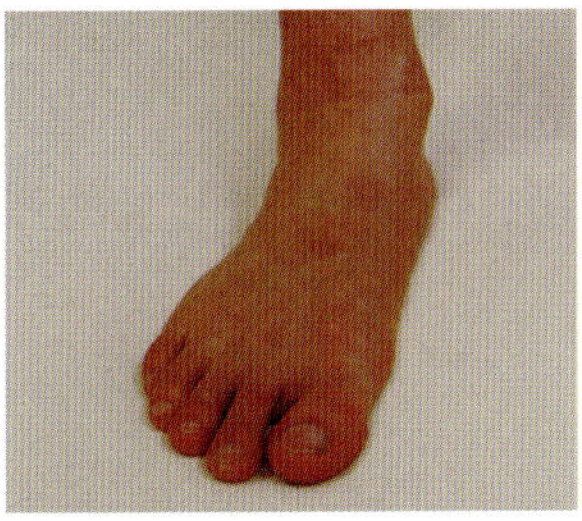

a：中立位

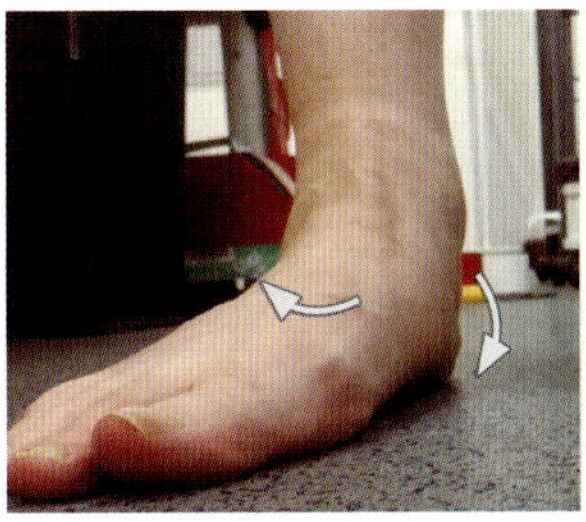

b：足部外翻伴距骨外旋

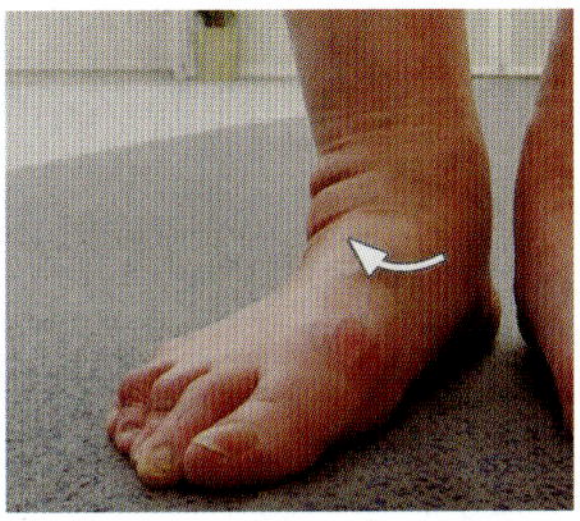

c：骨性关节炎中常见的足部形态

图 3–18　距骨外旋

在距骨外旋过度的情况下，可以认为在小腿外旋优势位上产生了膝关节的外旋。

注 2：关于距骨外旋的评估请参照第 62 页。

在负重位应力测试中，会进行下楼梯动作测试，交叉环绕测试，双脚站立的knee-in、knee-out测试。

在呈现过度外旋的膝关节中，如果膝关节的伸肌活动和膝关节屈曲引起的膝前方伸长同时叠加，髌下脂肪垫进行移动时将承受比正常情况下更大的压缩负荷。因此，在这种情况下，如果膝关节反复屈伸，就更容易产生疼痛。特别是在下楼梯时，膝关节的屈曲角度增大，伸展力矩[注3]会增加，并且与上楼梯相比，由于髋关节伸展，导致股直肌伸长。因此，很多患者会抱怨"下楼梯痛"，这成为了该疾病的一个特征之一（图3-19）。

在负重位应力测试中，往往会引发交叉环绕测试时的疼痛和不适感。原因是在交叉环绕时，膝关节会被施加过度外旋的负荷（图3-20）。

在双腿站立的knee-in、knee-out测试中，knee-in测试引发疼痛和不适的情况较多，但在存在膝内翻的情况时，往往在knee-out测试中更容易引发疼痛和不适感（图3-21）。

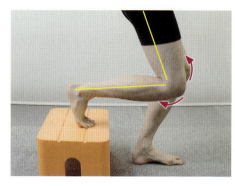

图3-19　下楼梯动作

下楼梯时，由于膝关节的屈曲角度增大，伸展力矩增大。

另外，与上楼梯相比，由于髋关节伸展，股直肌伸长。

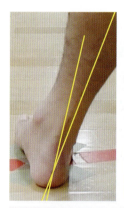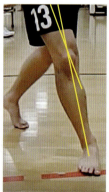

交叉环绕（右脚触地时）

图3-20　交叉环绕测试

交叉环绕测试中，膝关节产生过度的外旋负荷。

注3：力矩的表示分为外部力矩和内部力矩两种，本书全部用内部力矩来表示。例如，在下图的状态中，肘关节屈曲肌在活动，此时就会标记为"肘关节屈曲力矩在起作用"。

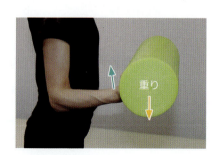

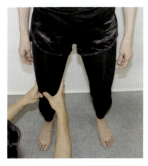

a：起始体位

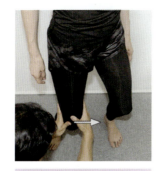

b：knee-in 测试

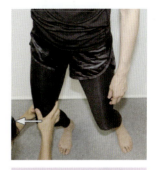

c：knee-out 测试

图 3-21　双腿站立的 knee-in 和 knee-out 测试

【起始体位】双脚站立，与肩同宽，膝关节屈曲。

【方　　法】在这个测试中，被测试者双脚站立，检查者用手轻轻抓住被测试者的患侧膝盖，让其弯曲，使重量自然地施加在受伤的一侧。从这个姿势开始，将膝关节向三个方向运动：向内（knee-in），向外（knee-out），以及伸直（膝伸直），以确认是否有疼痛或不适感。

【评　　估】通过膝伸直、knee-in和knee-out的测试，确认哪个测试引发的疼痛和不适感最强烈。例如，如果knee-in引起的疼痛最为明显，那么可以了解到在增加伸展力矩的情况下，伸长膝关节内侧会引发疼痛。

④动作分析

在观察本疾病的动作时，重要的是与膝关节内旋力矩的关系结合起来考虑。膝关节过度外旋可分为发生在站立相前半阶段和站立相后半阶段两种类型。在站立相前半阶段，大腿内旋会导致膝关节外旋，而在站立相后半阶段，小腿外旋会导致膝关节外旋（图3-22）。因此，我们观察步行站立相前半阶段的"大腿内旋位负荷"。另一方面，在步行站立相后半阶段，我们观察"①足部外翻、②足部的外展扭曲[注4]、③足弓下陷、④下肢的外侧倾斜"，并最好分析哪个因素的影响最大。关于膝关节与踝关节、足部之间的关系，可以参考"站立位体态评估（第59页和第107页）"和"膝关节过度外旋综合征（第283页）"。

注4：关于这个动作，在之后的"②通过改善膝关节的扭曲，扩大髌下脂肪垫的移动路径"中会进行说明。

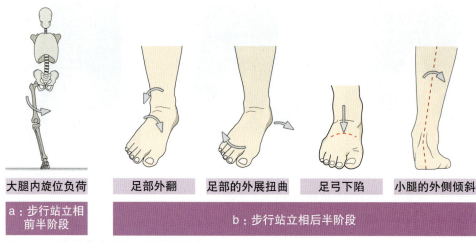

| 大腿内旋位负荷 | 足部外翻 | 足部的外展扭曲 | 足弓下陷 | 小腿的外侧倾斜 |

| a：步行站立相前半阶段 | b：步行站立相后半阶段 |

图 3-22 膝关节内旋力矩的影响因素

3）治疗实践

根据在组织学和力学两个角度对患者进行的观察和经验，我将髌下脂肪垫疼痛的加重因素分为软组织松弛型、通道不畅型和混合型这三种。

【软组织松弛型】髌下脂肪垫的纤维化等因素导致滑动性能下降的状态。

【通道不畅型】由于股骨和胫骨的相对位置偏移，导致髌下脂肪垫的移动路径变窄的状态。这通常是由于膝关节的过度外旋引起的，也可由胫骨后方位移和胫骨外侧位移等因素造成。

【混 合 型】软组织松弛型和通道不畅型两种混合在一起。

我认为，如果出现上述情况，就会增加髌下脂肪垫的摩擦负荷，引起疼痛。

这样考虑的话，对于髌下脂肪垫疼痛的病例，可以举出以下三种治疗方法。

①改善髌下脂肪垫的柔韧性；

②通过改善膝关节的扭曲，扩大髌下脂肪垫的移动路径；

③松解髌下脂肪垫移动路径的周围组织。

关于这些，我将逐一进行解说。

①改善髌下脂肪垫的柔韧性

当髌下脂肪垫因纤维化等原因变硬时，即使髌下脂肪垫的移动路径结构正常，对髌下脂肪垫的摩擦负荷也会比平时大。通过超声影像学观察，具有正常柔韧性的髌下脂肪垫可以像"喝的果冻"一样顺滑地移动。而失去柔韧性的髌下脂肪垫则在超声影像中呈现出比正常更高的回声（白色），并且移动时像泥浆一样黏稠，丧失了顺滑性（参见第101页）（图3-23）。因此，首先需要软化变硬的髌下脂肪垫。仅仅使髌下脂肪垫变软，疼痛就更容易缓解。

为了改善髌下脂肪垫的柔韧性，我提出了以下三个具体方法。

a）通过手法使硬度较高的部位变得柔软

通过触诊，寻找髌下脂肪垫中硬度较高的部位，多发生在髌骨下棘附近。这个部位容易积聚硬化的髌下脂肪垫，并且经常发出"咔嗒声"。我们会像图3-24所示的方式，通过徒手的方式来松解这个部位。具体做法是，找到硬度较高的部位后，反复进行内侧-外侧-内侧的徒手移动。徒手揉搓可以使脂肪垫变软，所以通过这种方法操作可以增加其柔韧性。

另外，如果在操作时感到剧痛，可以从疼痛部位的前方开始操作，这样可以减少疼痛的发生。

b）促进髌下脂肪垫的上下运动

髌下脂肪垫附着在髌腱上，通过髌骨的上下运动，与髌腱一起上下移动。重复这种动作，可以使髌下脂肪垫变得柔软。如图3-25所示，在下肢放松时，

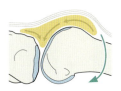
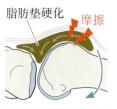

a：正常的髌下脂肪垫的运动　　b：失去柔韧性的髌下脂肪垫的运动

图3-23　纤维化的髌下脂肪垫的影响

每次屈伸时，髌下脂肪垫在滑膜和关节囊之间平滑地移动（a）。

如果髌下脂肪垫变硬而失去柔韧性，则髌下脂肪垫的摩擦负荷就会比平时大（b）。

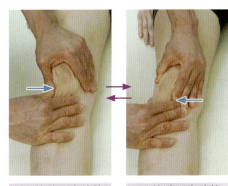

a：使髌下脂肪垫向内侧移动　　b：使髌下脂肪垫向外侧移动

图3-24　徒手软化硬的部位

徒手找到髌下脂肪垫坚硬的部位，反复向内侧-外侧-内侧移动该部位。由于髌下脂肪垫呈凝胶形态，通过这种操作可以增加其柔韧性。

如果在操作时感到剧痛，可以从疼痛部位的前方开始操作，这样可以减少疼痛的发生。

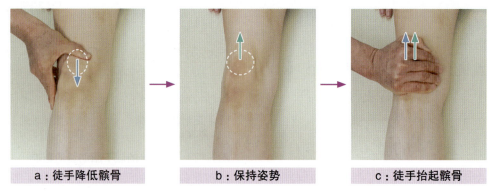

| a：徒手降低髌骨 | b：保持姿势 | c：徒手抬起髌骨 |

图 3-25　髌下脂肪垫的上下运动

在熟悉徒手操作之前，反复进行a～c的动作。这个运动可以指导患者在自我锻炼时进行。

用手将髌骨向下移动，然后利用肌肉的收缩将髌骨向近端方向移动。如果髌下脂肪垫太硬，髌骨无法抬起，这种情况下，可以将手放在髌骨上，并进行自助运动，同时将髌骨向上抬起，这样可以有效地软化髌下脂肪垫。

 网络视频13 髌下脂肪垫的上下运动

通过观看这个锻炼方法的视频，您可以更深入地理解。请务必观看。

c）髌骨的提升运动

如果上述的"髌下脂肪垫的上下运动"在自我训练中有困难的话，可以只进行髌骨的提升运动（图3-26）。特别是对于髌下脂肪垫纤维化且髌骨呈低位的病例非常有效。仅通过这个练习就可以有效地将髌下脂肪垫向上拉伸，对改善伸展限制非常有效。

确认并比较这三种运动前后的伸展角度，大部分病例中膝关节的伸展角度会明显改善。

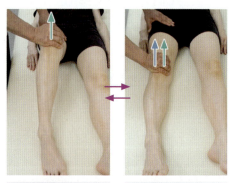

| a：在屈曲位上提拉髌骨 | b：保持徒手引起髌骨抬起的姿势 |

图 3-26　髌骨的提升运动

如果对图3-25所示的"髌下脂肪垫的上下运动"进行自我锻炼有困难的话，可以只进行髌骨的提升运动。仅通过这个练习就可以有效地将髌下脂肪垫向上拉伸，从而改善伸展限制。

②通过改善膝关节的扭曲，扩大髌下脂肪垫的移动路径

伴随膝关节的过度外旋，即使髌下脂肪垫的柔韧性正常，由于髌下脂肪垫的移动路径变窄，摩擦负荷也会比平时大（图3-27）。因此，改善膝关节的过度外旋，扩大髌下脂肪垫的移动路径是必要的。

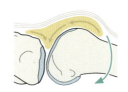 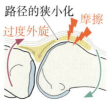

a：正常髌下脂肪垫的运动   b：髌下脂肪垫通过狭窄路径的运动

图 3-27　膝关节过度外旋对髌下脂肪垫的影响

每次屈伸时，髌下脂肪垫在滑膜和关节囊之间平滑地移动（a）。

当膝关节因过度外旋而扭转时，髌下脂肪垫的移动路径变窄，髌下脂肪垫的摩擦负荷比平时大（b）。

a）反向螺旋运动

这个练习是针对膝关节呈过度外旋的所有病例进行的。在膝关节正常的情况下，螺旋式移位运动发生在伸展的最终范围内，因此这种与正常相反的运动可能会让治疗师感到不安。然而，根据我的临床经验，虽然在促进螺旋式移位运动后有很多患者抱怨膝盖疼痛到无法行走，但几乎没有患者在进行反向螺旋运动后抱怨膝痛。

反向螺旋运动的具体方法如下：如图3-28所示，握持患者小腿外侧，随意地将脚尖朝向内侧倾斜，然后徒手地进行内旋运动。然后，引导股骨向外旋方向，在维持该状态的同时，反复进行膝关节的伸展和轻度屈曲。通过每天进行这个练习，你将有机会多次见证过度外旋逐渐改善的病例。

 网络视频14 反向螺旋运动

通过观看这个练习的视频，您将更深入地理解其施行方法。请务必观看。

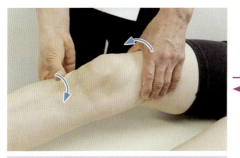 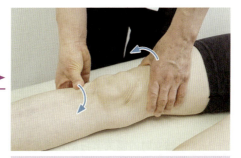

a：大腿外旋、小腿内旋的引导   b：边进行 a 的操作边伸展

图 3-28　反向螺旋运动

b）抑制大腿内旋的练习

对于像髌骨内翻那样，如果大腿内旋导致膝关节呈过度外旋，我们可以进行髋关节的外旋可动性扩展练习（图3-29）和站立时的髋关节自动外旋练习（图3-30）。

站立时的髋关节自动外旋练习从双脚站立开始，最终目标是能够进行单脚支撑并获得运动控制能力。因为在实际的动作中，单脚站立也必须能使用这个方法。

网络视频15　站立时的髋关节自动外旋练习

通过观看这个练习的施行方法的视频可以加深理解，请务必观看。

c）抑制距骨外旋的练习

尽管没有出现髌骨内翻，但伴随着膝关节过度外旋的病例，在许多情况下会表现为行走时的距骨外旋。关于为什么会出现距骨外旋，在第5章膝关节过度

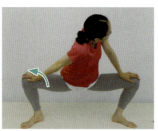
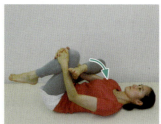
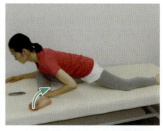

图 3-29　髋关节的外旋活动范围扩展练习

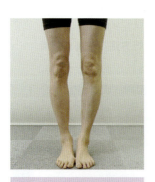
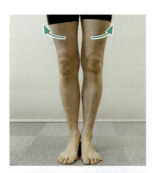
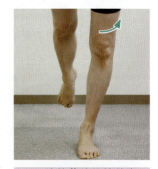

a：大腿内旋的状态　　b：髋关节外旋站立练习　　c：髋关节外旋的单脚维持练习

图 3-30　站立时的髋关节自动外旋练习

进行a～c的一系列运动，每次只用单脚进行。在动作c中，站立脚保持外旋位，将另一只脚向后方抬起。

外旋综合征"②以小腿外旋为主要特征的过度外旋"（第285页）中有详细的说明，请务必参考。

为了改善距骨外旋，我进行了"蹬长屈肌的拉伸""距骨内旋肌贴""矫形鞋垫""足部内旋练习"等。关于"距骨的外旋抑制"，本章节中各种治疗方法会在适当的时候进行解释，但在这里我们也详细说明一下。

◆ 蹬长屈肌的拉伸

请参考图3-31a。蹬长屈肌通过距骨内侧的长屈肌腱沟。如果蹬长屈肌的伸长性不足，会阻碍距骨内侧部分向后移动，导致距骨外旋。因此，通过对蹬长屈肌进行拉伸，可以改善其伸长性，并减轻发生于站立相末期（TSt）时的距骨外旋。

在伸展蹬长屈肌时，除了要伸展大脚趾外，还要背屈脚踝。然而，在这个过程中，如果足部产生外翻，会导致距骨外旋。因此，重要的是在轻度内翻的肢位下进行伸展。

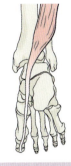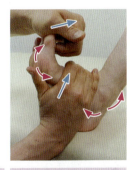

a：蹬长屈肌的解剖　　b：蹬长屈肌的拉伸

图3-31　蹬长屈肌的解剖和拉伸

通过拉伸改善蹬长屈肌的伸展性，就可以减轻站立相末期（TSt）产生的距骨外旋。

 网络视频16 蹬长屈肌的拉伸

这个拉伸有点难，请参照这个视频练习。

◆ 距骨内旋肌贴

还有一种方式是，贴上使距骨内旋的肌贴。此时，有两点需要注意。

第一，如果肌贴太宽的话，其他部位也会一起内旋，所以要用稍细的贴布（2.5cm左右的宽度），从距骨头向内踝下方粘贴（图3-32a）。

第二，避免将肌贴贴在足踝背屈时产生的褶皱上，因为肌贴贴在这些位置会妨碍足关节背屈（图3-32b）。

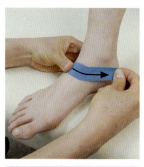
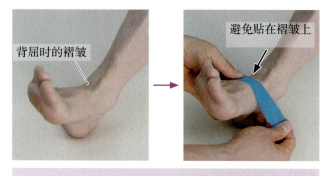

背屈时的褶皱

避免贴在褶皱上

a：从距骨头向内踝下方粘贴

b：注意不要阻碍足关节背屈

图 3-32　距骨内旋肌贴

进行以使距骨内旋为目的的肌贴处理。

◆足部内转练习

　　这个练习的目的是通过使足部内转来诱导小腿对大腿进行内旋。无论是将脚尖向内移动还是将脚跟向外移动，都会产生内翻的效果，但将脚跟向外移动可以增加步行动作的流畅性。因此，我们将脚跟向外移动，以引导足部的内翻运动。另外，使用弹力带等施加阻力可以进一步增强内收肌的锻炼效果（图3-33）。

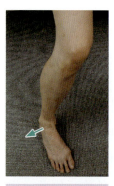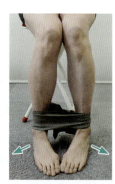

a：仅通过自动运动进行的足部内转

b：利用管状物等进行的抗阻运动

图 3-33　足部内转练习

这是为了诱导小腿相对大腿进行内旋。关键是将大脚趾作为支点不离开地板，将重点放在后脚跟的移动上。

◆矫形鞋垫

　　矫形鞋垫有助于抑制足部外翻，还可以有效抑制足后跟离地时的横弓下降（图3-34）。

　　观察步行动作中的倒立摆运动，将矫形鞋垫调整到能更顺利地向前移动体重的高度是很重要的。

 网络视频17　抑制膝关节内翻力矩的矫形鞋垫

由于仅靠文字描述可能难以理解矫形鞋垫的实际处理方法，所以我为"内侧纵弓垫的处理方法"和"横弓垫的处理方法"分别制作了视频。请务必参考这些视频。

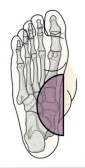 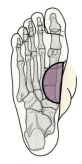 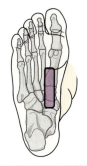 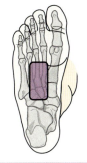

距骨下关节内翻引导 垫（2～4mm）	第1跖列背屈引导垫 （2～4mm）	内侧纵弓修正垫 （1～2mm）	横弓垫 （2～6mm）
a：内侧纵弓垫的处理办法			b：横弓垫的处理办法

图 3-34　抑制膝关节内翻力矩的矫形鞋垫

在观察步行动作中的"倒立摆"运动时，可以通过调整矫形鞋垫的高度以促使体重向前移动更加顺利是非常重要的。

d）负重位足部内转练习

在步行站立相后半阶段，膝关节呈现过度外旋的病例，其特点是在站立相末期（TSt），脚后跟会产生向内强烈扭转的动作（图3-35）。这种以脚尖为支点将脚后跟向内扭转的动作在美国足病学中被称为"外展扭曲"。这种动作可导致距骨外旋，并促进膝关节的过度外旋。

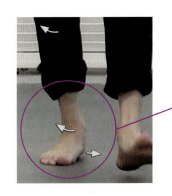 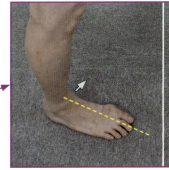 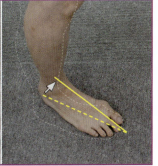

图 3-35　站立相末期（TSt）的外展扭曲

外展扭曲是以脚尖为支点，通过将脚后跟向内侧扭转的动作，产生距骨外旋，会导致膝关节的过度外旋。

 网络视频18　站立相末期（TSt）的外展扭曲①

在步行站立相后半阶段产生的，以脚尖为支点，脚后跟向内扭曲的动作（外展扭曲），光靠照片和语言的说明可能很难理解。关注患者的右脚，观察一段视频来确认。在站立相末期（TSt）即将发生脚跟离地之前，可以观察到脚后跟向内侧扭转，并且脚踝外侧出现皱纹。这个动作就是距骨外旋。

为了抑制站立相末期（TSt）的外展扭曲，可以在负重位进行足部内旋练习（图3-36）。这个练习的关键不是将脚尖向内侧移动，而是将脚后跟向外侧移动。通过这个动作，可以进行与外展扭曲相反的运动。

负重位足部内旋练习不仅仅会使足部内旋，也会导致大腿同时内旋，因此对于站立相后半阶段会产生膝关节外旋的病例，适合做此项练习；在站立相前半阶段会产生膝关节外旋的病例，不应进行该项练习。

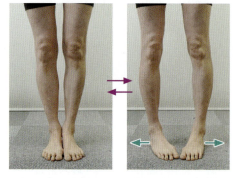

图 3-36　负重位足部内转练习

这个动作的目的是将小腿引导向大腿内旋。

关键是蹬趾作为支点不离开地面，然后移动足后部。

 　网络视频19　**负重位足部内转练习（单脚练习）**

这个练习有点难，可以通过视频来确认。

③松解髌下脂肪垫移动路径的周围组织

当髌下脂肪垫移动路径的周围组织较硬时，髌下脂肪垫的摩擦负荷也会比平时大（图3-37）。因此，不仅需要改善髌下脂肪垫的情况，还需要改善周围组织的柔韧性。

其他人做的徒手操作是通过接触人体表面来进行的，但是人体的结构就像是千层酥一样层层叠叠，因此很难仅在单一层面上进行操作。因此，我采用了像图3-38所示

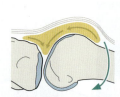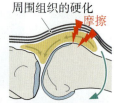

a：正常的髌下脂肪垫的运动　　b：髌下脂肪垫通过路径变硬的运动

图 3-37　髌下脂肪垫周围组织僵硬的影响

每次屈伸时，髌下脂肪垫在滑膜和关节囊之间平滑地移动（a）。

如果髌下脂肪垫的移动路径较硬，则髌下脂肪垫的摩擦负荷比平时大（b）。

的方式，通过在很宽的范围内握持目标部位，将筋膜和关节囊等一并伸展。仅仅进行这样的运动就可以改善组织的柔韧性，从而缓解步行时的疼痛。

4）髌下脂肪垫的评估和治疗总结

在第3章"易感受疼痛组织的评估和治疗实践"中，提到了9个可能引起疼痛的组织部位。对于膝关节前方的疼痛，髌下脂肪垫被认为是非常重要的疼痛原因。通过之前的说明，你是否理解了关于评估和治疗膝下脂肪垫疼痛的方法呢？

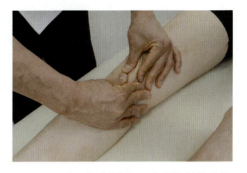

图 3-38　髌下脂肪垫周围组织柔韧性的改善
在很宽的范围内握持目标部位，将筋膜和关节囊等一并伸展，改善髌下脂肪垫周围组织的柔韧性。

"知道""理解""已实施""精炼"，这些概念都有不同的含义。因此，在临床实践中，需要不断加深对知识的理解。基于这一点，我们总结了**表3-1**，其中包含了对髌下脂肪垫疼痛的"组织学评估-力学评估"的注意事项。希望这对你的临床实践有参考价值。

表 3-1　髌下脂肪垫评估的注意事项

评估	注意事项
受伤机制	• 虽然大多数情况下没有外伤就发病，但有时可以确定受伤机制。 • 以关节肿胀或手术为诱因，有时会发生疼痛。
屈曲和伸展压痛测试法	• 确认膝关节伸展位和屈曲位的压痛。
活动范围的评估	• 评价伸展限制的左右差异。
影像学检查	• 在X线和MRI检查中，确认与疼痛的相关性是比较困难的，超声检查是最有效的检查方法。 • 超声检查可以确认纤维化、膨隆部位以及屈伸运动的方式。
非负重位的形式和可动特性的评估	• 确认"髌骨高位"和膝关节的"扭曲"。
站立位体态评估	• 确认膝关节的外旋是由大腿内旋还是小腿外旋主导的。
负重位应力测试	• 下楼梯动作测试。 • 交叉环绕测试。 • 双脚站立的knee-in和knee-out测试。
动作分析	• 评估膝关节过度外旋的原因。

2. 髌腱和髌骨支持带

　　髌腱和髌骨支持带（图3-39）疼痛的病例主要发生在体育运动的情况下，大多数是由于反复的伸展负荷引起的。在不运动的情况下发生这种病症的情况并不常见。因此，如果评估除运动以外的与髌腱和髌骨支持带相关的疼痛病例，我觉得大多数情况下是髌下脂肪垫引起的疼痛。因此，在评估和诊断髌腱和髌骨支持带引起的疼痛时，与髌下脂肪垫的疼痛进行鉴别非常重要。

　　接下来，让我们来确认一下评估髌腱和髌骨支持带疼痛的要点。

1）组织学评估

① 从问诊中了解到的事情

　　髌腱和髌骨支持带的疼痛大多数是在没有外伤的情况下发生的，但有时也可能与受伤有明确的关联。由于微小损伤可能成为疼痛持续的触发因素，因此在问诊时会询问"是否有明确的触发因素"，以确认是否存在受伤的诱因。

　　此外，询问发病后的时间间隔也很重要。在急性期的情况下，采取休息和药物治疗（抗炎药）为主的措施，很多情况下可以恢复到原来的活动水平，因此需要避免过度负荷。而在慢性期的情况下，力学负荷是疼痛的主要原因，因此需要进行治疗，以减轻力学负荷。

　　髌腱和髌骨支持带的疼痛部位是局部的（图3-40）。通过确认疼痛在髌腱和髌骨支持带的内侧、中央、外侧以及上方、中央、下方的哪个部位，可以进行详细的

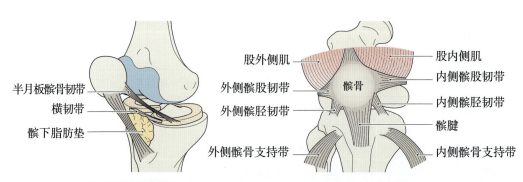

半月板髌骨韧带　横韧带　髌下脂肪垫

股外侧肌　外侧髌股韧带　外侧髌胫韧带　外侧髌骨支持带

髌骨

股内侧肌　内侧髌股韧带　内侧髌胫韧带　髌腱　内侧髌骨支持带

图 3-39　**髌腱和髌骨支持带**

评估[15]。类似的疾病还有奥斯古德–施莱特病，我认为这种病症是髌腱止部的疼痛因此与髌腱下方部位的疼痛类似，治疗实际上也几乎相同。

另外，髌腱和髌骨支持带的疼痛通常不是在开始活动时就出现的，而是逐渐增强的，其特征之一是持续同一动作后产生疼痛。

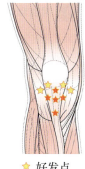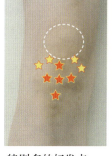

☆ 好发点　　★ 特别多的好发点

图 3–40　髌腱、髌骨支持带及胫骨粗隆的压痛好发点

②通过屈曲和伸展压痛测试法进行评估

在屈伸和伸展压痛测试法的评估（图3–41）中，如果在伸展位和屈曲位都出现同样的疼痛，或者屈曲位的疼痛更强烈，就应该怀疑疼痛是来自髌腱或髌骨支持带，而不是髌下脂肪垫引起的。

髌下脂肪垫会随着膝关节的屈曲而在关节内移动，因此在屈曲位置的压痛会消失或显著减弱。但是，由于髌腱和髌骨支持带在屈曲位置会被更多地拉伸，因此在屈曲位置的压痛会更加强烈。尽管在屈曲和伸展位置都可能出现压痛，但这种情况不会因屈曲位而减弱。因此，如果在屈曲位置有更强烈的疼痛，或者屈曲位置和伸展位置都有相似的疼痛，那么很可能是髌腱和髌骨支持带引起的疼痛。

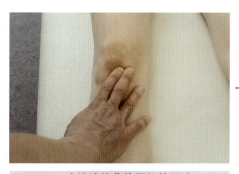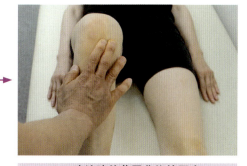

a：确认膝关节伸展位的压痛　　b：确认膝关节屈曲位的压痛

图 3–41　屈曲和伸展压痛测试

【起始体位】长坐位。

【方　　法】①在膝关节伸展位时，压迫疼痛部位，确认有无疼痛。②使膝关节屈曲约60°，然后在伸展位时再次对同一位置进行按压，确认有无疼痛。

【评　　估】如果伸展位和屈曲位都出现同样的疼痛，或者屈曲位的疼痛更强烈，就应怀疑是髌腱或髌骨支持带引起的疼痛。

网络视频20 **屈曲和伸展压痛测试（髌骨支持带）**

如果您通过视频观看这个测试，将会更加深入地理解。请务必观看。

③通过股直肌伸长测试（Ely测试的改良）进行评估

a）股直肌的伸长测试

本疾病的多数病例由于股直肌变硬，因此需要进行股直肌伸长测试（图3-42）。通过这个测试，评估股直肌的硬度，同时确认压痛部位有无疼痛。

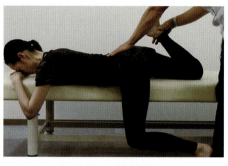

图3-42　股直肌的伸长测试

股直肌的伸长测试是在床上俯卧位进行的，但如果保持这个姿势，脚跟会接触到臀部，表面上看起来似乎是阴性的，但实际上可能是通过骨盆前倾进行代偿（图3-43）。因此，我在评估之前会将非检查侧的髋关节屈曲，以创建一个不容易出现骨盆前倾的情况，作为股直肌伸长测试的变型。

在进行这个测试时，重要的是确保每次非检查侧髋关节的屈曲角度相同。如果使用不同的屈曲角度进行测量，就无法判断运动是否改善了柔韧性。

因为人视觉上容易再现的角度是0°和90°（例如，60°的再现精度就会变低），所以我将非检查侧髋关节屈曲至90°进行测试，并使用手指宽度，例如3个手指宽度，来测量脚跟与臀部之间的距离进行评估。

如果在这个测试中压痛部位出

【起始体位】 俯卧位。将非检查侧的下肢放在床下，将髋关节屈曲至90°的位置，以抑制骨盆前倾的代偿（通过使对侧髋关节屈曲，可将骨盆引导至后倾位）。

【方　　法】 检查者逐渐屈曲膝盖，如果脚跟能够接触臀部，判定为阴性。如果无法接触，则判定为阳性。

【评　　估】 如果脚跟无法接触臀部，则测量脚跟与臀部之间的距离。

笔者用手指的根数进行测量（例如：脚跟与臀部之间的距离为4个手指宽度）。

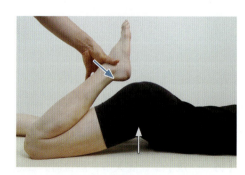

图3-43　骨盆前倾的代偿

股直肌紧张时，会出现以骨盆前倾代偿的反应。

现伸展痛，当场进行股直肌的拉伸（图3-44）。通过拉伸，可以改善股直肌的伸展性，如果伸展疼痛消失，则可以高度确定引起疼痛的组织是髌腱或髌骨支持带。通过始终遵循到第3级评估的过程（参考第14页），就可以从假设到确定推断出引起疼痛的组织。

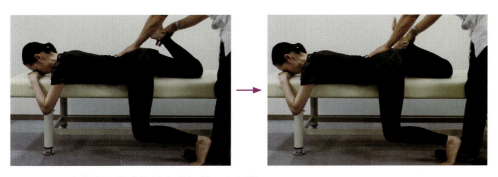

图 3-44　对髌腱及髌腱伸长痛进行第 3 级评估
压痛部位出现疼痛时，应当场进行股直肌的拉伸。通过拉伸，确认有无伸展性改善，疼痛是否明显减轻或消失（第3级评估）。

b）腘绳肌的伸长测试

如果腘绳肌的柔韧性降低，就容易伴随骨盆后倾，这是导致膝关节伸展力矩增大的主要原因。因此，还需要确认腘绳肌的柔韧性，并在发现其比较硬时将其纳入治疗中。

④影像学检查（超声检查）

如果髌腱和髌骨支持带的炎症严重，可以通过MRI或超声检查确认炎症（图3-45）。特别是通过超声图像，可以观察到肌腱增厚和低回声（低亮度水平）。

髌腱背侧的滑囊也有发炎的可能，需要通过影像来进行鉴别。

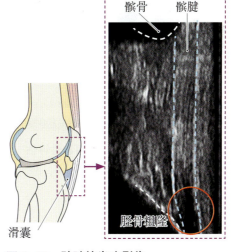

图 3-45　髌腱的炎症影像
髌腱下方显示低回声。

2）力学评估

①非负重位的形态评估和可动特性的评估

如果从组织学评估中确定髌腱和髌骨支持带引起的疼痛，需要确认膝关节的"伸展可动性""胫骨前后移动""髌骨高位"和"回旋"。

从力学角度来看，髌腱和髌骨支持带的疼痛是由于过度伸展力矩的作用下反复发生伸长负荷。过度伸展力矩的病例特征是膝关节的伸展活动范围较小[注5]，同时胫骨前后移动和髌骨高位较多见。

胫骨前后移动是在仰卧位下，髋关节和膝关节屈曲90°时观察和评估髌骨与胫骨近端的位置（图3-46b）。此外，髌骨高位是通过测量髌腱与髌骨的长度比来确定的（参照第58页）。正常值为1.02±0.13，大于1.2被认为是髌骨高位，小于0.80被认为是髌骨低位。我一般不会使用X线图像，而是徒手进行评估（图3-46c）。在临床实践中，如果关注这一点就会发现，在髌下脂肪垫纤维化的病例中，髌骨低位较多，而在膝关节伸展力矩过度的病例中，髌骨高位较多。

因此，通过确认伸展可动特性、胫骨的前后移动、髌骨高位以及膝盖的"回旋"，可以了解对髌腱和髌骨支持带的影响。在非负重位下进行这些评估还可以预测运动分析的结果。

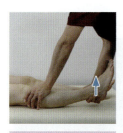 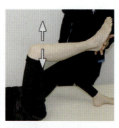 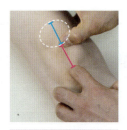 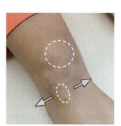

a：伸展的可动特性　　b：胫骨前后移动的特性　　c：髌骨高位　　d：回旋特性

图 3-46　膝关节的形态及可动性评估
髌腱和髌骨支持带疼痛的病例中，胫骨前移位和髌骨高位较多。

②站立位体态评估

如果髌腱和髌骨支持带有疼痛，站立位评估除了需要评估在"站立位体态评估（参见第59页）"中提到的5个项目之外，一定要确认骨盆是否处于后倾位以及膝关节是否屈曲。这是因为它们与膝关节伸展力矩有关（图3-47）。在

注 5：这并不是异常，而是个体的特征。

"④动作分析（第126页）"中会进一步讨论这些关系。

③负重位应力测试

对于存在髌腱和髌骨支持带等膝关节伸展部位疼痛的病例，可以通过增大伸展力矩的负重位应力测试来诱发疼痛。

为了确认是否存在影响伸展力矩的膝关节内翻、外翻以及内旋、外旋的问题，我首先进行"双腿站立knee-in和knee-out测试"（图3-48）。

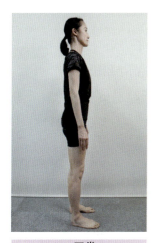 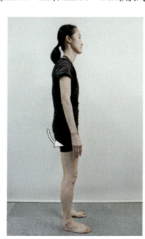 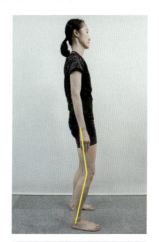

a: 正常　　　　　　　　b：站立骨盆后倾位　　　　　c：站立膝关节屈曲位

图3-47　站立位体态评估

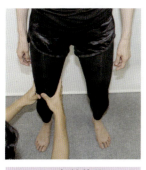 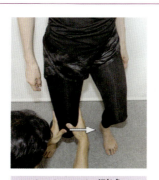 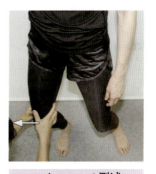

a：起始体位　　　　　　b：knee-in 测试　　　　　c：knee-out 测试

图3-48　双腿站立的 knee-in 和 knee-out 测试

【起始体位】双脚站立，与肩同宽，膝关节屈曲。

【方　　法】在这个测试中，被测试者双脚站立，检查者像图a那样一边用手轻轻握住被测试者的患侧膝关节，一边使膝关节弯曲（这样负荷自然地转移到患侧）。从这个肢位向膝盖伸直（knee-straight）、内侧（knee-in）、外侧（knee-out）这3个方向踩踏，确认疼痛和不适感。

【评　　估】通过膝伸直、knee-in和knee-out的测试，确认哪个测试引发的疼痛和不适感最强烈。例如，如果knee-in测试引起的疼痛最为明显，那么可以了解到在增加伸展力矩的情况下，伸长膝关节内侧会引发疼痛。

如果在knee-in测试时疼痛最为明显，那么可以得出结论：在伸展力矩增大且膝关节内侧被伸展的情况下会引发疼痛。相反，如果在knee-out测试时疼痛最为明显，那么可以得出结论：在伸展力矩增大且膝关节外侧被伸展的情况下会引发疼痛。如果在knee-in和knee-out测试中没有引发疼痛，可以进行单脚深蹲测试或单脚跳跃测试（图3-49）等进一步增加伸展力矩，以确认是否引发疼痛。

④动作分析

在观察该疾病的动作时，重要的是要考虑其与膝关节伸展力矩的关系。由于膝关节伸展力矩是在步行站立相前半阶段中产生的，所以要观察前半阶段的动作。

膝关节的伸展力矩会受到"膝关节屈曲位负荷""骨盆后倾位""躯干质量中心（COM）后方位"等因素的影响而增大（图3-50）。因此，通过确认这些影响因素并观察动作，可以分析导致疼痛的力学负荷原因。

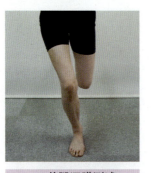 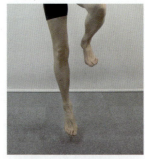 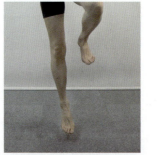

a：单腿深蹲测试　　　　　　　　　　b：单脚跳跃测试

图3-49　单腿深蹲测试和单脚跳跃测试

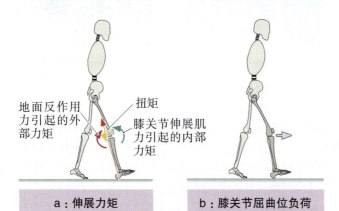 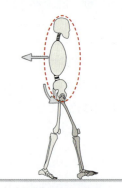

地面反作用力引起的外部力矩　扭矩　膝关节伸展肌力引起的内部力矩

a：伸展力矩　　　　b：膝关节屈曲位负荷　　　　c：骨盆后倾位及COM后方位

图3-50　膝关节伸展力矩增大的影响因素

在髌腱和髌骨支持带疾病的急性期，主要以休息、药物治疗和RICE处理[注6]为主，以控制炎症为目标。然而，由于本疾病大多数是由体育运动引起的，所以根据情况的不同，有些运动员可能也有无法降低运动水平的情况。在这种情况下，可以尝试使用肌贴固定或促进股四头肌滑动性的锻炼方法，尽量减轻疼痛部位的负荷。

在急性期以外的情况下，我认为髌腱和髌骨支持带的疼痛是由于过度的膝关节伸展力矩施加在该区域，导致伸长负荷的重复引起的。

基于这种理解，对于治疗这种疾病，我提出以下三点措施：

①改善股直肌的过度紧张和股四头肌的滑动性

②改善膝关节的过度伸展力矩

③改善其他力学负荷

关于这些，我将逐一进行解读。

①改善股直肌的过度紧张及股四头肌的滑动性

a）股直肌的拉伸

如果你的股直肌伸展测试（改良Ely测试）呈阳性，拉伸可以改善股直肌的伸展性。

在进行股直肌的拉伸时，重要的是要伸展肌肉实质部分（肌腹部分）而不是髌腱。为了实现这一点，需要将患侧膝关节完全屈曲[16]。在保持完全屈曲位的情况下，将髌骨充分向下移动到股骨关节面上进行拉伸，这样就可以伸长肌肉实质部分。

如果在不完全弯曲的情况下进行拉伸，如图3-51b所示，肌肉实质部分无法得到充分的伸展，因此无法达到理想的效果。另外，髌腱的伸展也会引起疼痛，所以必须采用适当的方法。

如果在进行股直肌拉伸后再次进行股直肌伸长测试，如果结果为阴性，即使髌腱和髌骨支持带的疼痛仍然存在，但疼痛一定也会得到缓解。因此，我们会指导患者养成拉伸的习惯，并鼓励他们进行自我锻炼。

注6：在外伤时在现场进行的应急处理中，RICE 由 rest（休息）、ice（冷敷）、compression（压迫）、elevation（抬高）的首字母组合而成。

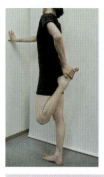
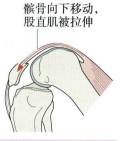

髌骨向下移动，
股直肌被拉伸

a：完全屈曲位的拉伸

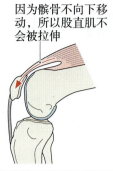

因为髌骨不向下移动，所以股直肌不会被拉伸

b：不完全屈曲位的拉伸

图 3-51　股直肌的拉伸

进行股直肌的拉伸时，重要的是要伸展肌肉实质部分，而不是髌腱。如果在膝关节屈曲不完全的情况下进行拉伸，会导致髌腱的伸展而引起疼痛。

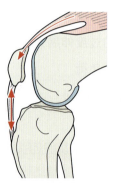
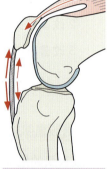

a：正常　　　　b：髌骨高位

图 3-52　髌骨高位的影响

当髌骨处于正常位置时，髌腱会被更直线地牵引。但是，当处于高位时，髌腱的腹侧和背侧会产生不均匀的牵引力，成为疼痛的主要原因。

b）股四头肌的滑动性改善练习

由于膝关节承受过度的伸展力矩，因此股四头肌的滑动性可能会受到阻碍，从而限制了髌骨的下移，容易引起髌骨高位。

当髌骨处于正常位置时，髌腱会被更直线地牵引，但当髌骨处于高位时，会导致髌腱在腹侧和背侧产生不均匀的牵引力，成为疼痛的主要原因（图3-52）。这一点并不为人所熟知，但对于这种疾病来说，这是必要的知识。

我确认了股四头肌的滑动性，在确定其存在滑动性障碍的情况下实施了改善滑动性的练习（图3-53）[9]。在这个练习中，特别重要的是促进股四头肌向下滑动。

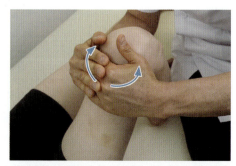

图 3-53　股四头肌的滑动性改善
引导股四头肌向下移动。

②改善膝关节的过度伸展力矩

增加膝关节伸展力矩的因素主

要是站立相前半阶段的"膝关节屈曲位负荷"、"骨盆后倾位"、"躯干的质量中心（COM）后方位"（图3-54）。改善这些因素的方法有很多，我主要实施以下治疗。

a）膝关节伸展限制的改善

对于患有髌腱和髌骨支持带疾病的患者，如果膝关节的伸展活动范围存在左右差异，则有必要改善这种差异（图3-55a）。有关改善方法，请参考第4章。另外，在本疾病中，尽管伸展活动范围没有被限制，但在站立评估中也可能呈现屈膝位（图3-55b）。在这种情况下，需要确认踝关节背屈和髋关节伸展的活动范围是否存在左右差异，如有左右差异，则需要进行改善（图3-56）。

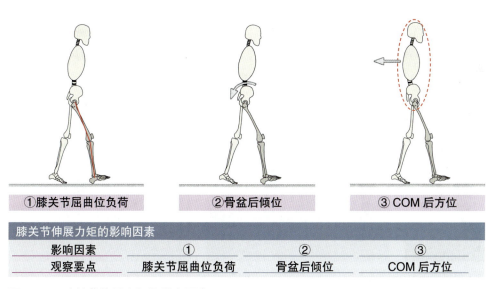

膝关节伸展力矩的影响因素		
①膝关节屈曲位负荷	②骨盆后倾位	③ COM 后方位

影响因素	①	②	③
观察要点	膝关节屈曲位负荷	骨盆后倾位	COM 后方位

图 3-54　膝关节伸展力矩的增大因素

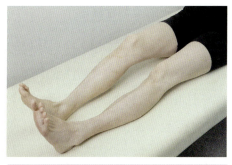

a：非负重位下伸展活动范围的左右差异

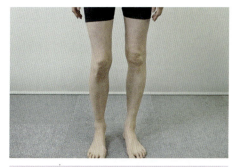

b：站立时伸展活动范围的左右差异

图 3-55　膝关节伸展活动范围的左右差异

b）改善单侧髋关节屈曲时骨盆后倾的运动控制

在进行像抬腿等体育动作时，会伴随骨盆后倾，由于骨盆后倾位带来的负重位移较强，单腿支撑时膝关节的伸展力矩会增加（**图3-57**）。

因此，需要改善单侧髋关节屈曲时骨盆后倾的运动控制[17][注7]。我采用**图3-58**的方法进行改善。

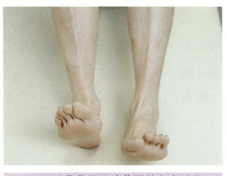
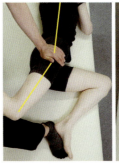
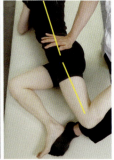

a：踝关节背屈活动范围的左右差异　　　　　b：髋关节伸展活动范围的左右差异

图 3-56　站立时膝关节伸展活动范围左右差异的主要原因

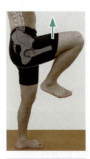
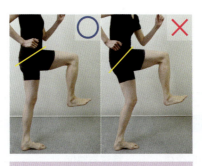
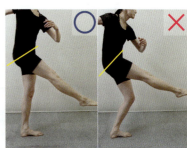

a：单侧髋关节屈曲动作　　　　　b：行进动作　　　　　c：踢腿动作

图 3-57　单侧髋关节屈曲动作

c）将躯干的质量中心引导到前方位（姿势不良、躯干的柔韧性降低）

姿势不良和躯干的柔韧性降低是导致躯干的质量中心（COM）向后移位的因素。因此，为了使COM更靠前，需要改善不良姿势和躯干的柔韧性低下。

关于额状面不良姿势，根据第2章"④核心肌群的观察方法"（参照84页）进行评估并努力改善。虽然可能有些难以想象，但改善额状面不良姿势可以使

注7：运动控制（马达控制）是指控制或指挥运动的根本性机制的能力。简单来说，人类通过调整各种机制来进行运动，而运动控制能力指的就是控制这些运动机制的能力。

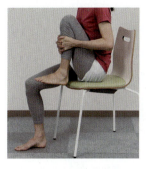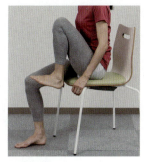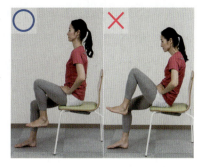

图 3-58　改善单侧髋关节屈曲时骨盆后倾的运动控制

在保持骨盆前倾的同时进行抬腿动作。

在还不习惯的情况下，可以一边用手辅助，一边做出最大髋关节屈曲角度，然后逐渐放开手，使其能够在没有手助的情况下完成。然后，交替进行左右两侧的练习来达到这个肢位。

COM的移动更加顺畅，并能够将其引导向前方。

　　另外，如果胸椎或腰椎出现后凸，将会使COM向前移动变得困难。关于这一点，您可以想象一下佝偻着背的老年人来理解。我根据站立位评估将其分为胸椎后凸和腰椎后凸两种类型，并在严重情况下指导进行改善柔韧性的练习（图3-59，图3-60）。

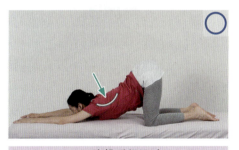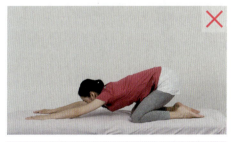

a：胸椎后仰运动　　　　　　　b：要注意不要让臀部后缩

图 3-59　胸椎后凸时的柔韧性改善练习

就像猫伸懒腰一样，把胸部紧贴地板，使胸椎后仰（a）。
如果臀部向后收缩，将无法有效地使胸椎弯曲（b）。
如果做得正确，会感到胸椎有紧绷感。

d）腘绳肌的拉伸

　　当腘绳肌的柔韧性下降时，容易伴随骨盆后倾，并增加膝关节的伸展力矩。因此，需要进行肌肉的伸展测试，并在发现肌肉僵硬的情况下进行改善（图3-61）。

e）下蹲的运动控制

　　在体育运动动作中，大部分的"架势"姿势是下腰、膝关节屈曲位、躯干前倾位。因此，可以利用下蹲来改善"架势"。由于运动中需要反复进行从"架势"到动作的转换，所以改善"架势"的意义是非常重要的。

为了改善姿势，我们需要做下蹲运动，使骨盆前倾，将身体重量压在足部中央稍靠前的位置（图3-62）。或许出乎意料，即使很多运动员也会觉得这个动作很难。因此，作为运动控制，在确保能够完成这个动作的基础上，在体育活动中应无意识地进行该动作。

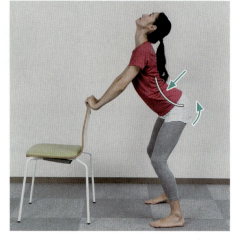

图3-60　腰椎后凸时的柔韧性改善练习
站立时进行腰椎后仰运动。将臀部向上提起，使腰椎前屈。如果无法很好地完成，可以尝试仰望天花板的方式来完成。

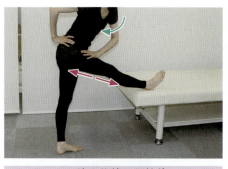

a：站立位的开腿拉伸

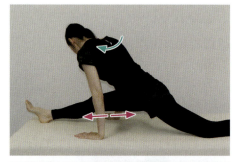

b：体前屈的开腿拉伸

图3-61　腘绳肌的拉伸
当进行腘绳肌拉伸时，通常在体前屈的伸展中，由于躯干的代偿，腘绳肌往往无法有效地伸展。因此，在进行腘绳肌伸展时，最好采用前后开腿的方式进行。在开腿时，将躯干的核心旋转到前脚的方向，可以进一步增加伸展效果。

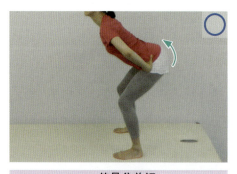

a：使骨盆前倾

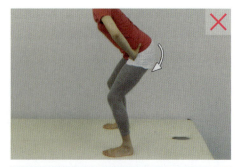

b：注意骨盆不要后倾

图3-62　下蹲的运动控制

f）肌贴

　　我们正在进行福井推荐的皮肤肌贴贴扎[18]（图3–63）。这种肌贴的优点是它不需要太多的技术，患者自己可以像治疗师一样进行。它有时会发挥超乎想象的效果。

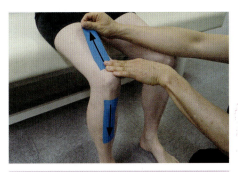
　a：减轻膝关节伸展力矩的肌贴的例子

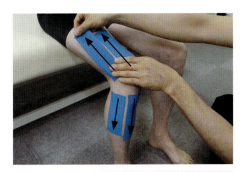
　b：伴随膝关节内翻位移时的肌贴的例子

图 3–63　针对髌腱及髌骨支持带疼痛的肌贴
由于这种肌贴不需要太多技术，所以患者可以自行粘贴。

③改善其他力学负荷

a）膝关节过度外旋的改善

　　如果推测膝关节的过度外旋对该疾病有影响，可以使用"1. 髌下脂肪垫"中介绍的方法来改善大腿内旋和距骨外旋（参考第114页）。

b）改善膝关节内翻、外翻位移

　　如果推测膝盖的内翻、外翻位移对本疾病有影响，可以采用以下方法改善位移。内翻位移的情况下，进行包括髂胫束在内的外侧支撑组织的评估，进行必要的伸展操作。特别是当髂胫束较硬时，连接髂胫束和外侧髌骨支持带的纤维束会从外侧牵引髌骨，从而影响到髌腱的伸展负荷和髌骨的位移（图3–64）。

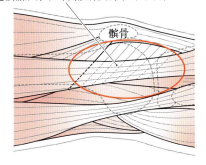
连接髂胫束和外侧髌骨支持带的纤维束

髌骨

图 3–64　连接髂胫束和外侧髌骨支持带的纤维束

另外，在外翻位移的情况下，进行包括鹅足在内的内侧支撑组织的评估，进行必要的伸长操作。

4）髌腱和髌骨支持带的评估和治疗总结

在第3章"易感受疼痛组织的评估和治疗实践"中，提到了9处易产生疼痛的组织部位。对于髌腱和髌骨支持带的评估和治疗，重要的是进行与髌下脂肪垫疼痛的鉴别。通过前面的说明，你是否已理解了对髌腱和髌骨支持带疼痛的评估和治疗方法呢？

"知道""理解""已实施""精炼"，这些概念都有不同的含义。因此，在临床实践中，需要不断加深对知识的理解。鉴于此，我们总结了表3-2，其中包含了针对髌腱及髌骨支持带疼痛的"组织学评估-力学评估"的注意事项，希望这对你的临床工作能有所帮助。

表 3-2　髌腱及髌骨支持带评估的注意事项

评估	注意事项
受伤机制	•多数无外伤，但有时也能确定外伤的原因和经过。
屈曲和伸展压痛测试法	•确认膝关节伸展位和屈曲位的压痛。
股直肌的伸展测试	•评估股直肌的柔韧性。
影像学检查	•有时可以通过MRI和超声检查确认炎症征象。 •通过X线检查确认有无髌骨高位和奥斯古德-施莱特病。
非负重位的形态评估和可动特性的评估	•确认膝关节的"伸展活动特性"、"胫骨前后位移"、"髌骨高位"、"扭转"。
站立位体态评估	•特别是要确认是否呈骨盆后倾位或膝关节屈曲位。
负重位应力测试	•双脚站立的knee-in和knee-out测试 •单腿深蹲试验 •单脚跳跃测试
动作分析	•对膝关节伸展力矩增大的主要原因进行评估。

3. 内侧副韧带

　　膝内侧副韧带（MCL）的损伤是膝关节韧带损伤中最常见的，尤其在体育运动中容易发生。如果能在初期进行适当的处理，内侧副韧带损伤通常只需保守疗法，可以无后遗症地恢复到原来的活动水平。然而，也有少数情况下疼痛会持续较长时间。

　　由于急性期的治疗已经有了很多的研究成果，所以在本节中，我们将重点介绍内侧副韧带损伤评估和治疗的要点，特别是在受伤后、手术后以及急性期和亚急性期过后仍然存在疼痛的情况。

1) 组织学评估

① 从问诊中了解到的事情

　　内侧副韧带的疼痛很少是由于功能障碍而引起的，大部分情况是由外伤引起的。因此，在问诊时，询问"是否有明确的诱因？"是很重要的。

　　疼痛的范围局限在局部，除了急性期，安静时没有疼痛。疼痛主要出现在需要转向或屈伸动作的运动中，并且在开始运动或突然做动作时也可能引起疼痛。

② 压痛的评估

　　内侧副韧带从胫骨的前内侧延伸到股骨内侧上髁（以下简称内髁）的后方，如图3-65所示。因此，在膝关节内翻和内旋时，它会松弛；而在外翻和外旋时，它会受到拉伸。

　　另外，在伸展位时，内侧副韧带的后部会被拉伸，而在屈曲位时，内侧副韧带会随着向后移动而导致内髁附着部前方被卷起并伸长[19]。虽然内侧副韧带的损伤往往发生在股骨侧，但如果了解了其功能解剖，我们也可以解释其原因（图3-66）。

　　临床上经常观察到存在内侧副韧带压痛的病例，然而由于内侧副韧带周围存在许多组织，所以不要轻易断定"内侧副韧带有压痛=内侧副韧带疼痛"（图3-67）。

内侧副韧带的压痛，需要在伸长时和缩短时进行评估。韧带的压痛通常在伸长时比缩短时更强烈。因此，如果缩短时感觉到更强烈的压痛，就需要怀疑其他组织可能存在疼痛（图3-68）。

③伸展测试的评估

由于内侧副韧带可以通过施加外翻负荷来进行伸展，因此在受伤后约4周左右可以进行轻度的伸展测试，评估内侧副韧带的松弛度和伸展痛（图3-69）。

如果内侧副韧带存在压痛但没有伸展痛，可能意味着其他组织发生疼痛，或者存在与周围组织的滑动障碍。例如，即使内侧副韧带存在压痛，疼痛通常

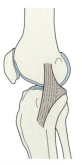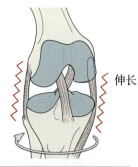

a：内侧副韧带的走行　　　b：膝关节的内翻和内旋　　　c：膝关节的外翻和外旋

图 3-65　内侧副韧带的功能解剖

内侧副韧带从胫骨前内侧向股骨内髁后方走行（a）。
由于膝关节的内翻和内旋，内侧副韧带松弛（b）。
由于膝关节的外翻和外旋，内侧副韧带伸长（c）。

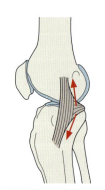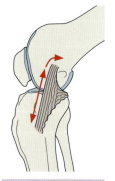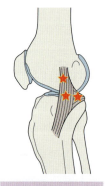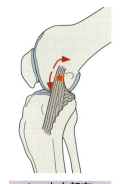

a：膝关节伸展位　　　b：膝关节屈曲位　　　　　　a：压痛的好发点　　　b：上方部有压痛时

图 3-66　伸展位和屈曲位时内侧副韧带的特征

在膝关节伸展位中，内侧副韧带的后部伸长（a）。
在膝关节屈曲位中，内髁的附着部上卷，前方部伸长（b）。

图 3-67　内侧副韧带的压痛好发部位

上方部有压痛时，如果屈曲膝关节，由于该部位被伸长，压痛会更加强烈（b）。

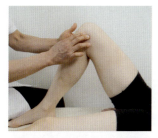
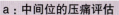
a：中间位的压痛评估

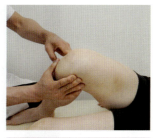
b：伸长状态下的压痛评估

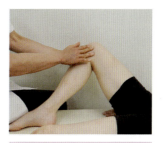
c：缩短状态下的压痛评估

图 3-68　内侧副韧带伸长位及缩短位的压痛评估

韧带的压痛通常在伸长时比缩短时更剧烈。因此，如果缩短时感觉到更强烈的压痛，就需要怀疑其他组织可能存在疼痛。

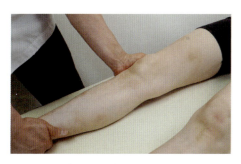
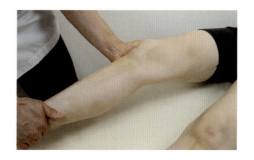

图 3-69　内侧副韧带的伸展测试

【起始体位】仰卧位。膝关节屈曲位及伸展位。

【方　　法】①检查者用一只手抓住患者膝盖外侧，另一只手抓住小腿远端的内侧。②保持髌骨的中正位，对内侧副韧带施加外翻负荷（为了成功进行此动作，保持膝盖轴线不偏移，保持髌骨正面向上非常重要）。

【评　　估】评估内侧副韧带的松弛度和伸展痛。如果内侧副韧带存在压痛但没有伸展痛，可以考虑其他组织发生疼痛，或者存在与周围组织的滑动障碍。对于松弛程度，应分别考虑伸展位和屈曲位。如果只在屈曲位存在松弛，则判断为中度（Ⅱ度）损伤；如果在伸展位和屈曲位都存在松弛，则判断为重度（Ⅲ度）损伤。

是由半月板等其他组织引起的。

　　此外，我们将松弛程度分为膝关节伸展位和屈曲位进行评估。当只有屈曲位存在松弛时，我们将其判断为中度（Ⅱ度）损伤。当伸展位和屈曲位都存在松弛时，则将其判断为重度（Ⅲ度）损伤。

④影像学检查

　　MRI可以确认内侧副韧带的损伤程度和损伤部位，超声可以确认炎症。另外，通过影像学检查有时会发现并发症（图3-70）。

　　如果在超声检查中发现炎症表现，我们应进行仔细的诊断，包括与半月板损伤的鉴别。

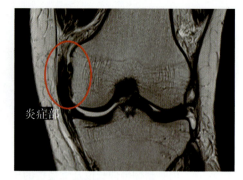

⑤活动范围评估

即使从结构上看，内侧副韧带损伤不会对膝关节的屈伸活动范围产生影响，然而，当内侧副韧带损伤时，周边组织可能会出现粘连和滑动障碍，最终导致活动范围受限（图3-71）。因此，确认膝关节的伸展和屈曲的最终活动范围非常重要。

图 3-70　内侧副韧带损伤
我们会进行仔细的检查，包括与半月板损伤进行鉴别。

如果在最终活动范围内出现图3-67（参考第136页）所示的压痛部位的疼痛，我们可以考虑与内侧副韧带有关。我通过促进内侧副韧带与周围组织的滑动，并再次确认最终活动范围，来评估疼痛和活动范围的改善情况。如果疼痛和活动范围受限得到改善，可以高度确定存在内侧副韧带与周围组织的滑动障碍。

如果在膝关节伸展时出现疼痛，我们会进行一些操作，例如改善位于内侧副韧带前方的髌下脂肪垫的滑动性，以及缓解半膜肌的肌紧张，然后确认疼痛和伸展活动范围是否有所改善。通过这些方法，疼痛和活动范围受限通常会得到改善。如果出现改善，我们将评估内侧副韧带周围的哪些组织存在滑动障碍，以便进行相应的治疗。有关治疗方法的详细信息，将在"治疗实践"部分（参考第142页）中详述。

通常情况下，膝关节从伸展位到最终可弯曲范围可内旋20°～40°，但如果内侧副韧带与周围组织存在滑动障碍，屈曲时小腿的内旋将受到阻碍。因此，如果膝关节在屈曲时出现疼痛，我们会强烈地促使小腿内旋，并在屈曲最终可弯曲范围前进行反复地屈伸动作，以促进内侧副韧带和周围组织的滑动（图3-72）。如果通过这种方法能够改善疼痛和活动范围受限，就可以进一步促进其与周围组织的滑动。

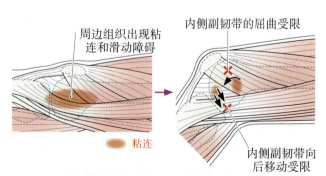

图 3-71　内侧副韧带与周围组织的滑动障碍
内侧副韧带损伤后，周围组织会发生粘连和滑动障碍，最终导致活动范围受限。

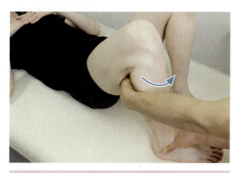
a：强烈促进胫骨内旋

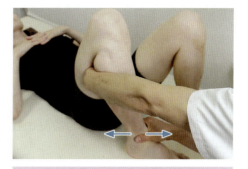
b：反复进行最终可屈曲范围前的屈伸动作

图 3-72　利用小腿内旋的弯曲活动范围的改善

如果存在内侧副韧带和周围组织的滑动障碍，屈曲时的小腿内旋也会受到阻碍，因此，通过强烈促进胫骨的内旋，反复进行最终屈曲前的屈伸动作，可以促进内侧副韧带和周围组织的滑动。

2）力学评估

①非负重位的形态评估和可动特性的评估

如果从组织学评估中可以判断出内侧副韧带存在疼痛，我们将评估膝关节的过度外旋。如前所述，内侧副韧带主要通过膝关节的内翻和外旋得到伸长。特别是在外旋位移的情况下，步行时会增加外旋负荷，因此我们会通过非负重位的形态评估来确认是否存在过度外旋（图3-73）。有关评估方法的详细信息，请参考第103页。

网络视频12　膝关节扭曲的评估

通过视频可以加深对这个评估的理解。请务必观看。

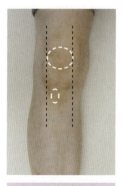
a: 正常

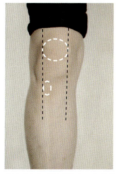
b：过度外旋膝

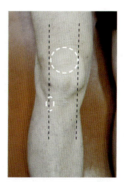
c：超过度外旋膝

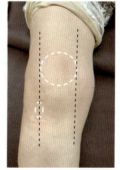
d：更加超过度外旋膝

图 3-73　膝关节扭曲的评估

②站立位体态评估

站立位姿势时，对"站立位体态评估（参照第59页）"中所示的5个项目进行评估。内侧副韧带疼痛残留的病例多呈外翻膝或过度外旋，因此必须确认这两种情况（图3-74）。

特别是对于过度外旋的情况，我们需要确认大腿内旋和小腿外旋中哪一个占优势。

③负重位应力测试

由于内侧副韧带在膝关节的内翻和外旋时会受到伸长负荷，因此我们将进行双脚站立时的膝内旋测试、前向旋转测试和交叉环绕测试（图3-75）。通过这些测试结果，我们可以确定哪种动作会引发疼痛，并推测造成疼痛的力学负荷原因。

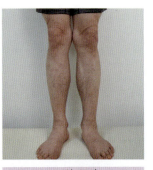
a：外翻膝

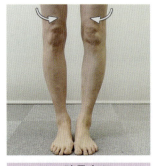
b：髌骨内翻

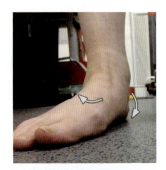
c：距骨外旋

图3-74　外翻膝和过度外旋膝

外翻膝的情况下，膝关节内侧的组织往往更容易被伸长（a）。

当髌骨向内倾（内旋）过度时（髌骨内翻），膝关节无一例外地呈现过度外旋（b）。在这种情况下，可以说大腿内旋占优势，导致膝关节外旋。而当胫骨外旋过度时，小腿外旋占优势，膝关节也会发生外旋（c）。

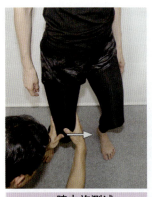
a：膝内旋测试

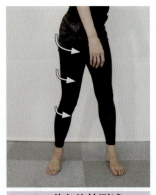
b：前向旋转测试

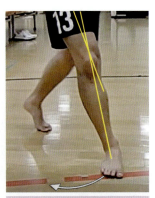
c：交叉环绕测试

图3-75　负重位应力测试

第3章 评估和治疗易产生疼痛的组织

观察本疾病的动作时，考虑到膝关节内翻和内旋力矩的关系是非常重要的。

膝关节内翻力矩因"膝关节外翻负荷""躯干的质量中心（COM）内方位""骨盆内方位"等因素而增大。因此，在观察动作时需要确认这些影响因素（图3-76）。

膝关节内旋力矩有产生于站立相前半阶段的类型和产生于站立相后半阶段的类型两种。站立相前半阶段产生的内旋力矩是由大腿内旋引起的膝关节外旋，而站立相后半阶段产生的内旋力矩是由小腿外旋引起的膝关节外旋（图3-77）。因此，在观察行走时，需要注意步态站立相前半阶段的"大腿内旋位负荷"。另外，在步行的站立相后半阶段中，需要观察"①足部外翻、②足部的外展扭曲、

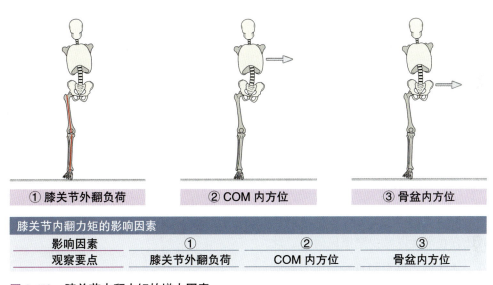

| ① 膝关节外翻负荷 | ② COM 内方位 | ③ 骨盆内方位 |

膝关节内翻力矩的影响因素			
影响因素	①	②	③
观察要点	膝关节外翻负荷	COM 内方位	骨盆内方位

图 3-76　膝关节内翻力矩的增大因素

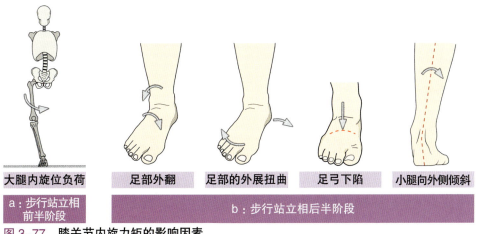

| 大腿内旋位负荷 | 足部外翻 | 足部的外展扭曲 | 足弓下陷 | 小腿向外侧倾斜 |

| a：步行站立相前半阶段 | b：步行站立相后半阶段 |

图 3-77　膝关节内旋力矩的影响因素

③足弓下陷、④小腿向外倾斜"等因素，最好分析最大的影响因素是什么。

3）治疗实践

除了严重（Ⅲ度）损伤外，大多数内侧副韧带损伤可以通过保守疗法恢复到以前的活动水平。如果对保守疗法不起作用，并且疼痛持续时间较长，作者认为有两个因素需要考虑：

◆内侧副韧带与周围组织之间存在滑动障碍或粘连。
◆作为动作特征，呈膝关节外翻或过度外旋。

考虑到这些因素，可以提出以下两种治疗方法来治疗这种疾病。让我们对这些方法逐一进行解释。

①改善滑动障碍，扩大活动范围

由于内侧副韧带损伤引起的肿胀会导致周围组织纤维化，并出现滑动障碍（有时会发生粘连）。尤其是半膜肌位于内侧副韧带的浅层和深层之间（图3-78），并且在该区域还存在滑囊以减少摩擦负荷[20]。此外，该区域表面有隐神经，前方有髌下脂肪垫等。因此，内侧副韧带损伤后的纤维化可能导致与这些周围组织之间的滑动障碍，需要注意。

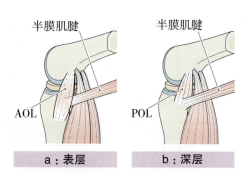

图 3-78　内侧副韧带和半膜肌腱
内侧副韧带的表层（AOL）和深层（POL）之间存在着半膜肌腱。

a）改善伸展限制

如果患者的伸展活动范围有左右差异，且强制伸展会导致内侧副韧带疼痛或伸展感，就要怀疑是不是与周围组织之间发生了滑动障碍。

如果在强制伸展时，内侧副韧带的前方会产生疼痛和张力感，那么应该促进位于内侧副韧带前方的髌下脂肪垫的滑动（图3-79a）。如果通过这种滑动，疼痛和活动范围受限得到改善，则可以认为内侧副韧带和髌下脂肪垫的滑动障碍是导致伸展受限的主要原因。因此需要进一步进行滑动性改善和活动范围锻炼，以扩大伸展活动范围（图3-79b）。

如果在强制伸展时，在内侧副韧带的后部出现疼痛和伸展感，我建议按照图3-80的方法来缓解半膜肌的肌肉紧张并促进滑动，然后确认可活动范围和疼痛的变化。如果疼痛有所改善，则考虑内侧副韧带和半膜肌的滑动障碍是伸展受限的主要原因，需要进一步进行治疗。

b）改善屈曲限制

如果在屈曲运动时存在受限，并且在屈曲强制时感到内侧副韧带有疼痛和紧张感，那么应怀疑存在与周围组织的滑动障碍。我建议按照图3-81的方式徒手将周围组织向后滑动，以改善滑动性。在这个过程中，重要的是尽可能促进膝关节内旋。通过膝关节内旋，可以进一步促进滑动。

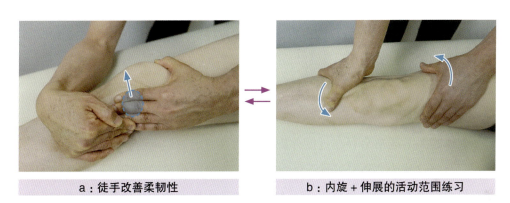

a：徒手改善柔韧性　　　　　　b：内旋＋伸展的活动范围练习

图 3-79　内侧副韧带前方髌下脂肪垫的滑动性的改善
通过反复进行从内侧向前方移动髌下脂肪垫的徒手操作，改善柔韧性（a）。
然后，徒手内旋膝关节使其伸展（b）。
反复进行这些动作，改善内侧副韧带前方髌下脂肪垫的滑动性。

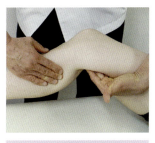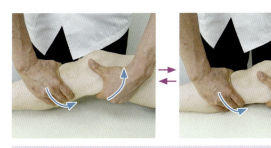

a：半膜肌的牵引　　　　　　　　　b：反复屈伸

图 3-80　半膜肌肌紧张的缓解和滑动性的改善
为了缓解半膜肌的肌张力并改善其滑动性，需要保持在半膜肌腱与其走行方向垂直的方向上牵引（a），同时反复进行膝关节的屈伸运动（b）。

3. 内侧副韧带 | 143

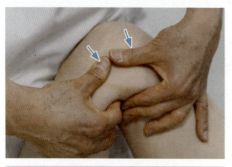
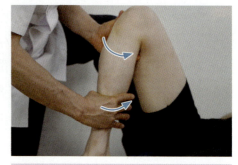

| a：将周围组织徒手向后滑动 | b：尽可能促进膝关节内旋 |

图 3-81　屈曲时滑动性的改善

如果屈曲活动范围受限，因强制屈曲而感到内侧副韧带疼痛或拉伤时，应徒手将周围组织向后滑动，以改善滑动性（a）。通过使膝关节内旋可以进一步促进滑动（b）。

c）改善其他限制因素

　　即使疼痛发生在内侧副韧带，限制活动范围的因素也有不少是由其他组织引起的。在这种情况下，一旦去除限制因素，内侧副韧带周围的滑动性就会得到改善。详细内容请参考"第4章活动范围和柔韧性的改善"（参考第235页）。

②改善膝关节的内翻及内旋力矩

　　人体的关节通常会存在过度外旋或外翻等特定的运动特性，没有完全正常的人，我将这称为"运动特性"。如果与运动特性相关的组织受到损伤，即使在创伤之前没有疼痛，也会因为原本具有的动作特性的力学负荷持续增加而导致疼痛难以消除的情况发生。因此，在内侧副韧带损伤后，如果疼痛持续较长时间，需要通过观察动作来确认膝关节是否承受了过多的内翻或内旋力矩。

a）膝关节内翻力矩的改善

　　通过使用肌贴或支具，可以直接抑制膝关节的外翻（图3-82）。另外，在存在外翻足或扁平足的情况下，矫形鞋垫对抑制膝关节的外翻也是有效的（图3-83）。

　网络视频17　抑制膝关节内翻力矩的矫形鞋垫

由于仅靠文字描述可能难以理解矫形鞋垫的实际处理方法，所以我为"内侧纵弓垫的处理方法"和"横弓垫的处理方法"分别制作了视频。请务必参考这些视频。

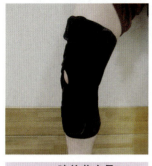
a：膝关节支具

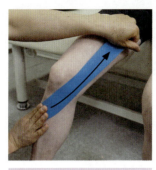
b：抑制外翻肌贴

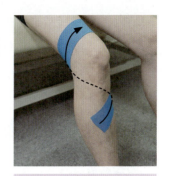
c：抑制外旋肌贴

图 3-82　抑制膝关节内翻力矩的肌贴

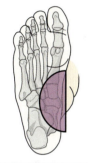
距骨下关节内翻诱导垫（2～4mm）

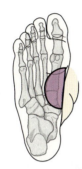
第 1 跖列背屈引导垫（2～4mm）

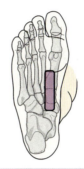
内侧纵弓修正垫（1～2mm）

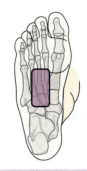
横弓垫（2～6mm）

a：内侧纵弓垫的处理办法　　b：横弓垫的处理办法

图 3-83　抑制膝关节内翻力矩的矫形鞋垫

在观察步行动作中的倒立摆运动时，调整鞋垫的高度，以促使体重向前移动更加顺畅是非常重要的。

b）膝关节内旋力矩的改善

在改善膝关节的内旋力矩时，需要通过动作分析来评估大腿肌群和小腿肌群中哪个因素对过度外旋起主要作用。在此基础上，可以进行本章"1. 髌下脂肪垫"中介绍的抑制大腿内旋和抑制距骨外旋的练习（共同参照114页）。

c）运动动作的运动控制

即使在日常生活中没有任何问题，但在运动活动中仍然存在疼痛的情况很常见。对于在运动活动中仍然存在持久疼痛的情况，我会对患者进行膝关节的运动控制，以防止过度的内翻和外旋。

膝关节的内翻、外翻和回旋运动与足部和膝关节的相对位置密切相关。因此，不要让足部和膝关节产生过度扭曲的位置关系，熟练掌握动作是很重要的。以下是我经常进行的前转和后转的练习示例（图3-84）。通过让患者熟练掌握这些动作，并指导他们在运动中抑制膝关节的内翻、外翻和旋转运动，以此来减少这些运动对膝关节的影响。

 网络视频21 前转向和后转向
通过视频可以加深对这个动作的理解。请务必要看。

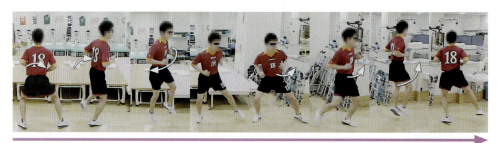

a：前转向可抑制膝关节过度内翻、内旋

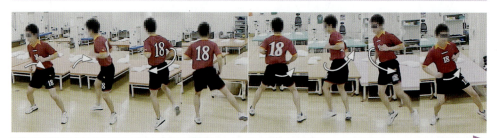

b：后转向可抑制膝关节过度外翻和外旋

图3-84　前转向和后转向

这两种运动都是通过使脚尖和膝盖的方向朝向一个方向来进行练习。通过这样的练习，可以抑制在运动中膝关节的内翻、外翻和回旋。

4) 内侧副韧带的评估和治疗总结

在第3章"易感受疼痛组织的评估和治疗实践"中，提到了9处易产生疼痛的组织部位。内侧副韧带损伤在运动中较为常见。通过之前的说明，你是否理解了对内侧副韧带疼痛的评估和治疗方法呢？

"知道""理解""已实施""精炼"，这些概念都有不同的含义。因此，在临床实践中，需要不断加深对知识的理解。鉴于此，我们总结了表3-3，其中包含了对内侧副韧带疼痛的"组织学评估-力学评估"的注意事项，希望这对临床工作能有所帮助。

表 3-3　内侧副韧带评估的注意事项

评估	注意事项
受伤机制	•因为多发于体育运动过程中，所以基本上都有受伤反应。 •与周围组织粘连或滑动障碍会导致疼痛。
压痛	•仔细触诊内侧副韧带。 •在缩短位确认压痛是否变强。
内侧副韧带的伸展试验	•确认内侧副韧带的松弛或伸展痛。
影像学检查	•通过MRI检查可能会显示出来。 •通过超声检查可以确认撕裂和炎症。 •通过超声检查确认有炎症时，应与半月板损伤相鉴别。
活动范围测试	•确认膝关节的"伸展最终活动范围"和"屈曲最终活动范围"。 •如果在最终活动范围存在疼痛时，应改善与周围组织的滑动障碍。
非负重位的形态评估和可动特性的评估	•确认膝关节有无过度外旋。
站立位体态评估	•在过度外旋的病例中，评价大腿内旋和小腿外旋哪个占优势。
负重位应力测试	•双脚站立的knee-in和knee-out测试。 •前向回旋测试。 •交叉环绕测试。
动作分析	•膝关节内翻力矩。 •评估内旋力矩增大的主要原因。

4. 半月板

半月板损伤通常是由外部创伤引起的。虽然半月板损伤也可能由功能障碍引起，但除非是存在盘状半月板[21][注8]的情况，否则很少出现无外部创伤却有疼痛的情况。

即使没有外伤，在中老年以上的人群中，大部分人的半月板都存在损伤（参照第7页图1-5）。然而，这种半月板损伤通常不会伴随着疼痛，即使有疼痛，通过适当的评估，我们会发现半月板并不是引起疼痛的主要原因。此外，根据我的经验，虽然我治疗了许多半月板手术后的病例，但在中老年人没有外伤史却因半月板损伤进行手术的病例中，得出了"做手术真是太好了"结论的是几乎没有的。虽然在这个问题上不同的临床医生可能有不同的意见，但我认为引起疼痛的半月板损伤基本上都是有外伤史的。

通过MRI检查，半月板有无损伤可以高概率地被显示出来。然而，重要的是要意识到，即使半月板存在损伤，它并不一定是引起疼痛的组织（参照第8页）。由于我曾在国内半月板手术案例最多的医院工作过，接诊过包括保存半月板病例在内的很多半月板损伤病例，根据在那里的经验，我认为除了出现绞锁、卡顿感觉，以及麦克默里试验呈强阳性反应等情况外，判断半月板是否是引起疼痛的组织需要进行多方面的评估。

基于以上内容，我们来了解一下半月板损伤的评估和治疗。

1）组织学评估

①从问诊中了解到的事情

半月板的疼痛不仅仅是由外伤引起的，轻微的反复外力也可能引发疼痛。然而，在被认为是半月板引起疼痛的病例中，大多数都有外伤史。因此，在问诊中，提问"是否有明显的触发因素？"是非常重要的。

注8：半月板通常呈新月形，但盘状半月板则覆盖中央部分，呈现出近乎圆形的厚度。据说日本人的盘状半月板的发生率为3% ～ 7%，其中大部分发生在外侧。

另外，半月板损伤的主要症状是疼痛和肿胀，但询问是否有关节绞锁或卡顿感也是非常重要的。如果经常出现关节绞锁或卡顿感，保守治疗往往无效，可能需要考虑手术治疗。

尽管疼痛范围通常指示了局部损伤部位，但由于伴有肿胀，疼痛可能在大面积内出现。

引起疼痛的运动方式根据损伤形式而不同，但认为膝关节屈曲并伴随旋转的动作与疼痛最为密切相关。

②压痛的评估

为了对半月板进行多角度评估，首先要仔细确认是否存在压痛。压痛要仔细从前方到后方检查关节面。由于半月板在大多数情况下受损的是半月板中段到后段，因此压痛也应以中段到后段为中心进行确认（图3-85，图3-86）。

即使关节间隙的压痛部位与MRI图像上的损伤部位相符，此时仍然不能确定半月板是否引起了疼痛。这是因为周围边缘区域的滑膜组织富含痛觉神经，可能导致疼痛，而周围的韧带、肌腱、脂肪组织等组织也可能感知到疼痛。因

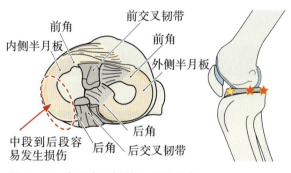
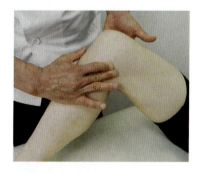

图 3-85　内侧半月板的压痛好发点

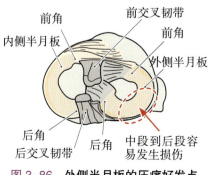
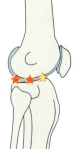
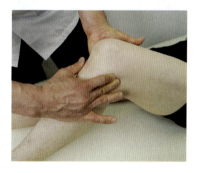

图 3-86　外侧半月板的压痛好发点

此，需要结合其他评估和治疗结果，并进一步进行确认工作。

③影像学检查

如果怀疑存在半月板损伤，需要进行MRI检查。如果存在损伤，大多数情况下可以通过MRI了解损伤的程度和形式（图3–87）。然而，即使MRI上显示高信号变化与压痛部位相符，也有可能很难判断是损伤还是退行性变，因此需要注意。

另外，评估半月板疼痛时，必须掌握盘状半月板的知识。盘状半月板可以通过MRI进行确认（图3–88）。盘状半月板由于其形态、结构上的特征，与普通半月板不同，会因比较轻微的外力而损伤。因此，即使没有外伤史也会疼痛。

如果有压痛，除了有压痛的部位外，周围组织也要做超声检查。通过检查压痛部位周围的组织，可能会发现半月板以外的原因。

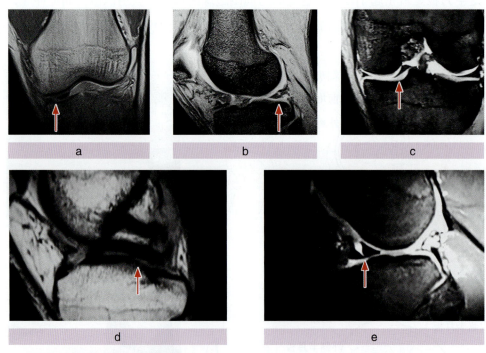

図 3–87　半月板损伤的 MRI 影像

a：前额面的断裂所见（纵向断裂）

b：矢状面的断裂所见

c：绞锁状态（被夹住的半月板向中央翻起）

d：双PCL标志［半月板翻起，看起来像有两根后交叉韧带（PCL）］

e：快进信号（半月板裂得很大，看起来像是录像机的快进信号▶▶）

④肿胀的确认

如果关节间隙有压痛，一定要确认是否存在肿胀。另外，如果半月板有手术适应证的损伤，通常会伴有肿胀，因此通过浮髌试验来确认水肿。如果在检查机构内有超声影像，就能明确确诊。如图3-89所示，我通过在松弛的状态下进行挤压，将关节内的积液聚集到髌上囊中，确认肿胀。这种方法简便易行，能可靠地评估有无肿胀和肿胀程度。几乎没有肿胀的情况下，即使有半月板损伤，仅采用保守疗法，症状消退的可能性也很高。

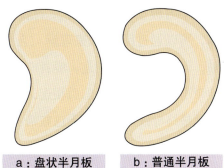

a：盘状半月板　　b：普通半月板

图3-88　盘状半月板

盘状半月板的发生率为3%～7%，大部分发生在外侧。盘状半月板（a）由于其形态和结构上的特征，与普通半月板（b）相比，即使受到较轻微的外力也会损伤。

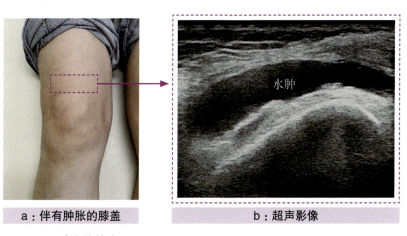

a：伴有肿胀的膝盖　　b：超声影像

图3-89　肿胀的检查

髌上囊出现低回声，表现为水肿。

⑤活动范围测试

当半月板疼痛时，大多数病例会伴有膝关节的屈曲和伸展的最终范围疼痛。特别是由于损伤较常发生在中段到后段，所以在屈曲的最终范围内常可见到疼痛和活动范围受限的病例。如果在屈曲最终范围内没有疼痛，那么半月板可能没有引起疼痛。

我非常敬重的著名运动整形外科医生内山英司老师，非常重视过度伸展时的疼痛，因此我也效仿内山老师的做法，注重观察伸展时的疼痛并进行诊断。

尽管半月板损伤发生在中段到后段，但为什么会在伸展的最终范围内产生疼痛，可以通过图3-90来理解。当膝关节过度伸展时，关节面的前方会发生接触，但由于半月板相连，股骨向前滚动并压迫前方的半月板，使得半月板向前被牵引。由于半月板前后相连，当前方被牵引时，后方的半月板也会被拉伸，从而最终导致疼痛。基于这些情况，如果认为过度伸展是导致压痛部位的疼痛持续存在的原因，可能作为手术治疗指征的判断之一。

⑥麦氏征试验

利用关节运动增加半月板负荷诱发疼痛的测试有很多，我认为麦氏征试验是最简便且具有临床实用性的测试。

当将膝关节深屈曲时，股骨会向后滚动并与后方接触。如果继续内翻，将会对膝关节内侧施加压力，再外旋的话，内侧半月板会一边承受压力一边向后承受撕裂的负荷（图3-91）。

外侧半月板也是一样的。当膝关节处于深度弯曲位并进行外翻和内旋时，外侧半月板将承受压力并被拉向后方，类似被撕裂的负荷（图3-92）。因此，在理解膝关节功能解剖的基础上进行麦氏征试验时，我们就能更好地理解内侧半月板的外旋和外侧半月板的内旋的意义了。

无论是内侧半月板还是外侧半月板，都以中段到后段的损伤较为常见。因此，在进行这项测试时，可以想象在压迫股骨髁部的同时，向后方牵引半月板，这样就可以更好地进行测试了。

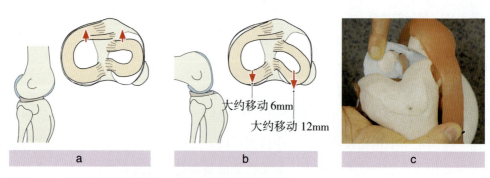

| a | b | c |

图3-90　膝关节的运动学与最终伸展范围的疼痛机制

a：股骨向前滚动，压迫前段半月板。
b：股骨向后滚动，压迫后段半月板。
c：股骨通过向前滚动使半月板被向前牵引。

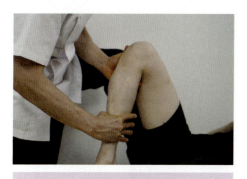

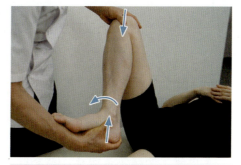

| a：确认屈曲活动范围 | b：以比产生疼痛屈曲角度浅的角度施加内翻和外旋的负荷 |

图 3-91　内侧半月板的麦氏征试验

【起始体位】仰卧位。

【方　　法】使膝关节处于深屈曲位，进行膝关节的内翻和外旋。

【评　　估】在与压痛相同的部位确认有无疼痛和弹响。如果疼痛强烈，则由半月板引发疼痛的可能性较高。

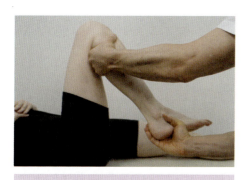

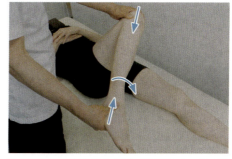

| a：确认屈曲活动范围 | b：以比产生疼痛屈曲角度浅的角度施加内翻和外旋的负荷 |

图 3-92　外侧半月板的麦氏征试验

【起始体位】仰卧位。

【方　　法】使膝关节处于深屈曲位，进行膝关节的外翻和内旋。

【评　　估】在与压痛相同的部位确认有无疼痛和弹响。如果疼痛强烈，则由半月板引发疼痛的可能性较高。

根据我的经验，在进行麦氏征试验时，如果半月板感到疼痛，大多数患者的脸上会显露出皱眉的痛苦表情。如果一个人能够面无表情地接受测试，无论疼痛程度如何，那么很可能是其他组织发生了疼痛，或者半月板问题并不需要手术治疗。在这种情况下，我会考虑可能是其他组织引发了疼痛，并采用多角度的评估方法进行进一步的评估。

对于在屈曲膝关节时出现疼痛的患者，如果继续深度屈曲的角度超过出现疼痛的角度，不论是内翻、外翻还是回旋，都会引起剧烈的疼痛。因此，在进行麦氏征试验之前，需要对屈曲活动范围进行评估，并确保在不引起疼痛的屈曲角度下进行该测试（图3-93）。

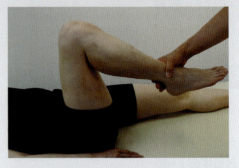

图 3-93　进行麦氏征试验时的注意事项
在进行麦氏征试验之前，必须对屈曲活动范围进行评估，并确保在不引起疼痛的屈曲角度下进行该测试。

2) 力学评估

①站立位体态评估

站立位姿势时，我们对 "站立位体态评估（参见第58页）"中列出的五个项目来进行评估，但重点评估内翻膝、外翻膝和膝关节过度外旋的因素。特别是，对于过度外旋，我们需要确认大腿内旋和小腿外旋哪个更占主导地位（图3-94）。

根据我个人的临床经验，我认为内侧半月板的疼痛与膝关节的过度外旋有关，而不是内翻。然而，关于外侧半月板的疼痛是否与膝关节的内旋有关，我并不确定。相反，我认为与外翻的关联更为重要。

②负重位应力测试

负重位应力测试包括knee-in和knee-out测试、回旋测试、交叉环绕测试和侧向环绕测试（图3-95）。

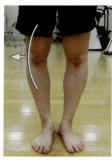
a：内翻膝

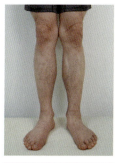
b：外翻膝

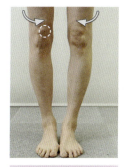
c：髌骨内翻

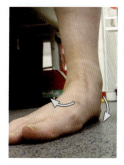
d：距骨外旋

图 3-94　站立位体态评估

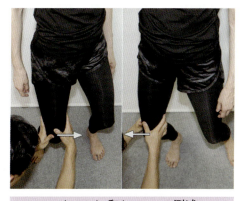
a：knee-in 和 knee-out 测试

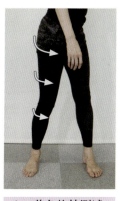
b：前向旋转测试

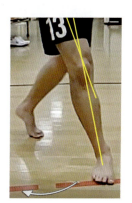
c：交叉环绕测试

图 3-95　负重位应力测试

　　内侧半月板受损的情况下，在双腿站立的knee-out测试、前向旋转测试、交叉环绕测试中，大多都能诱发疼痛。膝内旋测试也有诱发疼痛的情况，但是内侧半月板的疼痛，应该是膝关节的外旋而不是外翻引起的。

　　外侧半月板损伤的情况下，在双腿站立的knee-in测试、前向旋转测试、交叉环绕测试中，大多都能诱发疼痛。我们认为外侧半月板的疼痛是由膝关节的外翻产生的。

③动作分析

　　对于半月板损伤的动作，重要的是观察与膝关节内翻、外翻以及内旋力矩的关系。

在内侧半月板疼痛的情况下，我在承重反应期（LR）着眼于膝关节内翻和髌骨内翻，站立相末期（TSt）着眼于距骨外旋，同时观察动作（图3-96）。

另一方面，在外侧半月板疼痛的情况下，在承重反应期（LR）着眼于膝关节外翻，在站立相末期（TSt）着眼于膝关节外翻和距骨外旋，同时观察动作（图3-97）。

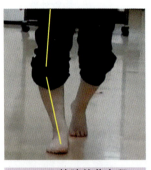 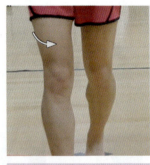 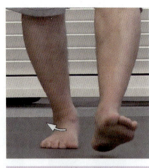

a：LR的膝关节内翻　　　　b：髌骨内翻　　　　c：TSt的距骨外旋

图3-96　动作分析要点（内侧半月板）

在内侧半月板疼痛的情况下，在承重反应期（LR）着眼于膝关节内翻和髌骨内翻，站立相末期（TSt）着眼于距骨外旋，同时观察动作。

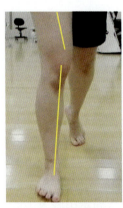 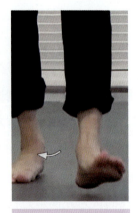

a：LR和TSt的膝关节外翻　　　　b：TSt的距骨外旋

图3-97　动作分析要点（外侧半月板）

在外侧半月板疼痛的情况下，在承重反应期（LR）着眼于膝关节外翻，在站立相末期（TSt）着眼于膝关节外翻和距骨外旋，同时观察动作。

3）治疗实践

在MRI上确认半月板损伤，符合以下情况时，保守疗法大多无效，需考虑手术治疗：

◆ **反复出现绞锁或卡顿感**

◆ **在麦氏征试验中持续出现强阳性反应**

◆ **持续存在肿胀**

◆ **经保守治疗后可以逐渐恢复运动，但一旦恢复运动就会反复复发**

根据前述的评估，即使怀疑是半月板引起的疼痛，如果上述症状较少且疼痛为主要症状，可以期待通过保守疗法缓解症状。我认为，我们作为治疗师的评估和治疗才是判断是否需要手术的工具。也就是说，我们治疗师在保守疗法期间进行的假设验证可以成为医生判断的依据，这将促进针对半月板的良好医疗。

作为怀疑半月板疼痛时的保守疗法，我认为以下两点很重要：

①**改善活动范围限制**

②**改善半月板的力学负荷**

针对本病的治疗，我们将逐一进行说明。半月板损伤的手术后康复训练也很重要。关于这一点，请参考我所著的《针对运动损伤和障碍的术后康复训练》[22]。这本书包含了进行手术后康复所需的所有知识。

①改善活动范围

当半月板受损时，在急性期会伴随着炎症，导致周围组织纤维化，从而导致滑动障碍的发生。半月板周围存在着韧带、关节囊、脂肪垫、滑囊、肌腱附着部等结构，因此滑动障碍会频繁导致活动范围的受限。

在存在活动范围受限的情况下进行运动会增加力学负荷，成为疼痛的原因。因此，改善活动范围受限可以说是我们在任何运动系统疾病中首先应该考虑的治疗方法。此外，即使活动范围的受限因素与压痛部位不同，通过改善这些受限因素也可以改善活动范围受限，使关节运动更加顺畅，疼痛也更容易缓解。

a）改善伸展受限

如果伸展范围存在左右差异，就要强制伸展，寻找受限因素。伸展限制的改善方法将在第4章中详细介绍，常见的受限因素包括髌下脂肪垫、半膜肌、后外侧支撑结构（图3-98）。

特别是髌下脂肪垫往往会因炎症和肿胀而纤维化，成为限制伸展的因素，因此在考虑伸展受限时，首先要考虑的是髌下脂肪垫。因此，当在强制伸展时出现膝关节前方的紧张感时，我首先会改善髌下脂肪垫的柔韧性（图3-99）。如果疼痛和活动范围得到改善，则认为髌下脂肪垫是限制伸展的主要原因，并可以通过柔韧性的改善和活动范围的锻炼，来扩大伸展范围。至于其他组织，请参考第4章"进行活动范围的改善"。

关节间隙附近为受限因素的情况下，考虑存在半月板及其周围组织，如冠状韧带、关节囊、韧带、肌腱等之间的滑动障碍。在这种情况下，我们可以通过促进关节间隙周围组织的滑动，如图3-100所示，来确认是否可以改善活动

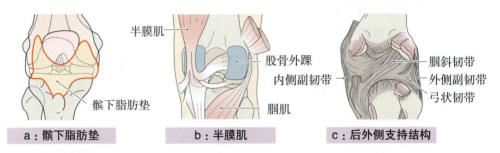

a：髌下脂肪垫   b：半膜肌   c：后外侧支持结构

图3-98　常见的伸展受限因素

特别是髌下脂肪垫，由于炎症和肿胀而纤维化的情况较多，所以作为伸展的限制因素，是最先必须考虑的组织。

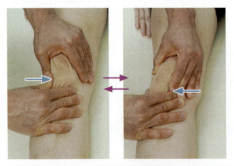 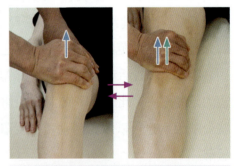

a：徒手改善柔韧性　　　　　　b：利用髌骨的上下运动来改善其柔韧性

图3-99　髌下脂肪垫的柔韧性改善

如果改善髌下脂肪垫的柔韧性可以改善疼痛和活动范围，则可以认为髌下脂肪垫是伸展受限的主要原因。

范围。如果可以改善，我们将进行
滑动性的改善和活动范围的锻炼，
以扩大伸展范围。

b）改善屈曲受限

如果屈曲活动范围受限，且强制
屈曲会使腘窝周围疼痛或有张力感，
则怀疑半月板和周围组织有滑动障
碍。如图3-101所示，我通过强烈促
进膝关节内旋来改善半月板与周围组
织的滑动性。关于其他组织请参照第4
章"进行活动范围的改善"。

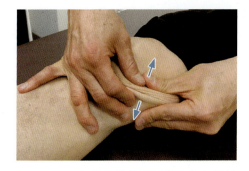

**图3-100　促进关节间隙周围组织之间的
滑动性**

关节间隙附近是限制因素的情况下，考
虑存在半月板及其周围组织，如冠状韧
带、关节囊、韧带、肌腱等之间发生了
滑动障碍。

②改善半月板的力学负荷

如果通过动作分析预测到在半月板上存在力学负荷，就采取治疗来改善力
学负荷。

a）肌贴和支具

通过使用肌贴或支具，可以直接抑制膝关节的外翻和内翻。另外，在存
在外翻足或扁平足的情况下，矫形鞋垫也能有效抑制膝关节外翻及外旋（图
3-102、图3-103）。

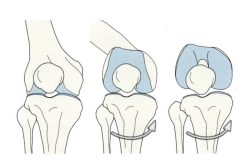

a：屈曲时胫骨内旋

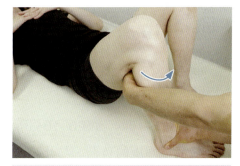

b：强烈促进膝关节内旋

图3-101　屈曲时的滑动性改善
如果屈曲活动范围受限，强制屈曲使腘窝周围感到疼痛或有张力时，可通过强烈促进膝
关节内旋来改善半月板与周围组织之间的滑动性。

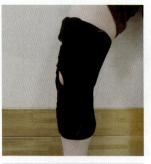
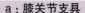
a：膝关节支具

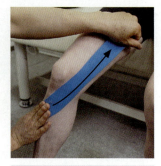
b：抑制外翻肌贴

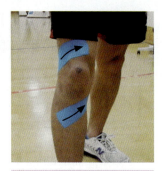
c：抑制外旋肌贴

图3-102　抑制膝关节内翻力矩的支具或肌贴

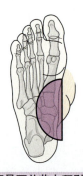
距骨下关节内翻引导
垫（2～4mm）

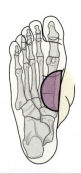
第1跖列背屈引导垫
（2～4mm）

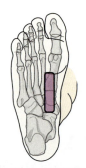
内侧纵弓修正垫
（1～2mm）

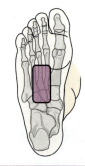
横弓垫
（2～6mm）

a：内侧纵弓垫的处理办法	b：横弓垫的处理办法

图3-103　抑制膝关节内翻力矩的矫形鞋垫

在观察步行动作中的倒立摆运动时，调整鞋垫的高度，促使体重向前移动更加顺畅是非常重要的。

网络视频17　抑制膝关节内翻力矩的矫形鞋垫

由于仅靠文字描述可能难以理解矫形鞋垫的实际处理方法，所以我为"内侧纵弓垫的处理方法"和"横弓垫的处理方法"分别制作了视频。请务必参考这些视频。

b）运动控制

请看图3-104。如图3-104a所示，如果体重垂直于棒子上，则棒子不会承受弯曲或回旋的负荷。与此相对，如图3-104b所示，如果体重没有垂直于棒子上，则棒子将承受各种弯曲和回旋的负荷。这被称为"入谷式棒子理论"。

人的下肢也是如此。由于步行是向前运动，因此特别重要的是在矢状面

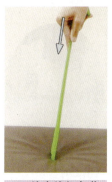
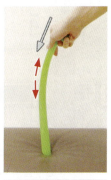

a：笔直施加负荷的棒子

b：倾斜施加负荷的棒子

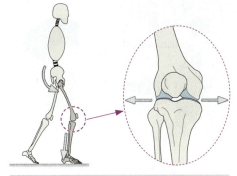

c：倾斜施加负荷的状态

图 3-104　入谷式"棒子理论"

当负荷笔直施加在棒子上时，棒子不会弯曲（a）。

如果负荷不是笔直地施加，棒子就会产生弯曲和回旋力（b）。

对于人的下肢来说，如果负荷不笔直施加，就会产生弯曲和回旋力（c）。

上捕捉到体重的分布方式。如图 3-104c所示，如果体重在矢状面上没有垂直均匀地施加在脚上，那么其他两个身体平面上也会产生异常的力学负荷。另一方面，如果体重在矢状面上垂直均匀地施加在脚上，可以在一定程度上减轻其他两个身体平面上的异常力学负荷。

　　因此，通过承重反应期（LR）来实现笔直负荷是非常重要的运动控制。我推荐使用下蹲练习作为学习运动控制的方法。通过在镜子前进行下蹲，确保下半身没有扭转或后退等倾斜，从而学习如何控制运动以减少承重反应期（LR）的膝关节不稳（图3-105）。

　　除此之外，还可以用跨步法进行一些高难度的负荷练习（图3-106）。通过这个练习，不仅在承重反应期（LR），在站立相末期（TSt）也能进行侧偏少而能笔直负重的运动控制。

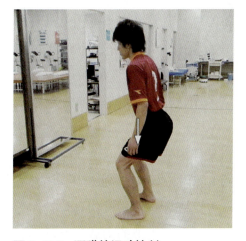

图 3-105　下蹲的运动控制

在学习股四头肌的收缩的同时，努力调整身体重心居中。在这个过程中，使用镜子进行反馈是很好的方法。学习进行下肢没有扭转或后退等倾斜的笔直负荷的下蹲。

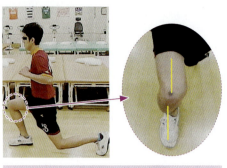
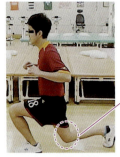
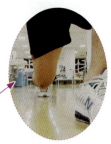

| a：当患侧向前迈出时 | b：当患侧向后踢出时 |

图 3-106　跨步练习

患侧向前迈出时，要注意膝盖的支撑稳定性（a）。

患侧向后踢出时，让患者意识到要直踢（b）。

如果你的患者需要进行体育运动，你可以让他进行前转向和后转向的练习，这在第146页中也有介绍。膝关节的内翻、外翻和回旋动作在很大程度上依赖于足部和膝关节之间的相对位置关系（图3-107）。因此，我们进行练习来学习足部和膝关节之间不产生扭转的动作（图3-108）。通过让患者熟练掌握这种练习，可以指导他们在运动中抑制膝关节的内翻、外翻和回旋动作。

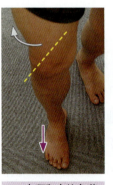

| a：内翻和内旋负荷 | b：外翻和外旋负荷 |

图 3-107　膝关节和脚的相对位置关系

膝关节的内翻、外翻及回旋动作，大部分依赖于足部和膝关节的相对位置关系。

膝关节相对于足长轴向外时，会产生内翻和内旋负荷（a）。

膝关节相对于足长轴向内时，会产生外翻和外旋负荷（b）。

网络视频21　前转向和后转向

膝关节的内翻、外翻及回旋动作，大部分依赖于足部和膝关节的相对位置关系。通过视频学习如何让足部和膝关节的位置关系不会发生扭曲的动作。

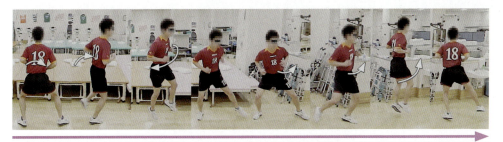

a：前转向可抑制膝关节过度内翻和内旋

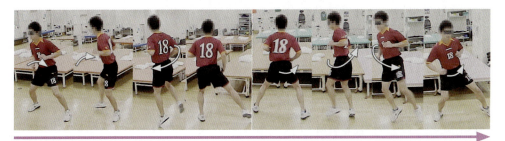

b：后转向可抑制膝关节过度外翻和外旋

图 3-108　前转向和后转向

这两种运动都是通过使脚尖和膝关节的方向朝向一个方向来进行练习。通过这样的练习，可以抑制在运动中膝关节的内翻、外翻和回旋。

c）膝关节内旋力矩的改善

在改善膝关节内旋力矩时，需要通过动作分析来评估大腿和小腿哪个是过度外旋的主要原因。在此基础上，可以实施本章"1．髌下脂肪垫"中介绍的"抑制大腿内旋的练习"和"抑制距骨外旋的练习"（共参照114页）。

4）半月板的评估和治疗总结

至此，我们已经对半月板疼痛的评估和治疗进行了说明。在"第3章易感受疼痛组织的评估和治疗实践"中列举的9处组织中，半月板损伤大多是由外伤引起的。没有外伤史，却出现了半月板疼痛的情况并不常见。即使怀疑半月板引起的疼痛，除非反复出现卡住感或者麦氏征试验出现强阳性反应的情况，否则也很难确定是半月板本身引起了疼痛。特别是当只有疼痛是主要症状时，周围区域往往也会出现疼痛。因此，重要的是在进行保守疗法并进行假设验证的同时，考虑验证结果并综合判断，包括我们之前解释的治疗方法。

在半月板损伤手术中，考虑到髌下脂肪垫是膝关节中最容易引起疼痛的区域，必须慎重判断。如果要进行手术，每个人都希望在"明确半月板引起疼痛"的情况下进行手术。从这个意义上说，我认为治疗师在处理半月板疼痛的问题上扮演着重要的角色。

"知道""理解""已实施""精炼"，这些概念都有不同的含义。因此，在临床实践中，需要不断加深对知识的理解。在此基础上，对半月板疼痛的"组织学评估-力学评估"的注意事项总结在表3-4中，希望能作为临床参考。

表 3-4　半月板评估的注意事项

评估	注意事项
受伤机制	•多因外伤引起，因此要确认有无受伤机制。 •确认有无绞锁和卡住感。 •如果是盘状半月板，即使没有外伤也会有疼痛。
压痛	•进行膝关节的触诊，从前方到后方检查膝关节的间隙。 •以半月板的中段到后段为中心确认有无压痛。
影像学检查	•通过MRI检查可以确认损伤和损伤形态。 •鉴别是损伤还是退变。 •通过超声检查确认周围组织。
肿胀	•从浮髌试验确认肿胀。 •可以通过超声检查确诊。
活动范围测试	•膝关节在伸展和屈曲时都伴有最终范围的疼痛。 •如果过度伸展的疼痛仍很严重，通常需要进行手术。
非负重位应力测试	•通过麦氏征试验，确认有无疼痛和弹响。 •在麦氏征试验之前进行屈曲活动范围的评估。
站立位体态评估	•以内翻膝、外翻膝及膝关节过度外旋的因素为中心进行评估。 •确认大腿内旋和小腿外旋哪个是膝关节外旋的优势因素。
负重位应力测试	•双脚站立的knee-in和knee-out测试 •前向旋转测试 •交叉环绕测试
动作分析（内侧半月板）	•LR：观察膝关节内翻和髌骨内翻。 •TSt：观察距骨外旋。
动作分析（外侧半月板）	•LR：观察膝关节外翻。 •TSt：观察膝关节外翻和距骨外旋。

5. 鹅足

鹅足炎等与鹅足有关的疼痛，在运动医学外科医院中经常听到，但在一般的骨科医院可能不太常见。然而，鹅足疼痛也经常伴发于骨性关节炎，是老年人常见的病症。换句话说，这种病症并不只与体育运动相关。

实际上，如果仔细观察膝关节内侧的疼痛，就会发现无论是年轻人还是老年人，鹅足疼痛的病例并不少见。基于这样的情况，我们应该意识到了解鹅足疼痛的评估和发生机制的重要性。

那么，我们来说明一下评估鹅足时的要点以及我是如何进行治疗的吧。

1) 组织学评估

① 从问诊中了解到的事情

鹅足的疼痛大多是在没有外伤的情况下发生的，但也有一些情况是由手术或外伤引起的。这是因为手术或外伤导致组织变硬或发生滑动障碍，从而在鹅足区域产生前所未有的负荷。也就是说，即使有明确的触发因素，但基本上不是外伤，而是一种障碍，这样理解病情会更容易些。

疼痛的表现方式是局部性的。在进行体育活动时，主要表现为跑步时疼痛；而在非体育活动中，主要在长时间行走或下楼梯时出现疼痛。这是其特点之一。

② 压痛的评估

压痛是局部性的，常出现在鹅足区域。因此，在详细探查鹅足时要确认是否存在压痛。如图3-109所示，鹅足是位于胫骨粗隆内侧的结构，由缝匠肌、股薄肌和半腱肌依次排列，并最终止于胫骨粗隆内侧面。停止部附近有一个内侧上髁隆起的区域，这个区域是压痛好发部位。如果有压痛，要沿着缝匠肌、股薄肌和半腱肌的走行路径进行详细触诊。此外，进入鹅足的各肌肉的肌腱也要触诊，并确认是否存在紧张感。

如果积累了对鹅足部的触诊经验，您可能会发现主要是在股薄肌腱部位感到压痛和紧张。虽然半腱肌位于鹅足部的最深部，但在这个部位很少会感到疼痛。

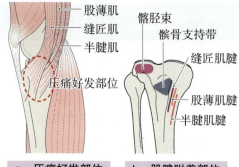

図 a：压痛好发部位　　b：肌腱附着部位

图 3-109　鹅足的解剖和压痛好发部位

③影像学检查

通过MRI检查和超声检查可以确认与压痛部位相一致的高信号变化，从而确认鹅足部肌腱和滑囊的炎症（图3-110）。然而，需要注意的是，即使有疼痛，也可能无法确认炎症征象。

超声影像是一种有益的评估工具。MRI检查对患者的经济负担较大，通常不会进行健侧的拍摄。然而，超声检查可以简便地进行，因此可以对患侧和健侧进行扫查，并比较两侧的情况，这是它的优点之一。

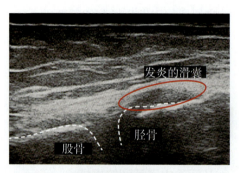

图 3-110　鹅足的超声影像

即使鹅足有疼痛也不能确认炎症征象，因此在进行影像检查时需要注意。

④肌肉伸长测试

鹅足由缝匠肌、股薄肌和半腱肌组成，可以选择性地伸长每个部分。

缝匠肌可以在膝关节屈曲的状态下，伸展、内转、内旋髋关节，再伸展膝关节，从而使之伸长（图3-111）。此时，由于髋关节伸展，半腱肌内转，股薄肌松弛。

股薄肌可以从膝关节屈曲位的状态开始，使髋关节屈曲，在伸展中间位向外伸展，然后通过伸展膝关节使其伸长（图3-112）。在这种情况下，当髋关节处于屈曲和伸展中间位时，半腱肌松弛；当髋关节处于外旋位时，缝匠肌松弛。

半腱肌可以从膝关节屈曲位的状态到髋关节屈曲位，从那里伸展膝关节可以使其伸长（图3-113）。这时，由于髋关节是内转、外转中间位，所以股薄

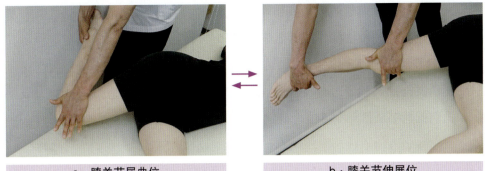

| a：膝关节屈曲位 | b：膝关节伸展位 |

图 3-111　缝匠肌的伸展测试

【起始体位】检查侧朝上，侧卧位，非检查侧下肢屈曲位。

【方　　法】使髋关节伸展、内转、内旋，从该位置伸展膝关节可使缝匠肌伸长。
反复屈伸膝关节会摩擦到鹅足，容易诱发疼痛。

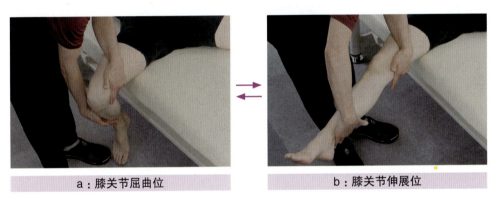

| a：膝关节屈曲位 | b：膝关节伸展位 |

图 3-112　股薄肌的伸展测试

【起始体位】仰卧位。

【方　　法】如果使髋关节在屈曲、伸展中间位向外伸展，则所有的内收肌都会伸长。
在内收肌中，只有股薄肌延伸到膝关节，因此，如果从该肢位伸展膝关
节，则在内收肌中只能使股薄肌伸长。反复屈伸膝关节会摩擦到鹅足，因
此经常诱发疼痛。

肌松弛；由于屈曲位，缝匠肌松弛。

　　在构成鹅足的肌肉伸展测试中，将膝关节保持在屈曲位，并对髋关节进行
操作，然后再伸展膝关节是非常重要的。我建议不仅要进行膝关节的伸展，还
要反复进行伸展和屈曲。通过这种操作，鹅足部位会反复受到摩擦负荷，容易
引发疼痛。

　　通过进行这些选择性伸展测试，我们可以发现，最容易诱发疼痛的是股薄
筋的伸展测试。而在半腱肌的伸展测试中，很少引发鹅足部位的疼痛。

　　如果能够通过鹅足构成肌肉的伸展测试引发疼痛，那么我们可以立即采取

措施来改善目标肌肉的肌肉紧张和伸展性。例如，在股薄肌的伸展测试中引发疼痛，通过拉伸和手法操作改善肌肉紧张和伸展性，疼痛会减轻。在这种情况下，我们可以高度确定疼痛是源于股薄肌（图3-114，图3-115）。像这样，只要能诱发疼痛，就要时刻注意进行到第3级评估的过程。通过进行到第3级评估，我们就能够从推测到确信地确定引发疼痛的组织。

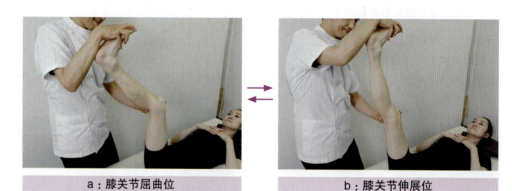

a：膝关节屈曲位　　　　　　　　　　b：膝关节伸展位

图3-113　半腱肌的伸展测试

【起始体位】仰卧位，髋、膝关节屈曲肢位。

【方　　法】将髋关节弯曲到极限，从该肢位伸展膝关节，可以使半腱肌伸长。
通过反复屈伸膝关节，可以对鹅足部施加摩擦负荷。

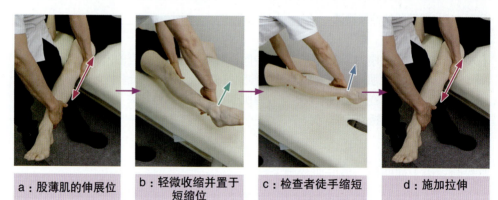

a：股薄肌的伸展位　　b：轻微收缩并置于　　c：检查者徒手缩短　　d：施加拉伸
　　　　　　　　　　　　短缩位

图3-114　缓解股薄肌的肌紧张（反复收缩和缩短法）

【起始体位】仰卧位，伸直股薄肌的肢位。

【方　　法】从伸展位轻微收缩并置于短缩位。最后由检查者徒手缩短。然后再施加拉伸。反复这样做，肌肉的伸展性就会明显得到改善。

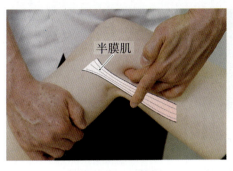 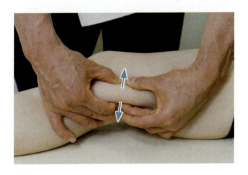

图 3–115　缓解股薄肌的肌紧张（肌腱的徒手滑动法）

将手指插入股薄肌和半膜肌之间，使股薄肌腱向侧方滑动。

2）力学评估

①非负重位的形态评估和可动特性的评估

大多数患有鹅足疼痛的病例表现为膝关节的过度外旋，因此鹅足部始终处于过度外旋状态。当在这种状态下反复屈伸膝关节时，鹅足部会反复受到摩擦负荷，我认为这种摩擦负荷是鹅足疼痛的发生机制。

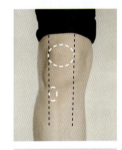

因此，必须要确认"扭曲（外旋）"（图3–116）。另外，"胫骨前方位"会助长鹅足的伸长负荷，所以也要确认。

a：过度外旋膝　　b：胫骨前后移动的特性

图 3–116　非负重位的形态评估

②站立位体态评估

站立姿势时，我们将检查并评估"站立位体态评估（参照第59页）"中所示的5个项目，包括外翻膝、膝关节过度外旋、距骨外旋和后足部外翻。特别是对于这种疾病，力学负荷通常在站立相后半阶段发生，因此对距骨外旋的确认非常重要（图3–117）。

③负重位应力测试

在负重位应力测试中，全部进行knee-in和knee-out测试、回旋测试、交叉环绕和侧向环绕测试（图3–118）。

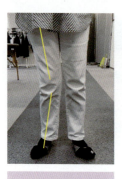
a：站立位体态评估

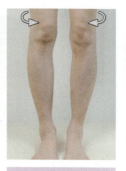
b：髌骨内翻

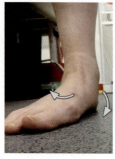
c：足部外翻伴距骨外旋

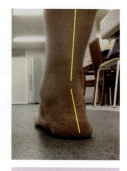
d：后足部外翻

图3-117　站立位体态评估

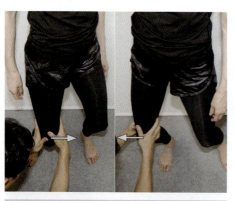
a：knee-in 和 knee-out 测试

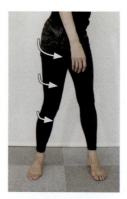
b：前方回旋测试

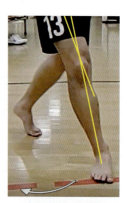
c：交叉环绕测试

图3-118　负重位应力测试

　　如果是鹅足部引起的疼痛，常常可以通过双脚站立的knee-in测试、前方回旋测试和交叉环绕测试来诱发疼痛。同时给膝关节施加外翻和外旋负荷会更容易引发疼痛。

　　如果在进行knee-out测试时疼痛加剧，可能表示除了鹅足部以外的其他组织出现疼痛，或者从进行下一步的回旋测试结果来看，可以推测是旋转因素占优势而诱发疼痛。

　　鹅足疼痛在骨性关节炎患者中也很常见。骨性关节炎和疼痛与外翻力矩相关并不多见，大多数是由于内旋力矩引起的。实际上，在骨性关节炎患者中，常常通过踏步动作的knee-out测试和前方回旋测试（膝关节外旋）来诱发疼痛。

④动作分析

　　在出现鹅足疼痛，特别是股薄肌疼痛的情况下，观察膝关节的内翻力矩和内旋力矩的关联性非常重要。由于膝关节的内翻力矩主要发生在步行站立相后半阶段，因此需要观察后半阶段的动作（图3-119）。

膝关节的内翻力矩会受到"膝关节外翻负荷"、"骨盆内方位"、"躯干的质量中心（COM）内方位"等因素的影响而增大。因此，通过观察运动并确认这些影响因素，可以分析导致疼痛的力学负荷原因[2]。

此外，还需要观察与内旋力矩相关的"股骨内旋"和"站立相末期（TSt）的距骨外旋"等其他因素，并探索其与疼痛的关联性（图3-120）。

另外，如果缝匠肌过度紧张，我觉得这会表现为站立相后半阶段的"髋关节伸展不足"（图3-121）。

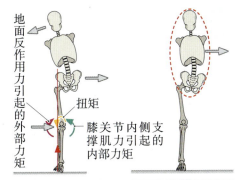

a：膝关节外翻角大　　**b：COM内方位**

图3-119　膝关节内翻力矩的影响因素

当膝关节的外翻角度较大时，地面反作用力将更多地通过膝关节的外侧，这会导致膝关节的内翻力矩增加，为了平衡这个力矩，膝关节的内翻肌群会发挥作用（a）。

当COM（身体重心）向内侧偏移时，地面反作用力将更多地通过膝关节的外侧，这会导致膝关节的内翻力矩增加，为了平衡这个力矩，膝关节的内翻肌群会发挥作用（b）。

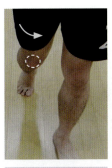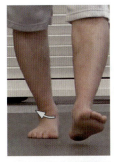

a：站立相后半阶段的股骨内旋　　**b：站立相末期（TSt）的距骨外旋**

图3-120　膝关节内旋力矩的影响因素

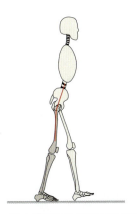

图3-121　站立相后半阶段的髋关节伸展不足

缝匠肌过度紧张的情况下，会表现为站立相后半阶段的"髋关节伸展不足"。

3）治疗实践

鹅足的疼痛是由于膝关节过度的内翻力矩和内旋力矩的作用，导致伸长负荷和摩擦负荷在该区域反复发生而导致的。

因此，在怀疑鹅足疼痛的情况下，我认为以下两点是很重要的：

①股薄肌的过度紧张和伸展性的改善；

②改善膝关节外旋的力学负荷。

作为本疾病的治疗，我们来逐一说明。

①改善股薄肌的过度紧张和伸展性

a）反复收缩和缩短法

如果判断为股薄肌引发的疼痛，则进行股薄肌的拉伸（图3-122）。我使用收缩和缩短的反复方法进行拉伸。此时，有两个关键点可以有效改善肌肉的伸长性。

第一，在髋关节的内旋和外旋中间位进行。因为通过外旋，髋关节屈肌的活动会变大。

第二，收缩到最大缩短位后，再徒手缩短。这样可以通过生理学上的反射抑制作用来获得松弛效果。

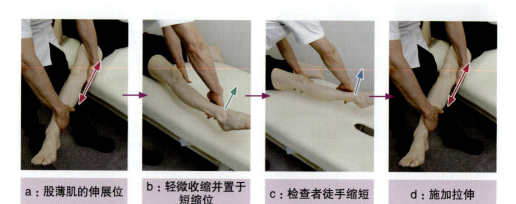

| a：股薄肌的伸展位 | b：轻微收缩并置于短缩位 | c：检查者徒手缩短 | d：施加拉伸 |

图3-122　缓解股薄肌的肌紧张（反复收缩和缩短法）

【起始体位】仰卧位，伸直股薄肌的体位。

【方　　法】从伸长位轻微收缩并置于短缩位。最后由检查者徒手缩短。然后再施加拉伸。反复这样做，肌肉的伸展性就会明显得到改善。

b）拉伸股薄肌的自我练习

　　对患者进行自我练习指导非常重要。因此，在进行股薄肌的伸展练习时，我会指导他们采用类似图3-123所示的姿势看电视。"边看电视边练习"这种方式简单易行，容易持续进行，所以我很喜欢指导采用这种方式。

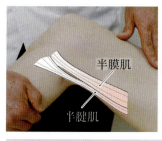

图3-123　自我练习

在臀部下面放上适当高度的软垫，就可以舒适地拉伸股薄肌。建议用这种姿势看电视等。

c）鹅足的滑动练习

　　根据我的临床经验，我认为鹅足疼痛是一种滑动障碍。通过手动使肌肉和肌腱滑动到与运动方向垂直的方向，可以立即缓解紧张感。因此，正确地滑动鹅足是一种非常有效的锻炼方法。

　　请看图3-124a。通过将膝关节轻度屈曲，可以在腘窝内侧从后方触诊到半腱肌和半膜肌的两条肌腱。其中，位于内侧的是半膜肌，位于半膜肌前方并延伸至鹅足的是股薄肌腱。鹅足滑动练习是指徒手直接抓住鹅足，反复将其沿着肌肉和肌腱的走行方向进行垂直滑动。

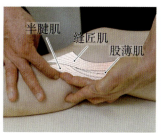
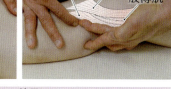

半腱肌　　缝匠肌　　股薄肌

半膜肌

半腱肌

a：鹅足

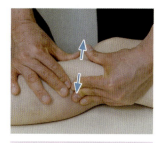

b：滑动练习

图3-124　鹅足的滑动练习

徒手直接抓住鹅足，反复将其沿着肌肉和肌腱的走行方向进行垂直滑动。

②改善膝关节过度外旋的力学负荷

a）抑制大腿内旋的练习

如果出现类似髌骨内翻的情况，即大腿内旋比较突出，膝关节呈现过度外旋，可以进行髋关节的外旋活动范围扩展练习（图3-125），以及站立时的髋关节自动外旋练习（图3-126）。

站立时的髋关节自动外旋练习从双脚站立开始，最终目标是能够进行单脚支撑，并获得运动控制能力。因为在实际的动作中，单脚站立也必须能使用这个方法。

 网络视频15 站立时的髋关节自动外旋练习

通过观看这个练习的施行方法的视频可以加深理解，请务必观看。

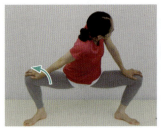 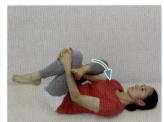 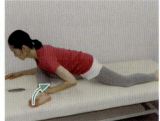

图3-125 髋关节的外旋活动范围扩展练习

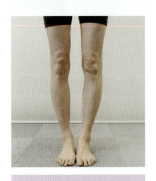 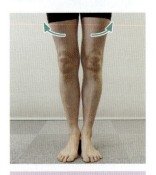 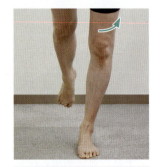

a：大腿内旋的状态　　　b：髋关节外旋站立练习　　　c：髋关节外旋、单脚维持练习

图3-126 站立时的髋关节自动外旋练习

进行a～c的一系列运动，每次只用单脚进行。在动作c中，站立脚保持外旋位，将另一只脚向后方抬起。

b）抑制距骨外旋的练习

对于未出现髌骨内翻，但伴随膝关节过度外旋的病例，在许多情况下是由于步行时距骨的外旋。为了改善距骨外旋，我采取了一些措施，如"踇长屈肌的拉伸""距骨内旋肌贴""矫形鞋垫""足部内转运动"等（图3-127）。有关详细信息，请参照第5章"膝关节过外旋综合征的'③抑制小腿外旋的锻炼（第299页）'"。

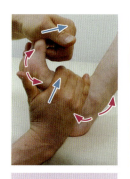
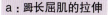
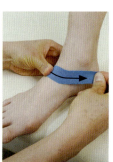
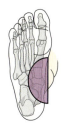
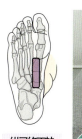
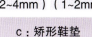
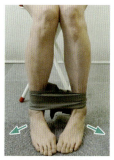

内翻诱导垫　纵弓修正垫
（2~4mm）　（1~2mm）

a：踇长屈肌的拉伸　　b：距骨内旋肌贴　　c：矫形鞋垫　　d：足部内转运动

图 3-127　有效改善距骨外旋的方法
由于踇长屈肌通过距骨的后内侧，因此该肌的僵硬是导致距骨外旋的主要原因（a）。
长时间行走时，指导贴上肌贴（b）。
佩戴矫形鞋垫以维持足部的弓形也是有效的（c）。
肌肉练习对控制运动也很有效（d）。

c）负重位足部内转练习

在出现膝关节步行站立相后半阶段过度外旋的病例，其特征是在站立相末期（TSt）时，足后跟会向内侧明显扭转（图3-128）。这种以脚尖为支点，使脚后跟向内扭转的动作在美国足病医学中被称为"足部的外展扭曲"。这种动作会导致距骨外旋，并促进膝关节的过度外旋。

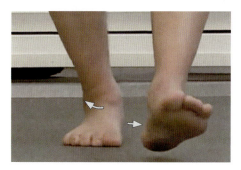

图 3-128　站立相末期（TSt）时的足部外展扭曲
这种被称为外展扭曲的动作是以脚尖为支点，使脚后跟向内侧扭转，产生距骨外旋，并促进膝关节的过度外旋。

网络视频22　站立相末期（TSt）时的足部外展扭曲②
通过视频可以加深对这个动作的理解。请务必要看。

为了抑制站立相末期（TSt）的外展扭曲，在负重位进行足部内转练习（图3-129）。这个练习的要点不是脚尖向内侧移动，而是脚后跟向外侧移动。通过该动作，可进行与外展扭曲相反的运动。

负重位足部内转练习不仅仅是足部，也会导致大腿同时内旋，因此站立相后半阶段出现膝关节外旋的病例，适合进行此项练习，而对于站立相前半阶段出现膝关节外旋的病例，则不适合这项练习。

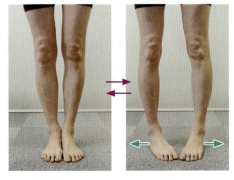

图 3-129　负重位足部内转练习

这是一个旨在将小腿向内旋引导到大腿的动作。

重点是保持大脚趾与地面接触，同时移动脚后跟。

 网络视频19 负重位足部内转练习（单脚练习）

这个练习有点难，可以通过视频来确认。

4）鹅足的评估和治疗总结

在"第3章易感受疼痛组织的评估和治疗实践"中列举的9处组织中，关于鹅足的评估和诊断，掌握疼痛的发生机制是很重要的。鹅足的疼痛大多数情况下是没有外伤诱因的，但也可能是手术或外伤引起的。应将鹅足疼痛视为滑动障碍，由重复的伸展负荷和摩擦负荷引起，就可以更容易理解其病理过程。特别是股薄肌的滑动障碍多，通过动作分析，关注站立相后半阶段的内翻力矩和内旋力矩，可以更容易找到导致成为疼痛原因的力学负荷。通过前面的说明，您是否了解了对鹅足疼痛的评估和治疗方法了呢？

"知道""理解""已实施""精炼"，这些概念都有不同的含义。因此，在临床实践中，需要不断加深对知识的理解。在此基础上，对鹅足疼痛的"组织学评估-力学评估"的注意事项总结在表3-5中，希望能作为临床参考。

表 3-5 鹅足评估的注意事项

评估	注意事项
受伤机制	•多数无外伤诱因，但也有因手术后或外伤引起的。 •即使有明确的受伤机制，也可以将其视为一种障碍，这样更容易理解。
压痛	•压痛发生在鹅足局部。 •仔细触诊进入鹅足的所有肌肉，确认是否有压痛。 •股薄肌多有压痛。
影像学检查	•根据超声，可以确认是否存在炎症和肿胀。
伸展测试	•以膝关节屈曲位为起始肢位，通过操作髋关节来使膝关节伸展和伸长。 •最后反复伸展、屈曲，容易诱发疼痛。
非负重位的形态和可动特性的评估	•确认膝关节的"扭曲（外旋）"及"胫骨前方位"。
站立位体态评估	•确认外翻膝、膝关节过度外旋、距骨外旋、后足部外翻。
负重位应力测试	•双脚站立的knee-in、knee-out测试。 •回旋测试。 •交叉环绕和侧向环绕测试。
动作分析	•站立相后半阶段的膝关节内翻力矩。 •膝关节内旋力矩。

6. 半膜肌

　　我认为能够将半膜肌和鹅足区分开并进行评估的医疗专业人员并不多。我几乎没有见过能够给半膜肌相关病症的诊断命名的医生。也许有很多医疗专业人员将半膜肌视为鹅足的一部分。

　　然而，仔细观察会发现，存在半膜肌疼痛的病例并不少见，临床上，尤其是在骨性关节炎末期，这种情况相对较常见。此外，通过将其与鹅足分开评估，治疗方法也会有所不同。另外，如果半膜肌存在炎症或过度紧张，很容易导致膝关节的伸展受限，成为膝关节功能障碍的影响因素。

　　接下来，我将介绍评估半膜肌时的要点，以及我所采取的治疗方法。

1）组织学评估

① 从问诊中了解到的事情

　　半膜肌的疼痛通常是在没有外伤的情况下发生的。很少能够明确询问到明显的诱因。疼痛是局部的，表现为膝关节稍微后方内侧的疼痛。

　　半膜肌的疼痛很少单独发生。因此，在进行问诊时，需要询问患者是否有其他部位的疼痛症状。

　　半膜肌疼痛，且呈扁平足，伴有膝关节伸展限制的老年人较多，这是其特征。

② 压痛测试的评估

　　半膜肌附着于胫骨内髁的内侧部至后部、腘斜韧带、腘肌膜、膝后方关节囊、后斜韧带、内侧半月板，甚至外侧半月板等多个部位（图3-130）。可以说，它在膝关节屈曲时起到防止内侧半月板和后方关节囊被夹住等功能性作用，而不仅仅是发挥力量，这有助于膝关节的顺畅运动。

　　由于半膜肌的肌腱周围存在滑囊，因此在这个区域的炎症和粘连可能会导致疼痛和活动范围受限。尤其是在被称为"前臂"的肌腱止点部位最容易发生压痛，因此在与鹅足痛进行鉴别时，一定要进行确认（参照第166页图

第3章　评估和治疗易产生疼痛的组织

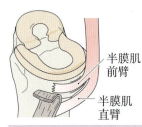
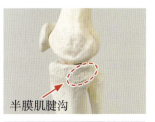
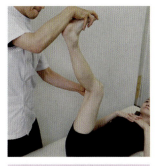

| a：压痛好发点 | b：膝关节后面 | b：膝关节内侧面 |

图 3-130　半膜肌的解剖和压痛好发点

半膜肌附着于胫骨内髁的内侧部至后部、腘斜韧带、腘肌膜、膝后方关节囊、后斜韧带、内侧半月板，甚至外侧半月板等多个部位

3-109）。在膝关节内侧距关节间隙约1～1.5cm的远端方向，有一个被称为的半膜肌腱沟的结构，是由半膜肌前臂占据的沟槽，这里是半膜肌压痛的好发部位。如果了解到这个沟槽位于关节间隙和鹅足之间，触诊就不会太困难。这个沟槽的周边是半膜肌的压痛好发部位，请正确触诊。

　　半膜肌的压痛征象在进展的骨性关节炎患者中特别多见。早川等人的报告[23]指出，在3级和4级骨性关节炎中，分别有64.4%和75.5%的病例出现了半膜肌压痛。这表明，随着骨性关节炎的进展，半膜肌疼痛的发生率增加。

③半膜肌伸展测试的评估

　　接下来，我们将进行半膜肌的伸展测试[20]（图3-131）。在膝关节轻度屈

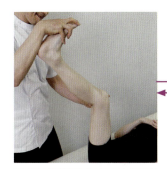
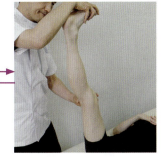

| a：起始体位 | b：膝关节屈曲位 | c：膝关节伸展位 |

图 3-131　半膜肌的伸展测试

【起始体位】膝关节轻度屈曲位、踝关节背屈位。

【方　　法】将髋关节屈曲到感觉受限为止，轻轻伸展髋关节，稍微放松半膜肌。从这个肢位开始反复屈伸膝关节。

【评　　估】如果在压痛部位感到明显的拉伸感或疼痛，半膜肌引发疼痛的可能性很高。

曲位和踝关节背屈位，将髋关节屈曲至感觉受限为止，然后轻轻伸展髋关节，稍微放松半膜肌。以此肢位作为起始体位，重复进行膝关节的屈伸运动，以在压痛部位引发强烈的拉伸感和疼痛。

如果通过这个伸展测试能引发拉伸感或疼痛，那么应立即在现场尝试改善半膜肌的肌张力和伸展性。如果拉伸感或疼痛能立即得到改善，我们可以高度确定引起疼痛的组织是半膜肌。像这样，只要能诱发疼痛，就要时刻注意进行第3级评估的过程。一旦完成了第3级评估，我们就能将疼痛组织的定位从推测变为确信。

关于半膜肌肌张力和伸展性的改善方法，涉及到膝关节的伸展活动范围，我们将在下面的内容中进行讲解。

④活动范围评估

半膜肌与膝关节伸展活动范围受限有关。根据我的观察，造成膝关节伸展受限的主要原因中，最常见的是髌下脂肪垫，其次为半膜肌。半膜肌与腓肠肌的关系在临床上具有重要意义。如图3-132a所示，半膜肌与腓肠肌内侧头相邻，并且部分纤维连接在一起。半膜肌和腓肠肌内侧头在膝关节屈伸时滑动（图3-132b），但如果半膜肌和腓肠肌存在缩短或肌张力增加等问题时，滑动性就会降低，成为活动范围受限的主要原因。

如果膝关节伸展活动范围存在左右差异，或者由于强制伸展，髌后内侧出现紧张感或疼痛感，可以考虑半膜肌是其中的原因。在这种情况下，可以促进半膜肌和腓肠肌内侧头的滑动。如果半膜肌是导致伸展受限的主要原因，通过大约20秒的操作，伸展限制将立即得到改善（图3-133）。如果活动范围受限

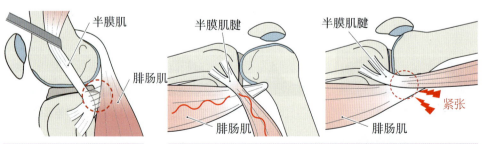

a：半膜肌和腓肠肌的连接部　　b：膝关节伸展引起腓肠肌的紧张和半膜肌的移位

图3-132　半膜肌和腓肠肌

半膜肌与腓肠肌内侧头相邻，并且部分纤维连接在一起。半膜肌和腓肠肌内侧头在膝关节屈伸时滑动，如果存在肌肉缩短和肌张力增加的问题，滑动性就会降低，成为限制活动范围的主要原因。存在腓肠肌缩短的情况时，半膜肌腱容易受到摩擦刺激。

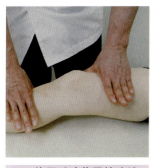
a：伸展活动范围的确认

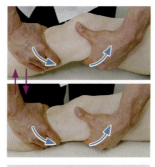
b：滑动操作

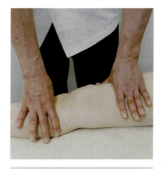
c: 改善伸展活动范围

图 3-133　半膜肌和腓肠肌内侧头的滑动操作

和疼痛得到改善，大概率可以判定膝关节伸展受限的原因是半膜肌，然后可以实施其他改善方法。关于半膜肌的其他伸展方法和缓解肌肉紧张的方法将在"3）治疗实践"中进行说明。

⑤影像学检查

此疾病在许多情况下无法通过MRI或X线等影像来判断。只有通过超声检查，才能确认半膜肌腱及周围组织的炎症和肥厚的左右差异。如果发现这样的影像，半膜肌可能是疼痛的原因，进一步的诊断可能性更高（图3-134）。

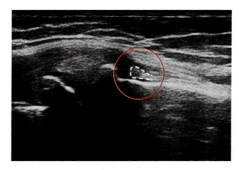

图 3-134　半膜肌腱和周围组织的炎症影像
在半膜肌腱（前臂）周围发现有低信号。

2）力学评估

半膜肌的疼痛与鹅足症状类似，都是由于站立相后半阶段时膝关节承受过度外旋负荷而引起的。因此，该疾病的许多病例都同时伴有半膜肌和鹅足疼痛。

另外，我认为半膜肌疼痛的一个重要特征是患者具有扁平足。扁平足会导致站立相末期（TSt）脚跟离地的延迟，从而导致脚在踝关节背屈位迈出。这种状态会增加半膜肌和腓肠肌内侧之间的摩擦负荷，并且最终会增加半膜肌的伸展负荷（图3-135）。

许多骨性关节炎末期的患者都表现出严重的扁平足，并在迈腿时踝关节处于背屈位。了解这一点后，我们也可以理解为什么骨性关节炎末期患者容易出现半膜肌疼痛了。

根据这样的情况，进行下述的半膜肌的评估。

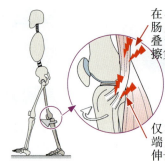

在半膜肌和腓肠肌内侧头重叠部位产生摩擦负荷

产生腓肠肌和半膜肌的伸长

仅在半膜肌远端产生局部的伸长负荷

图 3-135　半膜肌产生疼痛的机制

当腓肠肌和半膜肌发生伸展时，腓肠肌内侧头和半膜肌的滑动性降低，半膜肌产生局部伸展负荷。

①站立位体态评估

站立位体态评估要检查"站立位体态评估（参见第59页）"中所示的5个项目，尤其要确认足弓下陷（扁平）和距骨外旋（图3-136）。从后视角观察，后足外翻和足后跟角度与本疾病几乎没有关联。从这一点可以看出，本疾病的力学负荷多主要发生在站立相后半阶段。

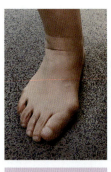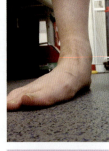

a：足弓下陷（扁平）　　b：足部外翻伴距骨外旋

图 3-136　站立位体态评估

②负重位应力测试评估

负重位应力测试中，我们会进行knee-in和knee-out测试、回旋测试、交叉环绕和侧向环绕测试（图3-137）。在半膜肌疼痛的病例中，在双腿站立的knee-out测试、前向旋转测试、交叉环绕测试中，通常会引发疼痛。如果给膝关节增加外旋负荷时，疼痛容易发生。本疾病常见内翻膝，但在进行knee-out测试时也要记住可能出现疼痛。

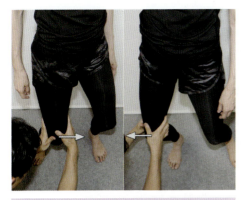
a：knee-in 和 knee-out 测试

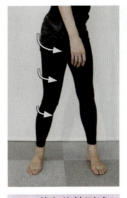
b：前向旋转测试

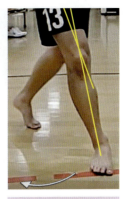
c：交叉环绕测试

图 3-137　负重位应力测试

③动作分析

对于本疾病的动作，观察步行的站立相末期（TSt）产生的"脚后跟离地"和"距骨外旋"是很重要的。

我最关注的是脚后跟离地的延迟，这是由于足部结构的柔韧性变差而产生的动作。脚后跟离地延迟会导致踝关节在过度背屈和足弓降低的状态下的迈腿动作。同时，由于距骨外旋，膝关节会发生过度外旋（图3-138）。

在步行站立相后半阶段出现膝关节过度外旋的病例，其特征是在站立相末期（TSt）时，脚后跟会向内侧强烈扭转，形成内旋的动作（图3-139）。这种被称为"外展扭曲"的动作以前脚尖作为支点，使脚后跟向内扭转，同时也会促进距骨外旋和膝关节的过度外旋。因此，在站立相末期（TSt）时，应特别注意观察这种动作。

理解了各力矩增大的原因后，就能更加明确评估动作时的指标。详细内容请参考成书[2]。

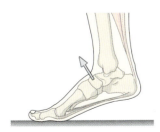
a：正常的脚后跟离地

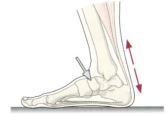
b：脚后跟离地的延迟导致踝关节过度背屈位的迈腿动作
（同时伴有距骨外旋）

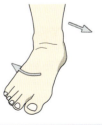

图 3-138　站立相末期（TSt）发生膝关节外旋的机制

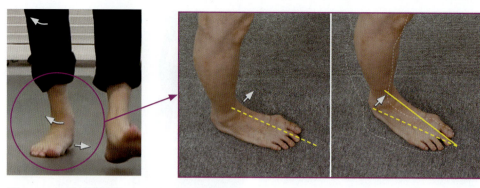

图 3-139　站立相末期（TSt）时的外展扭曲

被称为"外展扭曲"的动作，通过以前脚尖为支点将脚后跟向内扭转，导致距骨外旋，并促进膝关节的过度外旋。

网络视频23　站立相末期（TSt）时的外展扭曲③

通过视频可以加深对这个动作的理解。请务必要看。

3）治疗实践

半膜肌的疼痛是由于站立相末期（TSt）产生的脚后跟离地延迟和距骨外旋，膝关节同时受到外旋负荷和腓肠肌的伸长作用而引起的。

因此，如果怀疑是由于半膜肌引起的疼痛，我认为以下三点治疗措施是非常重要的：

①改善半膜肌和腓肠肌的过度紧张和滑动性；

②膝关节外旋的力学负荷的改善；

③站立相末期（TSt）脚后跟离地延迟的改善。

作为本疾病的治疗，我们来逐一说明。

①半膜肌和腓肠肌的过度紧张和滑动性的改善

a）半膜肌和腓肠肌的徒手滑动练习

如果膝关节的伸展活动范围存在左右差异，并且在进行强制伸展时出现腘后内侧的紧张感或疼痛，可以按照图3-140所示的方法，徒手将半膜肌向内侧滑动，将腓肠肌内侧头向外侧滑动，并保持这种状态，然后反复进行膝关节的屈伸运动。

通过这种操作，半膜肌和腓肠肌的滑动性会得到改善，从而缓解了半膜肌

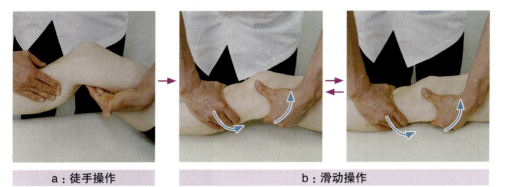

a：徒手操作　　　　　　　　b：滑动操作

图 3-140　半膜肌和腓肠肌内侧头的滑动操作

的肌肉紧张，因此，伸展受限往往会立即改善。

 网络视频24　半膜肌和腓肠肌内侧头的滑动操作

通过观看这个操作方法的视频，您可以更深入地理解。请务必观看。

b）促进半膜肌和腓肠肌滑动的自我训练

如图3-140所示的徒手滑动可以改善伸展受限和疼痛，指导患者进行自我训练。半膜肌和腓肠肌的滑动性改善可以通过自我训练来简单实现。如图3-141所示，徒手将半膜肌向内侧移动，并使脚踝向内侧背屈。然后在保持这种状态的同时，反复进行膝关节的屈伸运动。

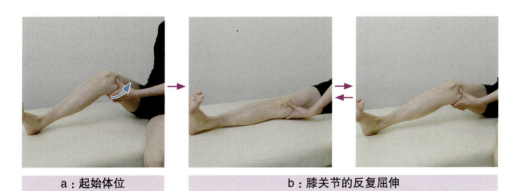

a：起始体位　　　　　　　　b：膝关节的反复屈伸

图 3-141　促进半膜肌和腓肠肌滑动的自我训练

徒手将半膜肌向内侧移动，并使脚踝向内侧背屈（a）。
在保持这种状态的同时，反复进行膝关节的屈伸运动（b）。

c）腓肠肌的拉伸

腓肠肌的拉伸可以通过利用墙壁自己来简单地进行。如图3-142所示，从站立姿势开始，将一只脚向后伸，在膝关节伸展位下，使踝关节背屈，从而伸展腓肠肌。在背屈踝关节时，要稍微向外侧施加足底负荷，以防止距骨外旋。

d）半膜肌肌贴

对半膜肌施行的肌贴治疗可以使用如图3-143所示的短肌贴沿着半膜肌腱沟进行贴扎。即使是短肌贴，只要能够精确地贴在正确的位置和方向上，就能产生有效的作用。肌贴类型可以是任何具有伸缩性的类型，但我建议使用引起过敏少的特加德（Tegaderm）肌贴。

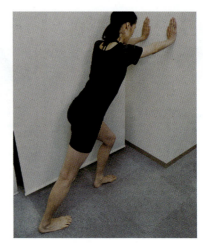

图 3-142　腓肠肌的拉伸
从站立姿势开始，将一只脚向后伸，在膝关节伸展位下，使踝关节背屈，从而伸展腓肠肌。

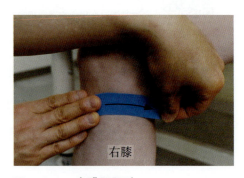

右膝

图 3-143　半膜肌肌贴
沿着半膜肌腱沟贴上短肌贴。

②膝关节外旋的力学负荷的改善

a）反向螺旋运动

这个练习适用于所有膝关节呈过度外旋的病例。如图3-144所示，从外侧握住小腿，同时徒手向内旋，将脚尖随意地向内侧移动。然后引导股骨向外旋方向，并保持这个姿势，反复进行膝关节的保持和轻度屈曲。通过每天进行这个练习，你将有机会多次见证过度外旋逐渐改善的病例。

网络视频14　**反向螺旋运动**
通过观看这个运动的视频，您可以更深入地理解其实施方法。请务必观看。

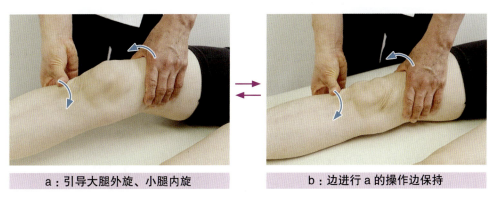

| a：引导大腿外旋、小腿内旋 | b：边进行 a 的操作边保持 |

图 3-144　反向螺旋运动

b）距骨的外旋抑制

对于未出现髌骨内翻但伴随膝关节过度外旋的病例，在许多情况下是由于步行时距骨的外旋。为了改善距骨外旋，我实施了一些措施，如"踇长屈肌的拉伸""距骨内旋肌贴"等（图3-145）。有关详细信息，请参照第5章"膝关节过度外旋综合征的'③抑制小腿外旋的锻炼（第299页）'"。

 网络视频16 踇长屈肌拉伸
由于这个伸展动作有些困难，建议您参考这个视频进行练习。

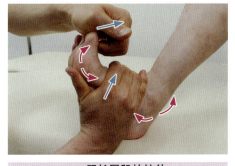

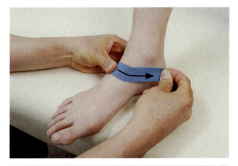

| a：踇长屈肌的拉伸 | b：距骨内旋肌贴 |

图 3-145　有效改善距骨外旋的方法
由于踇长屈肌通过距骨的后内侧，因此该肌的僵硬是导致距骨外旋的主要原因（a）。长时间行走时，指导贴上肌贴（b）。

c）足部内转练习

为了抑制站立相末期（TSt）的外展扭曲，我们进行了加强足内转肌的练习（图3-146）。这个练习的关键不是让脚尖向内移动，而是让脚后跟向外移动。通过这个动作，可以加强足内转肌以对抗外展扭曲。

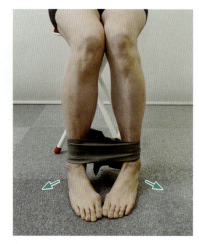

图 3-146　足部内转练习
进行强化足部内收肌的练习。
这个练习的要点是，不是脚尖向内移动，而是脚后跟向外移动。

③站立相末期（TSt）脚后跟离地延迟的改善

a）调整+脚跟提升锻炼

膝骨性关节炎患者的特征是足弓扁平、距骨外旋，并且站立相末期（TSt）的脚跟离地延迟。因此，为了改善足部结构的僵硬度并促进脚跟提升，我们进行了这个锻炼。如图3-147a所示，将毛巾等夹在膝盖之间，并采取紧张的股四头肌群调整姿势以确保膝盖充分伸展。从这个姿势开始进行脚跟提升的重复动作。在进行这个锻炼后步行时，由于会促进脚跟提升，膝关节的外旋会被抑制，因此经常会听到患者反馈说"膝盖感觉轻松了"。如果感到平衡困难，可以抓住某物进行锻炼，也没有问题。

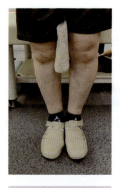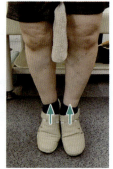

a：起始体位	b：反复进行脚跟提升

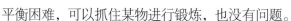

图 3-147　调整 + 脚跟提升锻炼
将毛巾等夹在膝盖之间，采取紧张的股四肌头群调整姿势作为起始体位，重复进行脚跟提升。

b）负重位下足部内转练习

这是一种用于抑制距骨外旋站立相末期（TSt）的锻炼方法。站立时，脚后跟重复向外侧滑动，两只脚依次进行（图3-148）。在指导患者时，可以解释说"想象脚后跟外侧有一个乒乓球，像弹乒乓球一样将脚后跟向外侧滑动"，这样即使是老年人也可以做到。

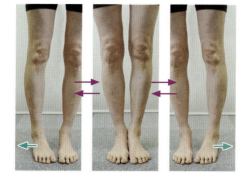

图 3-148　负重位下足部内转练习
以蹬趾作为支点不离开地板，后脚跟像弹乒乓球一样向外侧滑动，两只脚依次重复进行。

网络视频19　负重位下足部内转练习（单脚练习）

可以通过视频来确认。

c）矫形鞋垫

矫形鞋垫可以有效抑制足部内翻，抑制阻碍脚跟顺畅离地时的横弓下降（图3-149）。

观察步行动作中的倒立摆运动，将身体调整到可以更顺利地进行重心前移的高度是很重要的。

网络视频17　抑制膝关节内翻力矩的矫形鞋垫

由于仅靠文字描述可能难以理解矫形鞋垫的实际处理方法，所以我为"内侧纵弓垫的处理方法"和"横弓垫的处理方法"分别制作了视频。请务必参考这些视频。

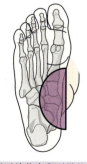
距下关节内翻引导垫（2~4mm）

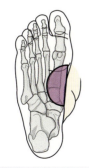
第1跖列背屈引导垫（2~4mm）

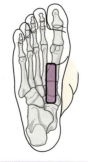
内侧纵弓修正垫（1~2mm）

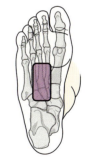
横弓垫（2~6mm）

a：内侧纵弓垫的处理办法　　b：横弓垫的处理办法

图 3-149　抑制膝关节内翻力矩的矫形鞋垫

在观察步行动作中的倒立摆运动时，调整矫形鞋垫的高度，以促使重心前移更加顺畅是非常重要的。

在"第3章易感受疼痛组织的评估和治疗实践"中列举的9处组织中，半膜肌的疼痛常被评估为鹅足疼痛，但很多时候是半膜肌与腓肠肌一起参与了膝关节的伸展受限，成为膝关节功能障碍的影响因素。尽管疼痛发生部位相似，但半膜肌和鹅足在特性和评估结果上存在明显差异，因此我们应该记住治疗方法也完全不同。

"知道""理解""已实施""精炼"，这些概念都有不同的含义。因此，在反复的临床实践中，需要不断加深对知识的理解。在此基础上，表3-6总结了针对半膜肌疼痛的"组织学评估-力学评估"的注意事项，希望能作为临床参考。

表 3-6　半膜肌评估的注意事项

评估	注意事项
受伤机制	•多数无外伤诱因。 •多发生于扁平足、膝关节伸展受限的老年人。
压痛	•好发于半膜肌腱的止点部（前臂）。
半膜肌的伸展测试	•出现张力感和疼痛时，应改善半膜肌腱的肌张力和柔韧性。
活动范围评估	•如果膝关节伸展活动范围存在左右差异，并且在强制伸展时出现膝后内侧的紧张感或疼痛，需要改善半膜肌和腓肠肌内侧头的滑动性。
影像检查	•无法通过MRI或X射线影像来判断。 •通过超声检查有时可以确认炎症和肥厚等。
站立位体态评估	•特别要确认足弓的下降（扁平）和距骨外旋。 •力学负荷多发生在步行站立相后半阶段。
负重位应力测试	•通过knee-out测试、前方回旋测试、交叉环绕测试诱发疼痛的情况较多。 •通过膝关节的外旋负荷诱发疼痛。
动作分析	•着眼于步行站立相末期的"脚跟离地"和"距骨外旋"进行观察。 •膝关节出现过度外旋时，应观察是否有足部的外展扭曲。

7. 隐神经

在我临床经验较少的时候，我并不知道什么是隐神经。事实上，我甚至认为根本没必要去了解它。这种想法不仅仅存在于年轻时的我，也可能存在于许多其他医疗工作者中。实际上，意识到与隐神经相关的病症的医生并不多。此外，虽然我与许多医生打过交道，但很少遇到给出与隐神经相关的诊断名称的医生。可以说，对于与隐神经相关的病症的认知度非常低。

确实，与隐神经相关的病症在临床上并不常见。然而，一旦能够进行准确评估，您应该会意识到它确实存在。正因为这种病症在任何医疗机构都不容易被发现，所以如果您能够发现并缓解症状，那将会体验到一种特别的喜悦。

隐神经障碍可以分为两种类型：原发性障碍和继发性障碍。原发性障碍是指在没有外伤的情况下发生的障碍，而继发性障碍是指在手术或外伤后发生的障碍。

我认为，原发性隐神经障碍通常与覆盖在隐神经上的缝匠肌的缩短和肌肉紧张有关。而继发性隐神经障碍通常是由于手术或外伤导致周围组织变硬或滑动障碍而引起的，这会导致隐神经被压迫。了解到在周围组织中，特别是在皮肤和筋膜等表层组织中容易出现的滑动障碍是很有帮助的。

然而，由于病例数量并不是很多，因此许多事情仍然不太清楚。我也希望通过进一步的临床经验积累，随着本书的修订，对内容进行更新。

接下来，我将对评估隐神经时的要点以及我所采取的治疗方法进行说明。

1) 组织学评估

①从问诊中了解到的事情

隐神经障碍分为没有外伤原因而发病的原发性障碍和由手术或外伤引起的继发性障碍，因此在问诊过程中需要询问患者"从什么时候开始"和"是什么触发了症状的发作"。

原发性隐神经障碍通常与运动有关，多由跑步引起。中老年人在长时间行走或上楼梯时更容易感到疼痛或不适，虽然停止运动后疼痛会减轻，但重新运动时疼痛可能会再次发作。

继发性隐神经障碍通常是由手术或外伤引起的（手术是主要原因），因此有必要确认伤口的状态。

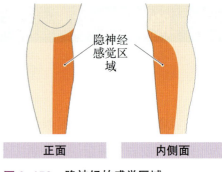

隐神经感觉区域

| 正面 | 内侧面 |

图 3-150　隐神经的感觉区域

通常会广泛出现疼痛和不协调感，范围从股内侧肌的停止部附近延伸到小腿前方内侧的隐神经支配区域。然而，有时也可能无法明确地显示（图3-150）。在原发性隐神经障碍时，持续运动后疼痛会逐渐加重，而在继发性隐神经障碍时，特别是在开始运动时疼痛会更严重。

疼痛和不协调的类型包括"刺痛的不舒服感"和"持续的沉重感"等，与局部疼痛不同。此外，与膝关节疾病不同，大多数隐神经障碍患者在下楼梯时会感到疼痛或不适，而在上楼梯时疼痛或不适会更强烈。顺便提一下，隐神经是股神经的感觉分支，没有运动神经，所以不会导致运动麻痹。

②压痛测试和牵引测试的评估

隐神经在由强大的结缔组织膜组成的大收肌与股内侧肌腱板构成的收肌管（Hunter管）内走行（图3-151），但在这个区域隐神经可能会受到压迫。这种压迫性神经障碍被称为Hunter管综合征。

Hunter综合征会导致收肌管周围产生压痛。压痛点的部位可以通过仔细沿着股内侧肌和大收肌之间追踪，大约在比髌骨近一个拳头的位置就可以找到。此外，通过比较双

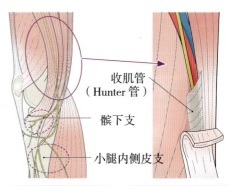

收肌管（Hunter管）

髌下支

小腿内侧皮支

| a：隐神经的走行 | b：隐神经和缝匠肌 |

图 3-151　隐神经周围的解剖

隐神经沿着股内侧肌和大收肌的筋膜内走行，穿过收肌管并分支为髌下支和小腿内侧皮支（a）。

由于隐神经上方有缝匠肌覆盖，缝匠肌的紧张会刺激隐神经（b）。

腿的压痛，可以清楚地确认左腿和右腿的疼痛差异。一般认为原发性隐神经障碍大多是Hunter综合征。

在继发性隐神经障碍中，会出现伤口周围和伤口远处的隐神经的滑动障碍。虽然压痛在伤口周围可能会更明显，但在远离伤口的地方往往不会出现。因此，如图3-152a所示，我通过施加牵引负荷来诱发疼痛。当有隐神经障碍时，牵拉刺激会产生剧烈的疼痛，甚至疼得出汗。通过与健侧进行比较，可以根据疼痛强度的差异判断是否存在隐神经滑动障碍，这可能涉及皮肤和筋膜。

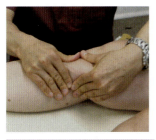 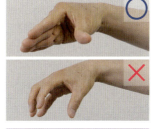 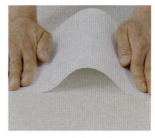

| a：对感觉区域筋膜的徒手伸展 | b：手的使用方法 | c：使纸拱起来的形象比喻 |

图 3-152　对表层组织的牵引刺激

为了有效地引出疼痛，手法的关键是让指尖的近指关节保持伸展状态，像让纸片拱起来一样将表层组织向上提起。

 网络视频25 **对表层组织的牵引刺激**

通过观看视频可以更深入地理解这种操作方法。请务必观看。

③疼痛诱发试验（隐神经的滑动试验）

在考虑隐神经障碍时，了解其与缝匠肌的关联性是很重要的。

隐神经沿着缝匠肌下方走行，穿过收肌管（Hunter管）下行，并分支为髌下支和内侧小腿皮支（图3-151）。根据解剖学研究结果，松永等人报道了隐神经的行程，其中髌下支有两种类型：一种是绕过缝匠肌后缘，沿着肌肉表面向前走行（约占41.7%），另一种是贯通缝匠肌肌腹，沿着肌肉表面向前走行（约占52.8%）[24]。根据这种解剖学结构，可以看出隐神经的髌下支具有贯穿肌肉、环绕肌后缘等可能，成为神经障碍的诱因。因此，当缝匠肌发生缩短或滑动障碍时，会对隐神经施加压力刺激，导致隐神经性疼痛的发生。

基于这一点，我利用缝匠肌的伸长来进行隐神经的滑动测试。在这个测试

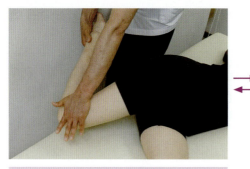
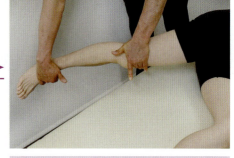

| a：膝关节屈曲位 | b：膝关节伸展位 |

图 3-153　缝匠肌伸展状态下隐神经的滑动测试

【起始体位】患侧朝上的侧卧位。

【方　　法】将髋关节伸展、内转和内旋，从这个肢位开始伸展膝关节可使缝匠肌伸长。在这个体位反复进行膝关节的屈伸运动会导致隐神经受压和滑动，从而容易引发疼痛。

【评　　估】利用缝匠肌的伸长，使隐神经在受压状态下滑动。

当隐神经引发疼痛时，隐神经的感觉区域会出现强烈的疼痛和不协调感。

中，隐神经在受压状态下进行滑动，因此如果隐神经存在疼痛，患者可能会感到隐神经感觉区域的剧烈疼痛或不协调感。

具体做法是，将髋关节置于伸展、内转和内旋位，从这个体位开始，反复进行膝关节的屈伸运动（图3-153）。

 网络视频26　缝匠肌伸展状态下隐神经的滑动测试
通过视频可以加深对这种评估方法的理解。请务必观看。

如果在隐神经的滑动测试中引发了疼痛，可以通过两种方法来缓解缝匠肌的肌紧张：一种是反复收缩和缩短法（图3-154），另一种是肌肉和肌腱的徒手滑动（参见第199页图3-160）。然后，待缝匠肌的肌紧张得到缓解后，再次进行隐神经的滑动测试。如果疼痛消失或明显减轻，几乎可以明确地判断出引起疼痛的原因是由于缝匠肌的压迫而引发的隐神经障碍。

④影像学检查

从X线和MRI的影像几乎无法确认隐神经的病理形态。这就是大部分医疗

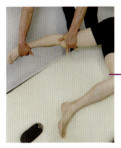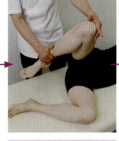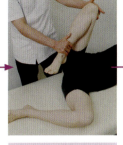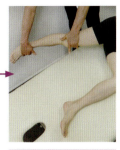

| a：膝关节伸展位 | b：轻微收缩并置于
短缩位 | c：检查者徒手缩短 | d：施加拉伸 |

图3-154　缓解缝匠肌的肌紧张（反复收缩和缩短法）

【起始体位】患侧朝上的侧卧位。

【方　　法】从伸展位轻微收缩并逐渐进入缩短位。最后由检查者进行徒手缩短。然后
再进行拉伸。重复这个过程，肌肉的伸展性就会明显改善。

设备无法发现隐神经障碍的原因。

可以通过超声检查来确认隐神经的情况，并通过比较左右差异来了解病情。如果能够找到隐神经，可以在超声引导下进行直接阻滞或释放，并通过观察其变化进行第3级评估的过程。然而，通过超声检查确认神经组织需要熟练的技术，因此要广泛普及可能需要一些时间。

2）力学评估

①站立位体态评估

站立位体态评估是通过检查"站立位体态评估"（参见第59页）中列出的项目来进行的。特别是，继发性隐神经障碍与膝关节过度外旋有关。如果出现过度外旋，会导致膝关节内侧的表层组织被拉伸。

因此，在考虑到过度外旋的因素的同时，我们应该确认站立位体态的特征（图3-155）。

②负重位应力测试

需要实施knee-in和knee-out测试、回旋测试、交叉环绕和侧向环绕测试（图3-156）。特别是在双脚站立的情况下进行knee-in测试、前向回旋测试和

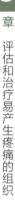

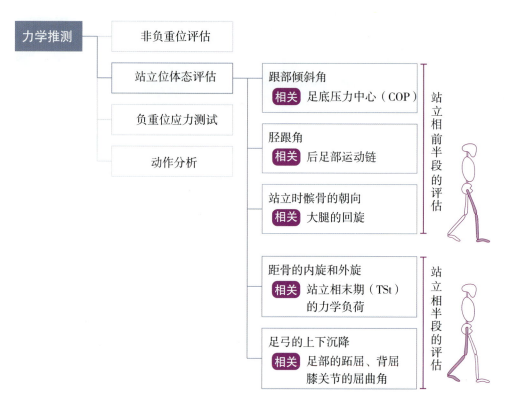

图 3-155　站立位体态评估

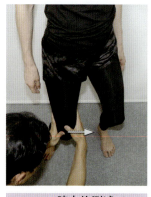

a：膝内旋测试

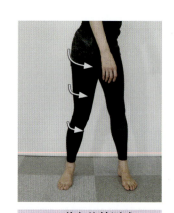

b：前向旋转测试

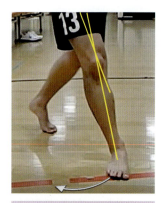

c：交叉环绕测试

图 3-156　负重位应力测试

交叉环绕测试时，大多会引发疼痛和不协调感。我认为，当膝关节同时承受外翻和外旋负荷时，容易引发疼痛和不协调感。

另外，隐神经障碍常常会在上楼梯时引起疼痛和不协调感，因此我们也要确认在上下楼梯运动中是否会引发疼痛和不协调感。缝匠肌是在抬起下肢时使用的肌肉，因此我认为这可能是与其他膝关节疾病不同的原因，即为什么在上楼梯时比下楼梯时更痛。

上下楼运动的确认也可以作为评估治疗效果的测试工具之一。

③动作分析

在行走动作中，缝匠肌从迈步相前期（PSw）到迈步相初期（ISw）被拉伸（图3-157）。我认为，特别是在迈步相初期（ISw），髋关节屈曲力矩的增大与本疾病有关。

另外，髋关节屈曲力矩增大的因素主要包括图3-158中列出的项目，这些因素会增大缝匠肌的活动并导致隐神经的压迫。因此，在本疾病的动作分析中，特别是在迈步相初期（ISw），应按照"①髋关节屈曲位负荷，②骨盆后倾位，③前足内翻，

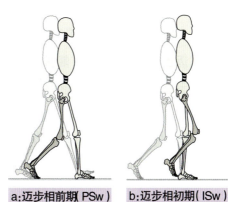

a:迈步相前期（PSw）　　b:迈步相初期（ISw）

图 3-157　缝匠肌活动的步行时期

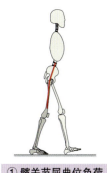 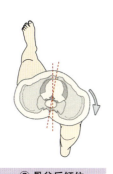 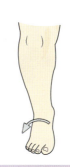 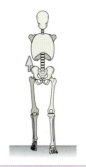

① 髋关节屈曲位负荷　② 骨盆后倾位　③ 前足内翻　④ 髋高抬者

髋关节屈曲力矩的影响因素（迈步相初期）			
影响因素	①	②	③	④
观察要点	髋关节屈曲位负荷	骨盆后倾位	前足内翻	髋高抬者

图 3-158　髋关节屈曲力矩的影响因素（迈步相初期）

④髋高抬者[注9]"的顺序进行观察，并分析最具有影响力的因素是什么[2]）。

3）治疗实践

根据我的观点，隐神经障碍中，原发性障碍多为缝匠肌过度紧张而造成压迫导致的，继发性障碍往往是由于皮肤和筋膜的滑动障碍引起的。

因此，如果怀疑是隐神经障碍时，我认为将以下三点作为治疗措施是很重要的。

①缝匠肌的过度紧张和伸展性的改善

②皮肤和肌膜滑动障碍的改善

③迈步相初期（ISw）髋关节屈曲力矩增大的改善

关于这些，我将逐一进行解说。

①缝匠肌的过度紧张和伸展性的改善

a）缝匠肌的拉伸

通过收缩和缩短的反复运动法来进行缝匠筋的伸展（**图3-159**）。对患者来说，这可能是一种稍微困难的运动，但我们应该指导患者每天坚持进行自我锻炼。操作方法与治疗师进行时相同，但在收缩时，确保膝关节屈曲，髋关节屈

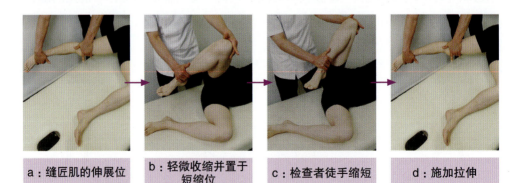

| a：缝匠肌的伸展位 | b：轻微收缩并置于短缩位 | c：检查者徒手缩短 | d：施加拉伸 |

图3-159　缓解缝匠肌的肌紧张（反复收缩和缩短法）

【起始体位】患侧朝上的侧卧位，健侧下肢呈屈曲位。

【方　　法】从伸展位轻微收缩并逐渐进入缩短位。最后由检查者进行徒手缩短。然后再进行拉伸。重复这个过程，肌肉的伸展性就会明显改善。

注9：将骨盆抬高以摆动下肢进行行走的步态称为髋高抬者。

曲、外转、外旋，而在伸长时，膝关节伸展，髋关节伸展、内转、内旋。特别是，在自我锻炼中内旋髋关节伸长是困难的，因此我们应该指导患者正确地进行运动。

b）缝匠肌的徒手滑动法

如图3-160所示，直接握住缝匠肌，使其沿着肌肉纤维的走向和垂直方向滑动。在隐神经被收肌管（Hunter管）夹紧的情况下，进行这种手法滑动会使患者感到剧烈的疼痛。

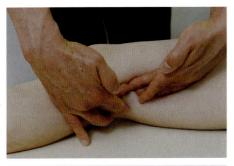

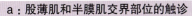
a：股薄肌和半膜肌交界部位的触诊

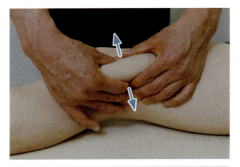
b：徒手滑动法

图3-160　缓解缝匠肌的肌紧张（肌腱的徒手滑动法）
握住缝匠肌，徒手滑动。在进行自我练习时，由于很难单独握住缝匠肌，所以要记住股薄肌和半膜肌交界部位的触诊（这个不难）。
为了缓解肌肉紧张，应从这个分界线开始，同时抓住位于此处以上的股薄肌和缝匠肌，使其沿着肌肉纤维的走向和垂直方向滑动。

通过指导患者掌握正确的抓握方法，他们可以自己进行这个动作，建议每天在看电视等时进行练习。刚开始时可能会伴有剧痛，但随着坚持练习，滑动时的疼痛会逐渐减轻。

②皮肤和肌膜滑动障碍的改善

改善皮肤和肌膜的滑动障碍对继发性隐神经障碍尤为重要。

在第194页介绍的疼痛诱发测试（缝匠肌伸展下的隐神经的滑动测试）中，如果可以诱发疼痛，那么我们需要确认是皮肤还是肌膜与隐神经的疼痛有关。首先，按照图3-161

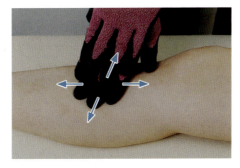

图3-161　皮肤的徒手滑动法
找到皮肤上的硬结部位和硬结方向，并对该部位进行滑动。

所示的方法，仅滑动皮肤，并再次
进行该测试，观察疼痛的变化。然
后，按照图3-162所示的方法，滑动
肌膜并进行同样的测试，观察疼痛
的变化，判断皮肤和肌膜哪个的影
响更为明显，并进行相应的治疗。通
常情况下，肌膜滑动障碍的影响较为
明显，但请务必确认两者的影响。

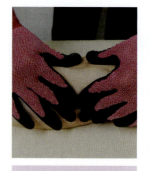

a：肌膜的滑动　　b：像让纸张拱起来一样

图 3-162　肌膜的徒手滑动法

找到伴有强烈疼痛的部位，并对该部位
进行滑动。
将DIP和PIP关节伸展到最大位置，并像
用手掌提起纸张一样进行牵引，可以有
效地促进肌膜的滑动。

a）皮肤的徒手滑动法

如果皮肤的影响程度较高，可
以像图3-161所示的方法一样，使用
橡胶手套找到皮肤上的硬结部位和
硬结方向，并对该部位进行滑动。

b）肌膜的徒手滑动法

即使在肌膜影响程度较高的情况下，使用橡胶手套也可以有效地滑动肌
膜。如图3-162a所示，沿着隐神经区域牵引表层组织，会出现伴随强烈疼痛的
部位，然后对该部位进行滑动。如果在比较左右脚时明显感觉到疼痛差异，那
么该部位的肌膜很可能存在滑动障碍。实施方法的要点是，如图3-162b所示，
将DIP和PIP关节伸展到最大位置，像用手掌提起纸张一样进行牵引，可以有效
地促进肌膜的滑动。

使用这种方法对肌膜进行徒手牵引时，患者会感到剧烈的疼痛，但只要停
止牵引，疼痛就会消失，因此我会稍微加强牵拉。我们应该指导患者每天进行
这些方法作为自我锻炼。通过持续进行，原来的剧烈疼痛就会逐渐减轻。

c）肌贴

我针对本疾病的病例施行过很多贴扎肌贴的治疗，但与贴在下方相比，贴
在上方无一例外地更有效。因此，必须始终向上方贴。另外，将沿着缝匠肌走
行的肌贴和沿着小腿隐神经区域走行的肌贴贴在一起（图3-163）。

③迈步相初期（ISw）髋关节屈曲力矩增大的改善

a）髋关节伸展的拉伸

在迈步相初期（ISw），导致髋关节屈曲力矩增大的因素有很多，但如果髋关节伸展的可移动性较低，首先要着重改善这一点（图3-164）。

在站立相后半阶段，为了有效地进行体重转移，重要的是要实现髋关节的伸展，但如果躯干有位移，会对髋关节的伸展产生重大影响。因此，参考第84页的"核心肌群的观察方法"及改善方法，改善躯干位移也是很重要的。

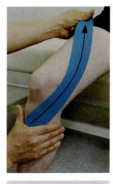 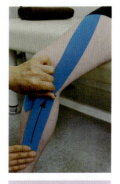

a：沿着缝匠肌走行的肌贴　　b：沿着小腿隐神经区域走行的肌贴

图 3-163　针对隐神经障碍的肌贴
对于这种疾病的病例，肌贴向上方贴扎是有效的。

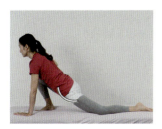 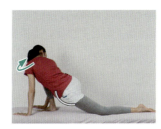 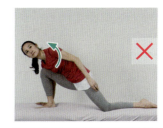

a：将上半身向对侧扭转　　　　b：避免同侧扭转逃避

图 3-164　改善髋关节伸展的可移动性
如果髋关节伸展的可移动性较低，首先应改善。

4）隐神经的评估和治疗总结

在"第3章易感受疼痛组织的评估和治疗实践"中列举的9处组织中，隐神经障碍被分类为以Hunter综合征为代表的原发性障碍及手术和外伤引起的继发性障碍。因此，原发性隐神经障碍和继发性隐神经障碍的评估和治疗方法是不同的，所以我们要充分理解它们各自的特点。

"知道""理解""已实施""精炼"，这些概念都有不同的含义。因此，在反复的临床实践中，需要不断加深对知识的理解。在此基础上，表3-7总结了针对隐神经障碍疼痛的"组织学评估-力学评估"的注意事项，希望能作为临床参考。

表 3-7　隐神经评估的注意事项

评估	注意事项
受伤机制	• 分为无外伤发病史的原发性障碍和手术或外伤引起的继发性障碍。 • 原发性障碍多由运动，特别是跑步引起，持续的同时疼痛会增加。 • 如果是继发性障碍，要确认创口的状态。 • 继发性障碍多表现为开始运动时的疼痛。
压痛	• 原发性障碍好发于收肌管（Hunter管）周围。 • 继发性障碍时，在创口周围及远离创口位置有压痛。
隐神经的滑动测试	• 模拟缝匠肌受到压力刺激的状态，诱发疼痛。 • 徒手伸展沿着神经通路走行的肌膜时，会感到强烈的疼痛。
影像学检查	• 无法通过MRI或X线影像确认病情。 • 隐神经可以通过超声检查来确认，但需要熟练。
站立位体态评估	• 继发性障碍时，要注意与膝关节外旋的关联性。
负重位应力测试	• 双脚站立的knee-in、knee-out测试。 • 前向回旋测试。 • 交叉环绕和侧向环绕测试。 • 上下楼梯运动（比起下楼梯，上楼梯更容易引发疼痛）。
动作分析	• 与步行迈步相初期的髋关节屈曲力矩的增大有关。

8. 髂胫束

　　髂胫束的疼痛在长距离跑步、行走和自行车竞技等体育运动中较常见。在其他情况下，它并不经常发生。此外，它几乎不仅仅由伸展负荷引起，而是在伸展负荷的基础上，再加上髂胫束和股骨外侧上髁（以下简称外髁）的反复摩擦负荷产生。

　　引起髂胫束疼痛的主要原因有"髂胫束的僵硬""内翻膝""膝关节的外翻力矩增大""容易产生摩擦的外髁形态"等。其中特别重要的是"髂胫束的僵硬"和"膝关节外翻力矩的增大"。事实上，许多患有髂胫束疼痛的病例中，存在其中一种或两种以上的情况。

　　那么，接下来就来说明一下评估髂胫束疼痛时的要点，以及我所采取的治疗方法。

1）组织学评估

①从问诊中了解到的事情

　　髂胫束疼痛通常是由长时间的运动引起的，因此应询问患者跑了多长的距离。它几乎不会由外伤引起。当被问到"有什么诱因吗？"时，很多人会回答"注意到的时候就开始疼了"，但也有一些人会回答"在参加马拉松比赛后开始感到疼痛，之后就一直疼痛"，似乎这种疼痛经常发生在长跑后。这是因为在患部周围长时间受到临时负荷，导致外髁周围发炎，随后引发周围组织的纤维化等问题，容易导致滑动障碍。

　　疼痛的表现方式虽然是局部的，但只要不伴有强烈的炎症，疼痛大多只在运动时出现，所以很多情况下疼痛并不明显。

　　疼痛通常在长时间的跑步、步行、自行车竞技等膝关节屈伸运动中频繁发生。

②压痛测试和握持测试的评估

　　髂胫束是一条从髂骨嵴到大腿外侧，然后一直延伸至胫骨外侧的Gerdy结节的又长又大的韧带（图3-165）。

　　按压疼痛通常局限于髂胫束与股骨外髁接触（摩擦）的部位，如图3-166

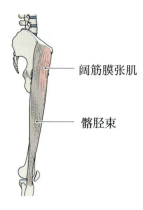

阔筋膜张肌

髂胫束

图 3-165　髂胫束

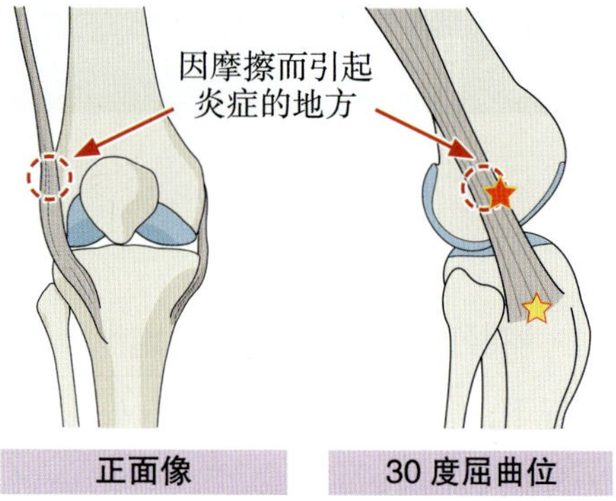

因摩擦而引起炎症的地方

| 正面像 | 30 度屈曲位 |

⭐ 好发点　★ 特别多的好发点

图 3-166　髂胫束的压痛好发部位

髂胫束
股骨外侧
上髁

| 伸展位 | 30° 屈曲位 | 屈曲位 |

⭐ 好发点　★ 特别多的好发点

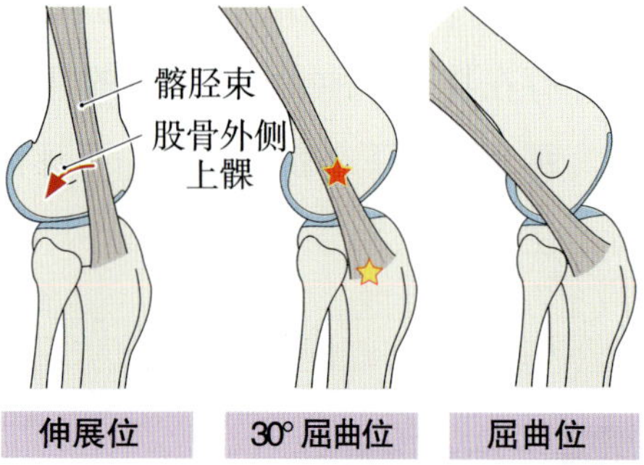

图 3-167　膝关节的屈伸运动会导致髂胫束与外侧上髁的位置发生变化

所示。然而，除非此处因摩擦而产生的炎症比较严重，否则仅通过压迫很少会引发疼痛。

髂胫束在膝关节屈伸过程中与股骨外髁的位置关系会发生变化。如图3-167所示，髂胫束在膝关节伸展位时位于外髁的前方，但在30°～45°屈曲位时位于外髁正上方，进一步屈曲时则位于外髁的后方。

这种利用髂胫束与外髁之间的位置关系进行的测试被称为握持测试（Grasp Test）。这个测试是在无外髁压痛的情况下进行的。传统的握持测试是在压迫外髁的同时进行膝关节的屈伸，从而增大髂胫束与外髁之间的摩擦负荷以引发疼痛（图3-168a）。

作为一种改良测试，我会在侧卧位上，将健侧髋关节屈曲至90°，患侧则伸展和内旋，然后进行这个测试。通过这个起始体位，可以对髂胫束施加强烈的伸展，从而容易地引发疼痛（图3-168b）。另外，即使不会引发疼痛，也会引发不协调感和牵拉感。

③伸长测试的评估

本疾病的大部分病例，包括与韧带附着的肌肉在内，髂胫束的整体伸展性都降低了。因此，我们使用奥伯尔测试（Ober test）来评估髂胫束的伸展性。

奥伯尔测试是在髂胫束存在疼痛的情况下进行的测试。虽然临床医生创造

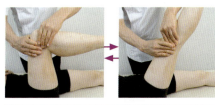
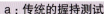
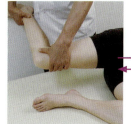
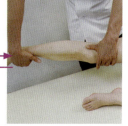

| a：传统的握持测试 | b：作者所进行的改良握持测试 |

图 3-168　髂胫束的改良握持测试

【起始体位】健侧朝下的侧卧位。

将健侧髋关节屈曲至90°，将患侧髋关节向内伸展呈内旋位。

【方　　法】一边压迫股骨外髁，一边屈伸膝关节。

即使不会引发疼痛，也会引发不协调感和牵拉感。

了许多变体方法，但每次执行方法的统一非常重要。如果执行方法不同，就无法比较测试结果，因此无法确定下次就诊时髂胫束的伸展性是否得到了改善。因此，作为改良方法，我采用了图3-169a所示的方法：采用非检查侧朝下的侧卧位时，将非检查侧的髋关节屈曲至90°，将检查侧下肢伸展至与躯干成一直线的位置作为起始体位，并在每次测试中均采用该位置。因为人视觉上容易再现的角度是0°和90°（例如，60°的再现精度变低），因此在这个位置下，可以在每次测试中以相同的条件进行测试。

该疾病的大多数病例在这个测试中会呈阳性反应。有些病例的伸展性下降

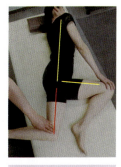
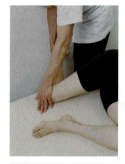
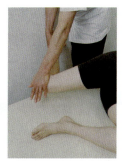
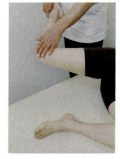

| a：起始体位 | b：阴性 | c：阳性 | d：伸长性显著下降的例子 |

图 3-169　髂胫束的奥贝尔测试

【起始体位】检查侧朝上的侧卧位。

【方　　法】将下肢屈曲至90°，使髋关节和膝关节处于屈曲位，将上侧的手掌放在髌骨上。从该肢位开始，将检查侧的下肢伸展和内旋，使其与躯干成一直线。

【评　　估】如果检查侧的膝盖接触到床上，则为阴性反应；如果没有接触，则为阳性反应。如果髂胫束的伸展性降低，股骨只能稍微下降到水平线以下。在这种情况下，我会测量内转角。

到股骨无法水平伸展的程度（图3-169c）。

如果这个测试是阳性的，就应立即进行髂胫束的拉伸。通过拉伸，髂胫束的伸展性会得到改善，如果再次进行测试结果为阴性，那么疼痛即使可能没有完全消失，但肯定会有所减轻。因此，我们指导患者养成拉伸的习惯，并鼓励进行自我练习。关于自我练习的详细信息，请参阅"3）治疗实践"部分。

即使这个测试结果为阴性，髂胫束仍然可能伴有疼痛。据我估计，这种类型的病例约占5%～10%。关于这种类型的病例，将在下一个力学评估项目中介绍。

2）力学评估

从力学的角度观察，大多数髂胫束疼痛的病例都是因为膝关节的外翻力矩增大。然而，有些病例尽管膝关节的外翻力矩没有特别的问题，但仍然存在髂胫束疼痛的情况。这种情况被称为前述的奥贝尔测试（伸展测试）结果为阴性但仍有疼痛的类型。

我将前者称为"膝关节内翻型"，将后者称为"髋关节内收型[注10]"，并进行了大致分类。由于大多数髂胫束疼痛的病例属于"膝关节内翻型"，因此本节将重点介绍对这种类型病例的力学评估。

①非负重位的形态评估和可动特性的评估

如果通过组织学评估确定髂胫束存在疼痛，就应该确认髋关节的"伸展可动性"和"内旋可动性"，以及膝关节的"伸展可动特性"（图3-170）。

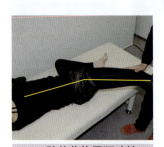 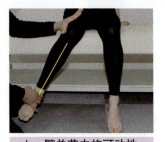 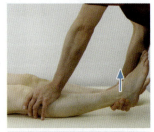

a：髋关节伸展可动性　　b：髋关节内旋可动性　　c：膝关节伸展可动特性（过度伸展）

图 3-170　非负重位的形态评估和可动特性的评估

注10：关于这种类型的髂胫束疼痛，我认为过去几乎没有多少报告。然而，在临床实践中，这种情况确实存在，通过仔细评估，应该能够发现这种类型的病例。

这种疾病的病例通常会出现髋关节伸展和内旋的活动度受限，因此髋关节容易外旋并承受外侧负荷。此外，膝关节很少出现过度伸展的情况，膝关节以轻度屈曲位活动也与膝关节外翻力矩的增大有关。

然而，髋关节内收型的情况下，这些活动度通常没有僵硬或限制。

要记住，在非负重位下的这些评估也与进行动作分析时的预测有关。

②站立位体态评估

髂胫束疼痛的病例在站立时多呈髌骨外翻位，因此必须观察站立姿势。如果髌骨处于外翻位，膝关节的外翻力矩会增大，这与该疾病的发生有关（图3-171）。

另一方面，对于髋关节内旋型的情况，其特征是：站立时髌骨很少呈现外翻位，更常见的是呈现髌骨内翻位（髌骨内视）。

从到目前为止的说明中，可以了解到本疾病的"膝关节内翻型"和"髋关节内收型"在伸展测试、非负重位的活动特性以及站立位对线方面有明显的差异，了解到每种特性在评估时的重要性。此外，还要记住针对每种类型的治疗方法完全不同。

③负重位应力测试

本疾病的特点之一是即使进行负重位的压力测试，也很少能够引发疼痛。尽管通过双脚支撑的knee-out运动测试可能会引发疼痛，但通常情况下，除非疼痛非常强烈，否则很难引发疼痛（图3-172）。此外，其他负重位的压力测

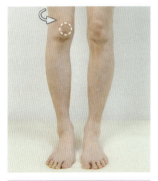
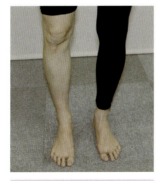
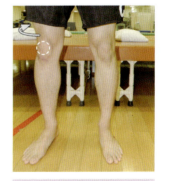

a：髌骨内翻位　　　　b：髌骨正面　　　　c：髌骨外翻位

图3-171　髂胫束综合征常见的站立姿势
髂胫束疼痛的病例，在站立时多呈髌骨外翻位（c）。

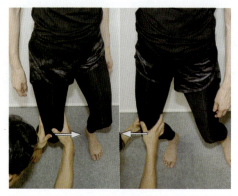
a：knee-in 和 knee-out 测试

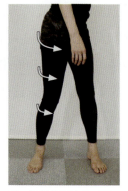
b：前向旋转测试

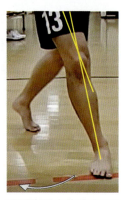
c：交叉环绕测试

图 3-172　负重位应力测试

试几乎不会引发疼痛。

④动作分析

髂胫束疼痛与力学因素有关，其中步行时的膝关节外翻力矩起着作用。此外，膝关节外翻力矩主要在站立相前半阶段产生，但在后半阶段也可能产生外翻力矩并导致该疾病的发生，因此需要观察站立相前半阶段和后半阶段。

过度的膝关节外翻力矩是由于"膝关节内翻位负荷""骨盆外展位""躯干的质量中心（COM）外展位"等因素引起的（图3-173）。因此，通过对这些观察要点的评估，可以分析出最主要的影响因素是什么。

在髋关节内收型中，在很多病例中，可以观察到在步行时站立相阶段的膝关节外翻力矩并不明显（或者不存在）。尽管奥伯尔（Ober）测试（伸长测试）呈阴性，站立相阶段的膝关节外翻力矩并不明显，但髂胫束仍会引发疼痛……从正常的角度来看，你不认为这很奇怪吗？

然而，髋关节内收型的许多病例都呈现出一种特殊的运动模式，即特伦德伦伯格征（图3-174）。我认为，如果特伦德伦伯格征阳性时，髂胫束不是从远端而是从近端被拉伸，从而导致了本疾病的发生。因此，在髋关节内收型的情况下，应该关注特伦德伦伯格征象并观察运动。

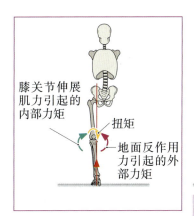
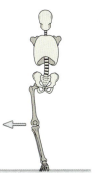
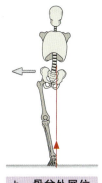
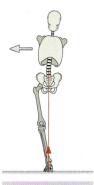

| a：膝关节内翻位负荷 | b：骨盆外展位 | c：躯干的质量中心（COM）外展位 |

图 3-173　膝关节外翻力矩的增大因素

当地面反作用力矢量通过膝关节内侧时，会将股骨向外方向推移，产生膝内翻力，并且外侧支持肌群会发挥作用来保持平衡。

由于膝关节内翻位负荷、骨盆外展位、COM外展位等外翻力矩增大因素的影响，使地面反作用力矢量通常比正常情况下更多地作用于膝关节的内侧。

如果理解了各力矩增大的原因，在评估动作时的指标将更加明确。有关详细信息，请参考参考书籍[2]。

3）治疗实践

髂胫束的疼痛是由于髂胫束与股骨外侧上髁（外髁）之间的反复摩擦负荷引起的。为了改善这种摩擦负荷，我认为主要需要以下4个方面的改善：

①改善包括附着肌群在内的髂胫束整体的伸展性

②改善髂胫束和外髁的滑动性

③减小膝关节外翻力矩

④减轻髋关节内转位负荷

作为本病的治疗，我们将逐一进行说明。

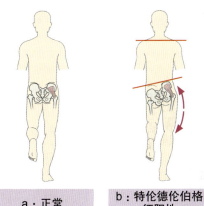

| a：正常 | b：特伦德伦伯格征阳性 |

图 3-174　特伦德伦伯格征

特伦德伦伯格征阳性时，走路站立时伴随骨盆侧方摇晃及抬高。因此，髂胫束在近端侧被伸长。

①包括附着肌群在内的髂胫束整体伸展性的改善

a）重复收缩和缩短法

如果Ober测试呈阳性，可以立即进行髂胫束的拉伸。髂胫束附着有许多肌肉，我认为可以通过侧卧位外展髋关节的方法来反复收缩和缩短所有附着的肌肉，以改善其伸长性[25, 26]（图3-175）。

此时，为了很好地改善附着肌肉和髂胫束的伸展性，需要注意三个要点：第一个要点是注意不要让髋关节外旋。因此，我建议指示抬起脚后跟而不是膝盖。通过抬起脚后跟，可以保持在髋关节内旋的状态下，使髋关节外翻。第二个要点是在达到最大缩短位后，再次徒手缩短。这样可以通过生理学上的反射抑制获得松弛效果。第三个要点是在伸展时，尽可能在髋关节伸展位进行。

即使Ober测试呈阳性的病例，大多数情况下伸展性都会在当场显著改善。然后，指导患者进行自我锻炼，并在下次就诊时进行再次测试以观察结果是否转为阴性。在大多数病例中，即使疼痛没有完全消除，也应该会有所减轻。如果伸展性改善了，但疼痛没有缓解，那么应该怀疑存在其他潜在的病理问题。

网络视频27 缓解髂胫束附着肌肉的肌紧张（反复收缩和缩短法）

通过视频可以加深对这个练习的理解。请务必观看。

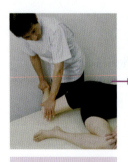 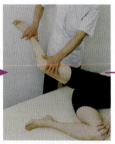 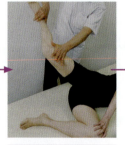 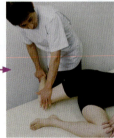

| a：髂胫束轻度伸展位 | b：轻微收缩并置于短缩位 | c：检查者徒手缩短 | d：施加拉伸 |

图 3-175　缓解髂胫束附着肌肉的肌紧张（反复收缩和缩短法）

【起始体位】采取健侧朝下的侧卧位，使髂胫束处于轻度伸展位。

【方　　法】从伸张位轻微收缩并置于短缩位。最后由检查者徒手缩短。然后再施加拉伸。反复这样做，肌肉的伸展性就会明显得到改善。

b）髂胫束拉伸的自我训练

指导患者进行自我训练非常重要。根据我的经验，如果患者每天都进行这个训练，髂胫束的伸展性一定会得到改善。为了有效进行髂胫束拉伸的自我练习，我会指导患者注意以下几点：髋关节不要外旋，另外，在将髋关节缩短到最大缩短位后在髋关节伸展位进行拉伸（**图3-176**）。

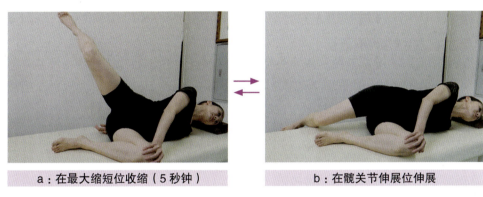

| a：在最大缩短位收缩（5秒钟） | b：在髋关节伸展位伸展 |

图3-176　自我训练（拉伸①）
锻炼时的要点是，不要使髋关节外旋，在髋关节缩短到最大缩短位后在髋关节伸展位进行髂胫束的拉伸。

也可以利用墙壁进行髂胫束拉伸的自我锻炼（**图3-177**）。方法是将患侧的腰部靠在墙上支撑，并加入髋关节伸展动作。这种站立式的锻炼可以随时进行，相比于卧姿锻炼，持续率更高。

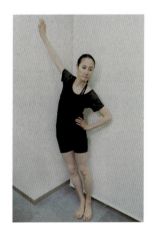

图3-177　自我训练（拉伸②）
利用墙壁支撑引出髋关节内收。

c）股外侧肌的拉伸

因为髂胫束与股外侧肌相连，因此髂胫束的伸展性与股外侧肌的肌张力密切相关。因此，当股外侧肌的肌张力增加时，进行股外侧肌的拉伸可以使髂胫束更柔软（**图3-178**）。

从股二头肌的外侧压入手指，可以直接接触到股二头肌和股外侧肌起始部

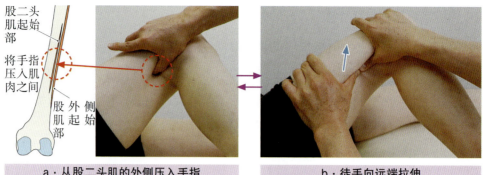

股二头肌起始部

将手指压入肌肉之间

股外侧肌起始部

a：从股二头肌的外侧压入手指

b：徒手向远端拉伸

图 3-178　股外侧肌的拉伸

从股二头肌的外侧压入手指，直接接触股二头肌和股外侧肌之间的骨头（a），然后将股外侧肌的起始部徒手向远端方向拉伸（b）。

位之间的骨头。从该状态开始，将股外侧肌的起始部徒手向远端方向拉伸。

②髂胫束和股骨外髁的滑动性改善

a）ITB-P的拉伸

　　髂胫束的远端存在着连接髌骨外侧支持带和髂胫束的纤维束（髂胫带束髌骨纤维，ITB-P）（图3-179a）[9]。如果ITB-P周围滑动不良，髂胫束与外髁的摩擦负荷会增加。因此，可以通过徒手拉伸ITB-P来改善其滑动性，如图3-179b和c所示。

　　通常情况下，这种纤维束的硬度存在左右差异，患侧通常会更加僵硬。我们会指导患者进行自我锻炼，直到左右差异消失为止。

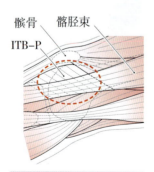

髌骨　髂胫束

ITB-P

a：连接髌骨外侧支持带和髂胫束的纤维束（髂胫带束髌骨纤维，ITB-P）

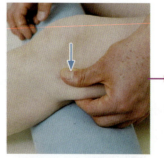

b：徒手固定髂胫束

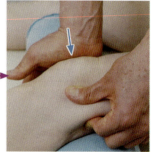

c：使髌骨的外侧部浮起

图 3-179　ITB-P 的徒手拉伸

在固定了髂胫束的状态下（b），通过挤压髌骨内侧使外侧部浮出，进行ITB-P拉伸（c）。

b）髂胫束的滑动练习

为了改善髂胫束的滑动性，可以直接握住髂胫束，并徒手将其沿着与走行垂直的方向滑动（图3-180）。根据我的临床经验，通过手动将肌肉和肌腱沿着与走行方向垂直的方向滑动，可以当场缓解紧张感。

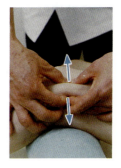

髂胫束

图 3-180　髂胫束的滑动练习
直接握住髂胫束，并徒手将其沿着与走行垂直的方向滑动。

③减小膝关节外翻力矩

a）肌贴和矫形鞋垫

本疾病的多数病例都是膝关节外翻力矩增大，因此贴上能够抑制膝关节内翻的肌贴是有效的。我通常会使用图3-181a和图3-181b所示的肌贴。在实际步行过程中，可以根据哪种贴扎方式更有效来选择贴扎方法。

对于髋关节内翻型的病例，通常不使用向上贴扎在正常胫腓韧带的肌贴，而是使用向下贴扎的肌贴，就像图3-181c所示，这样比较有效。在这种情况下，我们也必须观察贴上肌贴后的步行状态，确保是否获得良好的动作。图3-181a、b和图3-181c的肌贴只是贴扎的方向不同，但是要知道贴扎后的动作会有所不同。这种差异也适用于对其他部位的肌贴贴扎。例如，在跟腱上贴扎肌贴时，是向上还是向下贴，动作也会有所不同。

另外，对于后足内翻变形较严重的病例，由于容易发生外侧负荷，类似图3-181d所示的外侧后跟楔形鞋垫通常是有效的。

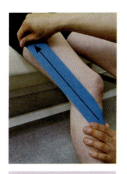
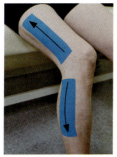
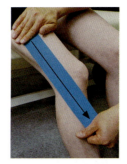
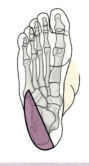

a：抑制内翻肌贴　　b：抑制内翻肌贴　　c：髋关节内收型病例的肌贴　　d：外侧后跟楔形鞋垫

图 3-181　抑制膝关节外翻力矩的肌贴和矫形鞋垫

b）运动控制

由于本疾病病例容易伴随外侧负荷，因此需要针对偏向负荷进行运动控制。如图3-182所示，将膝关节屈曲至60°以上，并通过单腿深蹲来进行运动控制。通过将膝关节屈曲至60°以上，髂胫束和股骨外髁不会接触，可以将负荷最小化并进行练习。

此外，对髂胫束施加的力学负荷大部分发生在站立相前半阶段，因此应该像图3-182所示，在髋关节屈曲位下进行运动控制。如果让膝关节外翻力矩过大时进行该运动，会容易产生外侧负荷，导致膝关节向外侧摆动。

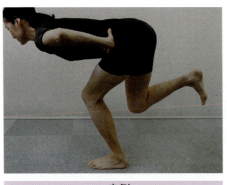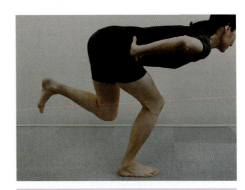

a: 患侧	b: 健侧

图 3-182　运动控制

将膝关节屈曲至60°以上，左右交替进行。在对比健侧进行反馈的同时，改善患侧的外侧负荷。

c）前额面的躯干位移的改善

在躯干的位移中，骨盆的侧方位移与膝关节的外翻力矩密切相关。当骨盆发生侧方移位时，外展负荷会施加在膝关节的外侧，这一点即使对非医疗人员也很容易理解（图3-183）。

骨盆的侧方移位可以大致分为肩胛带向同侧下压型和肩胛带向对侧下压型两种（图3-184）。

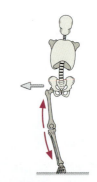

图 3-183　骨盆的侧方移位与膝关节外翻力矩的关系

如果骨盆发生侧方移位，则会在膝关节外侧施加伸展负荷。

因此，如果躯干对线评估中发现骨盆发生侧方移位，为了改善这种移位，我们会指导患者进行与图3-184所示的相反方向运动的自我锻炼（图3-185）。

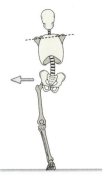
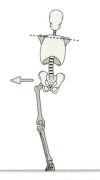

a：骨盆向右侧移位，
右侧肩胛带向下压

b：骨盆向右侧移位，
左侧肩胛带向下压

图 3-184　前额面的躯干位移

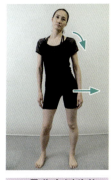
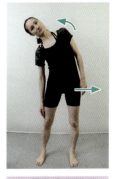

a：骨盆右侧移位，
右肩胛带向下压时
的运动疗法

b：骨盆右侧移位，
左肩胛带向下压时
的运动疗法

图 3-185　针对骨盆侧方移位的运动疗法

通过踏步的方式进行，可以更有效地进行运动。

④减轻髋关节内收位负荷

髋关节内收型的病例往往同时表现出特伦德伦伯格征和骨盆侧方移位两种情况（图3-186）。

对于这样的病例，应对髂胫束近端施加伸展负荷。对于表现为特伦德伦伯格征的患者，许多治疗师都会强化髋关节外展肌力，但我认为，相比于增强髋关节外展肌力，更重要的是能够在负重位下进行外展肌肉的运动控制。因此，通过进行如图3-187b中所示的单腿抬起对侧骨盆的练习，来指导改善步行时的运动控制。

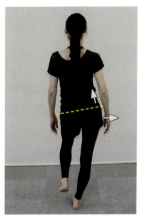

图 3-186　呈现特伦德伦伯格征和骨盆侧方移位的例子

髋关节内收型的病例，往往同时表现出特伦德伦伯格征和骨盆侧方移位两种情况。

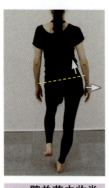
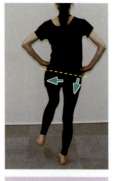

a：髋关节内收类型的病例

b：运动疗法

图 3-187　改善步行动作的运动疗法的例子

髋关节内收型的病例，步行站立时伴随着骨盆的侧方摇晃和抬高（a）。

对于这样的病例，指导患者在单脚时将站立侧的骨盆向下压，同时保持躯干在直立位（b）。

4）髂胫束综合征的评估和治疗总结

在"第3章易感受疼痛组织的评估和治疗实践"中列举的9处组织中，髂胫束的疼痛大多是由于长时间的行走、步行、自行车比赛等反复进行膝关节屈伸运动而引起的。另外，如果从力学的角度来评估本疾病的病例，可以大致分为"膝关节内翻型"和"髋关节内旋型"，但是两者在特性和评估结果上存在明显的差异，因此我们应该记住治疗方法也完全不同。

"知道""理解""已实施""精炼"，这些概念都有不同的含义。因此，在反复的临床实践中，需要不断加深对知识的理解。在此基础上，表3-8总结了针对髂胫束疼痛的"组织学评估-力学评估"的注意事项，希望能作为临床参考。

表 3-8 髂胫束评估的注意事项

评估	注意事项
受伤机制	•多因长时间运动而出现。 •因反复屈伸膝关节的动作频繁发生。
压痛	•压痛通常局限于髂胫束与股骨外髁接触（摩擦）的部位。 •通过握持测试和改良握持测试，可以诱发疼痛。 •即使没有引发疼痛，通过改良握持测试，有时也可能会感觉到不协调感或牵拉感。
髂胫束的伸展测试	•通过奥贝尔试验评估髂胫束的伸展性。 •"膝关节内翻型"和"髋关节内收型"的评估结果不同。
非负重位形态和可动特性的评估	•确认髋关节的"伸展可动性与内旋可动性"和膝关节的"伸展可动性"。 •"膝关节内翻型"和"髋关节内收型"的评估结果不同。
站立位体态评估	•髌骨多呈外方位。 •"膝关节内翻型"和"髋关节内收型"的评价结果不同。
负荷应力测试	•双脚站立的knee-in和knee-out测试。 •疼痛往往无法诱发。
动作分析	•评估膝关节外翻力矩增大的主要原因。 •在"髋关节内收型"病例中，着重观察特伦德伦伯格征。

专栏： 拉伸的意义

如果髂胫束存在疼痛，奥贝尔测试常常呈阳性，并且髂胫束明显僵硬。因此，在临床上经常进行拉伸。但是，仔细想想，如果膝关节有外侧摆动，如果放松了外侧支持组织，就没有力量可以阻止膝关节的外侧摆动，这样是不是会导致外侧摆动更加明显呢？因此，以前在临床上并不常进行拉伸。

然而，我们发现改善髂胫束的伸展性几乎可以无一例外地减轻疼痛。因此，有一次，我突然想知道，"髂胫束在拉伸后动作会有什么变化呢？"于是，我们对许多病例进行了比较验证，对施行髂胫束拉伸前后的步行情况进行比较。

通过这个发现，我们得出了一个结论，那就是进行拉伸后，外翻力矩会减小。这对于我们的临床实践来说是一个重大的范式转变。换句话说，通过这个比较验证，我们理解了进行拉伸的重要性。这意味着当肌肉和支持组织变得僵硬时，身体会对其进行"倚靠"。因此，进行拉伸可以减轻对僵硬的肌肉和支持组织的力学负荷。

我曾经为许多顶级运动员进行过诊疗，我的印象是，肌肉和关节硬度较高的选手明显比肌肉和关节柔软的选手多（虽然这也取决于不同的运动项目）。换句话说，就像比起柔软的弹簧，硬弹簧更强一样，有些选手可能会利用硬度来提高运动表现。因此，当我们作为治疗师进行拉伸时，仅仅将概念局限于拉伸硬度较高的部位可能会导致身体机能下降，我们需要意识到这一点。我们不是教练，我们不应该盲目地进行拉伸，而是需要以医疗视角评估患者，并进行与病情相关的部位的拉伸。我个人认为这一点非常重要（图3-188）。

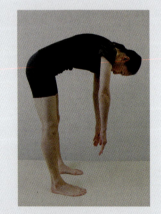

图3-188 拉伸的意义
即使是顶级运动员，也有不少肌肉和关节僵硬的例子，如体前屈时指尖触不到地板，奥贝尔测试呈强阳性等。

9. 腘肌

腘肌是位于膝关节后侧的肌肉。横跨膝关节的大部分肌肉基本上都是纵向走行的。然而，腘肌是唯一一条横向（严格来说是斜向）走行的肌肉，因此可以认为它是以旋转动作为主的肌肉（图3-189）。由于腘肌位于膝关节后侧，很容易被认为是起屈曲作用的肌肉，但实际上它的屈曲作用非常有限，基本上可以视为内旋肌肉。

腘肌疼痛是临床上常见的病症，从年轻人到老年人，各个年龄段都可能发生。然而，由于不需要手术干预、不会对生活造成重大影响等原因，医疗领域往往忽视了这种疼痛。此外，对于患者来说，这种病症并不会给生活带来很大困扰，因此很少去

参照文献 27 作图

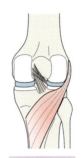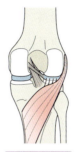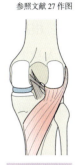

| a:附着（无）
45.0% | b:附着（疏）
37.5% | c:附着（密）
17.5% |

图 3-189　腘肌的解剖和附着形态

横跨膝关节的大部分肌肉都是纵向走行的，只有腘肌是唯一一条横向（严格来说是斜向）走行的肌肉，可以认为它是以旋转作用为主的肌肉。另外，破格※较多，常被认为附着在外侧半月板上，但实际上45%没有附着[27]。

※破格是指正常范围内解剖学形态上的个体差异。

医疗机构就诊，即使就诊了，也很少能得到医务人员的细致诊断，因此很少坚持就诊。但是，由于这种疾病的发生与其他各种障碍有关，因此作为康复治疗师，理解这种病症及其原因，并能够进行适当的治疗，是非常重要的。

那么，接下来我们来介绍评估腘肌以及我所进行的治疗的要点。

1）组织学评估

① 从问诊中了解到的事情

腘肌和腘肌腱的疼痛可由外伤和功能障碍引起。外伤性的疼痛通常是由跳

跃动作或方向转变动作引起的，而功能障碍性的疼痛则常常是由长时间行走、奔跑或深屈曲动作引起的。因此，在询问病因时，需要了解症状的发生是由外伤还是功能障碍引起的。

在这里重要的是，即使是由外伤引起的疼痛，如果疼痛持续了2个月以上，那么可能已经进入了外伤后的二次障碍阶段，也需要将其视为功能障碍来对待。根据我的观察，腘肌和腘肌腱的疼痛往往发生在本来就有膝关节过度外旋的人身上，即使是由外伤引起的疼痛也是如此。因此，如果损伤了内旋肌肉，如腘肌和腘肌腱，外伤后仍然会通过过度外旋施加伸展负荷于腘肌，容易转化为二次障碍。

虽然疼痛的表现是局部性的，但由于腘肌位于深层，并且需要长时间的活动才会出现疼痛，因此很多时候患者无法明确地指出疼痛的位置。然而，如果问到"相对于膝盖后方的中心，是向上还是向下？"大多数情况下，患者都会明确回答"向下"。

此外，也有患者抱怨说"偶尔会感到疼痛"。基本上，我认为这是由于长时间的伸展负荷导致肌肉血液供应不足而引起的疼痛。

②压痛测试的评估

腘肌的疼痛通常需要进行长时间活动才会出现，但我认为很多时候可以检测到压痛。这可能是因为膝关节的过度外旋，腘肌持续受到伸展负荷，导致肌肉的压力增加。

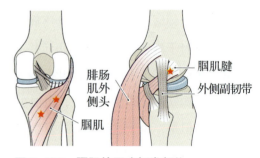

图 3-190　**腘肌的压痛好发部位**
压痛发生在腘肌实质或作为起始部分的股骨外侧上髁的腘肌腱沟，腘肌腱进入沟槽的前方。

压痛如图3-190所示，通常发生在腘肌实质部位或其起始点，即股骨外侧上髁的腘肌腱沟（腘肌腱进入的沟槽）的前方出现。

③影像学检查

本疾病很难通过X线和MRI等影像检查来进行判断，影像对诊断的参考价值并不是很大。这可能是本疾病不受医生重视的主要原因。

②）力学评估

①非负重位的形态评估和可动特性的评估

a）过度外旋评估

腘肌和腘肌腱疼痛的主要发生机制是膝关节外旋引起的伸展负荷。因此，如果怀疑腘肌和腘肌腱疼痛，一定要确认膝关节是否"扭曲"（图3-191）。

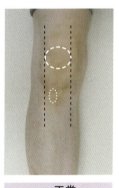 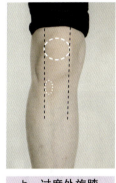 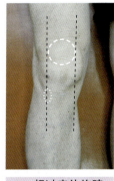 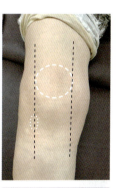

| a: 正常 | b：过度外旋膝 | c：超过度外旋膝 | d：更加超过度外旋膝 |

图 3-191　膝关节扭曲的评估

 网络视频12 膝关节扭曲的评估

通过视频可以加深对这个评估的理解。请务必观看。

当膝关节屈曲达到112°以上时，腘肌腱会嵌入股骨的腘肌腱沟内，腘肌从这里作为起点向小腿内旋方向牵引（图3-192）。正常的膝关节在屈曲过程中大约内旋20°~40°。然而，如果膝关节在屈曲时内旋角度不足，腘肌就会在深屈曲时被过度伸展。在这种疾病中，经常会出现深屈曲时的疼痛症状，我认为这是由于膝关节屈曲时内旋不足所引起的。

由于这些原因，对于这种疾病，评估膝关节的过度外旋时应该不仅在

参照文献 28 作图

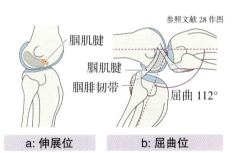

| a: 伸展位 | b: 屈曲位 |

图 3-192　腘肌腱沟和腘肌的功能解剖

腘肌附着于腘肌腱沟的前方近端。腘肌腱沟位于外侧副韧带的深层，是股骨髁形成的骨沟（a）。腘肌腱在膝关节屈曲达到112°以上时会嵌入腘肌腱沟内，随着屈曲角度的增大，腘肌会被拉伸（b）[28]。

膝关节伸展位评估，而且在屈曲位也需要评估。

　　具体来说，患者仰卧位，首先在膝关节伸展位进行评估，然后在90°屈曲位进行评估。如果在90°屈曲位时内旋角度较小，还应进一步确认更深屈曲角度下的情况，以确定随着屈曲角度增大膝关节内旋的程度。在90°屈曲位时，正常膝关节的胫骨粗隆由于膝关节内旋应该位于髌骨正下方中央（图3-193a）。此外，屈曲时膝关节的内旋也会发生在过度外旋膝上，因此在90°屈曲位时，即使是过度外旋膝，胫骨粗隆通常仍位于髌骨正下方附近（见图3-193b）。然而，在腘肌引起疼痛的病例中，屈曲时的内旋往往不足，导致即使在屈曲位下也呈现过度外旋的情况，如图3-193c所示。在这种情况下，还应进一步确认更深屈曲角度下的情况，以确定随着屈曲角度增大膝关节内旋的程度。

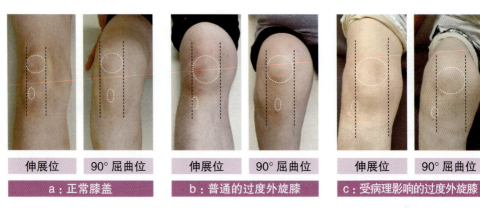

伸展位	90°屈曲位	伸展位	90°屈曲位	伸展位	90°屈曲位
a：正常膝盖		b：普通的过度外旋膝		c：受病理影响的过度外旋膝	

图3-193　屈曲位下的膝关节过度外旋评估

膝关节过度外旋的评估，根据病情不仅需要评估伸展位，还需要评估屈曲位。
在90°屈曲位时，正常膝盖的胫骨粗隆由于膝关节的内旋而位于髌骨正下方中央（a）。
即使呈过度外旋膝，由于屈曲时的内旋，胫骨粗隆通常位于髌骨中央附近（b）。
但是，在腘肌引起疼痛的病例中，屈曲时的内旋往往不足（c）。

b）胫骨前后移动的特性

　　胫骨的前后移动特性中，如果存在胫骨向后移位（下垂），腘肌的起点部和停止部会分离，腘肌就会一直处于持续增加伸展负荷的状态（图3-194）。在临床上，腘肌疼痛的患者通常会出现较多的胫骨向后下垂。我认为导致胫骨向后下垂

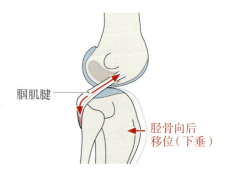

腘肌腱

胫骨向后移位（下垂）

图3-194　胫骨向后下垂对腘肌的影响

如果有胫骨向后移位（下垂），腘肌的起始部和停止部就会分开，腘肌就会处于持续增加伸展负荷的状态。

的因素可能是后外侧支撑结构等膝关节后方软组织的硬度较高（关于这一点将在后文中详述）。

　　如果胫骨位置正常，膝关节在90°屈曲位时髌骨和胫骨几乎呈一条直线，因此可以通过这个姿势来确认是否存在胫骨下垂（图3-195）。

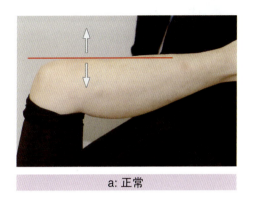

| a: 正常 | b: 下垂 |

图 3-195　下垂的评估
胫骨位置正常时，膝关节在90°屈曲位时髌骨和胫骨几乎呈一条直线。

②站立位体态评估

　　如果通过非负重位的形态评估确认存在过度的膝关节外旋位，接下来需要确认负重位的站立位对线，并判断大腿内旋和小腿外旋中哪个是膝关节外旋的主要影响因素。

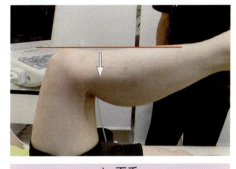

图 3-196　站立相前半阶段的膝关节外旋因素
如果出现髌骨内翻，则会在站立相前半阶段产生相对的膝关节外旋。

　　在站立位体态评估中，首先需要通过站立前视角评估髌骨的位置（图3-196）。如果髌骨过度内倾（髌骨内翻），则膝关节无论如何都呈现过度外旋。在这种情况下，可以认为膝关节的外旋主要是由大腿内旋引起的。

　　接下来，在站立前视角中评估距骨外旋（图3-197）[注11]。我认为，膝关节的外旋程度更多与前视角中的距骨外旋相关，而不是与后视角中的胫跟角相关。如果距骨过度外旋，可以认为膝关节的外旋主要是由小腿外旋引起的（参照第285页）。大部分老年人的膝关节过度外旋属于这种类型。

注11：关于距骨外旋的评估请参照第62页。

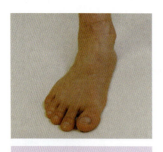 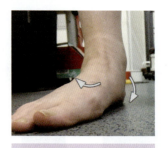 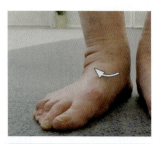

| a：中立位 | b：足部外翻伴距骨外旋 | c：骨性关节炎中常见的足部形态 |

图 3-197 距骨外旋

在距骨过度外旋的情况下，可以认为膝关节的外旋主要是由小腿外旋引起的。

③负重位应力测试

将进行knee-in、knee-out测试、回旋测试、交叉环绕和侧向环绕测试，但是本疾病的大部分病例在这些负重位应力测试中不能诱发疼痛。

为此，我使用下蹲动作来施加负荷。如前所述，膝关节在下蹲等深度屈曲位时，腘肌腱会嵌入腘肌腱沟内，从而使腘肌伸长。在这个姿势下进行knee-in动作，会进一步增加外旋，从而使腘肌伸长到最大程度（图3-198）。

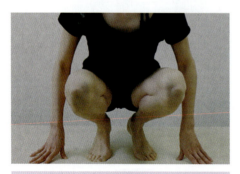 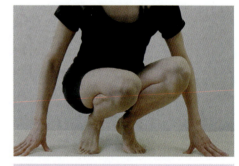

| a：下蹲位 | b：加入 knee-in 测试 |

图 3-198 利用下蹲动作的负重位应力测试

在进行下蹲等膝关节深度屈曲时，加上knee-in测试容易引发疼痛。

④动作分析

本疾病的动作特点，重要的是结合与膝关节内旋力矩的关联来观察。膝关节过度外旋分为发生在站立相前半阶段和发生在站立相后半阶段两种类型。

站立相前半阶段的膝外旋由大腿内旋引起，而站立相后半阶段的膝外旋由小腿外旋引起（图3-199）。因此，我们观察步行站立相前半阶段中的"大腿内旋位负荷"。

另一方面，在步行站立相后半阶段中，观察"①足部外翻、②外展扭转、③足弓下陷、④小腿向外侧倾斜"，最好分析一下最主要的影响因素是什么。

在步行站立相后半阶段出现膝关节过度外旋的病例中，其特征是站立相末期（TSt）脚跟会向内侧明显扭转（图3-200）。

被称为足部外展扭转的动作是，以脚尖为支点将脚跟向内扭转，不仅会

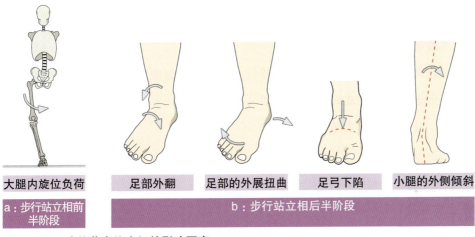

大腿内旋位负荷	足部外翻	足部的外展扭曲	足弓下陷	小腿的外侧倾斜
a：步行站立相前半阶段	b：步行站立相后半阶段			

图 3-199　膝关节内旋力矩的影响因素

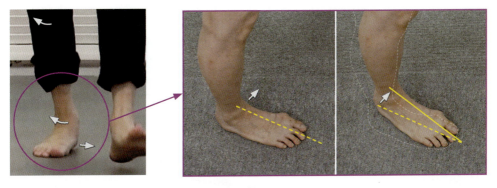

图 3-200　站立相末期（TSt）的足部外展扭转

通常被称为足部外展扭转的动作，以脚尖为支点将脚跟向内扭转，产生距骨外旋，进而导致了膝关节的过度外旋。

导致距骨外旋，还会促进膝关节的过度外旋。因此，在步行的站立相末期（TSt），特别需要注意观察这一动作。

网络视频18 站立相末期（TSt）的足部外展扭转①

如果你看了这个视频，你就会明白什么是足部外展扭转的动作。请务必观看。

3）治疗实践

腘肌及腘肌腱疼痛的主要原因是行走时膝关节过度外旋、胫骨下垂（胫骨向后移位）、膝关节屈曲时内旋不足等，导致伸长负荷的反复而发生。

因此，当怀疑存在腘肌和肌腱疼痛时，我认为将以下三点作为治疗措施是很重要的。

①改善膝关节外旋的力学负荷

②改善后外侧支撑结构等膝关节后方软组织的僵硬度

③促进膝关节屈曲时的内旋运动

关于这些一个一个地说明吧。

①改善膝关节外旋的力学负荷

a）反向螺旋运动

如图3-201所示，抓住小腿外侧，使脚尖朝向内侧，同时徒手向内施加内旋，然后将股骨向外旋方向引导，并保持这个状态，反复进行膝关节的保持和轻

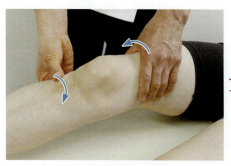

| a：大腿外旋、小腿内旋的引导 | b：边进行操作a边保持 |

图 3-201 反向螺旋运动

微屈曲。通过每天进行这个练习，可以使许多病例的过度外旋得到改善。

网络视频14 反向螺旋运动

通过视频可以加深对这个练习的理解。请务必观看。

b）抑制大腿内旋的练习

如果患者表现为大腿内旋为主的膝关节过度外旋的情况，例如，髌骨内翻可以进行扩展髋关节外旋活动度的锻炼（图3-202），并进行站立时的髋关节自我外旋锻炼（图3-203）。

站立位下的髋关节自我外旋练习从双脚站立开始，最终目标是达到单脚也能进行的运动控制。因为在实际动作中，单脚站立也必须能使用这个方法。

网络视频15 站立位下的髋关节自我外旋练习

让我们通过视频来确认并加深对这个锻炼的理解。

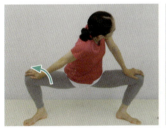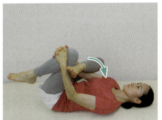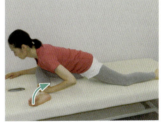

图 3-202 扩展髋关节外旋活动度的锻炼

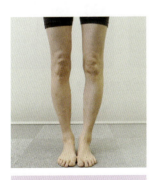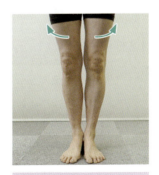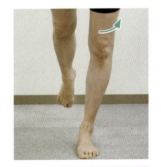

a：大腿内旋的状态　　b：髋关节外旋站立练习　　c：髋关节外旋的单脚维持练习

图 3-203 站立时的髋关节自我外旋练习

每次都单脚重复进行a～c的一系列运动。在c中，支撑脚保持外旋位并将另一条腿向后抬起。

c）抑制距骨的外旋

有很多病例尽管没有出现髌骨内翻，但多数伴有膝关节过度外旋的病例在行走时会出现距骨外旋。为了改善距骨外旋，我采用了"姆长屈肌的拉伸""距骨内旋肌贴""矫形鞋垫""足部内旋练习"等方法（图3-204）。有关详细内容，请参照第5章膝关节过度外旋综合征的"③抑制小腿外旋的练习（第299页）"。

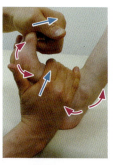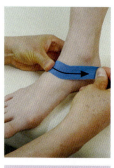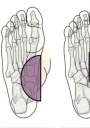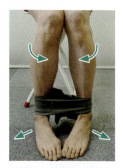

内翻诱导垫　　纵弓修正垫
（2~4mm）　（1~2mm）

a：姆长屈肌的拉伸　　b：距骨内旋肌贴　　c：矫形鞋垫　　d：足部内旋练习

图3-204　有效改善距骨外旋的手法
姆长屈肌经过距骨的后内侧，该肌肉的僵硬是导致距骨外旋的主要原因（a）。
在长时间行走时，指导贴扎肌贴（b）。
垫保持足部拱形的矫形鞋垫也是有效的（c）。
肌肉练习对运动控制也是有效的（d）。

d）负重位足部内旋练习

在站立相末期（TSt）发生距骨外旋的病例中，会表现出一种被称为足部外展扭曲的特殊动作，即脚后跟向内侧明显扭转。为了抑制这种动作，可以在负重位下进行足部内旋锻炼（图3-205）。这个练习的关键是将脚后跟向外侧移动，而不是将脚尖向内侧移动。通过该动作，可以进行与足部外展扭曲相反的运动。

然而，这个动作会导致大腿内旋，所以在有髌骨内翻的病例中注意不要进行这个锻炼。

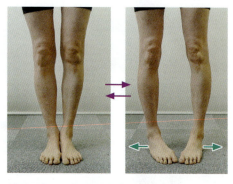

图3-205　负重位足部内旋练习
这个锻炼的目的是通过小腿引导向大腿内旋。
将大脚趾作为支点不能离开地板，关键是将脚后跟向外侧移动。

网络视频19　负重位足部内旋练习（单脚练习）

②改善后外侧支撑结构等膝关节后方软组织僵硬度

如果膝关节后方软组织较硬，特别是包括后外侧支持结构，那么随着膝关节的伸展，膝关节轴会向前移，导致股骨向前移位[注12]。这种移位使下垂力变得更大，因而是腘肌伸展负荷增加的主要原因（图3-206）。

因此，如图3-207a所示，治疗师可以通过徒手拉伸来改善膝关节后方软组织的硬度。此外，自我练习也非常重要，因此应指导患者进行如图3-207b所示的练习。通过在站立姿势下前后移动腿部进行，可以使膝关节后方的软组织得到集中拉伸，而不是仅仅拉伸腘绳肌。

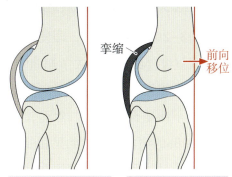

a：后方软组织正常　　b：后方软组织僵硬

图 3-206　膝关节后方软组织硬度的影响

如果膝关节后方的软组织较硬，随着膝关节的伸展，膝关节轴会向前移，导致股骨前向移位。

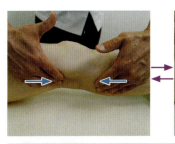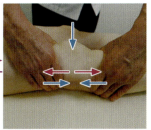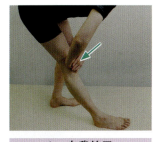

a：徒手伸展　　　　　　　　　　b：自我练习

图 3-207　膝关节后方软组织的拉伸练习

通过先放松表层组织，然后拉伸膝关节，可以使膝关节后方的软组织而不只是腘绳肌得到拉伸（a）。

在自我练习时，可以通过在站立姿势下前后移动腿部来拉伸（b）。

注12：如果关节周围组织存在局部僵硬，关节囊、韧带和软组织会过度紧张，使得股骨髁部更容易向与硬度较低侧相反的方向移位。这种现象被称为斜向推移（oblique translation）。了解了这种推移理论，可以更容易地分析患者的问题点。

③促进膝关节屈曲时的内旋运动

图3-208a中的病例，即使膝关节呈现过度外旋，当膝关节屈曲90°时，胫骨粗面也会内旋到距离髌骨中央向下线重叠的位置。然而，像图3-208b的病例那样，如果屈曲时的内旋不足，我们会促进屈曲时的内旋。

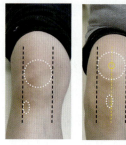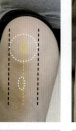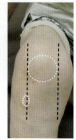

| a：普通的过度外旋膝 | b：腘肌炎病例 |

图3-208　屈曲位下的膝关节过度外旋评估

要通过徒手促进内旋，可以像图3-209那样，检查者将手掌下部放在小腿近侧，并以腓肠肌向外旋转的方式来牵引小腿。从这个体位开始，通过进行自我辅助运动的反复屈伸，可以有效引导出屈曲时的内旋运动。可能有人担心会出现疼痛，但这种运动几乎不会引起疼痛。

如果将此运动作为自我练习的自助运动进行，可以像图3-210那样，将同侧手掌放在小腿近侧，将另一侧手掌放在小腿远侧，然后一边进行小腿的内旋，一边通过自我辅助运动反复屈伸。

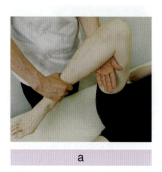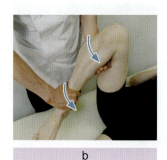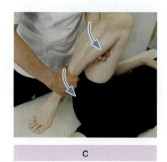

| a | b | c |

图3-209　膝关节屈曲时的徒手内旋引导

【起始体位】治疗师将手掌下部放在小腿近侧，以腓肠肌向外旋转的方式来牵引小腿。

【方　　法】反复a～c的动作，促进小腿内旋。

网络视频28

膝关节屈曲时的内旋引导
（自我练习）

通过视频可以加深对这个练习
的理解。请务必观**看**。

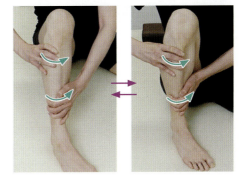

图 3-210　膝关节屈曲时的内旋引导（自
我练习）

【起始体位】将同侧手掌放在小腿近
端，将对侧手掌放在小腿
远端。

【方　　法】通过自我辅助运动反复屈
伸，促进小腿内旋。

4）腘肌和腘肌腱的评估和治疗总结

　　在"第3章易感受疼痛组织的评估和治疗实践"列举的9处受影响的组织
中，腘肌和腘肌腱的疼痛通常发生在膝关节本身呈过度外旋的患者。因此，即
使在外伤性损伤的情况下，腘肌仍会承受过度外旋引起的伸展负荷，很多情况
下会转变为继发性障碍。

　　此外，这种疾病被认为是由于步行时膝关节过度外旋、胫骨下垂（胫骨向
后移位）、膝关节屈曲时内旋不足等因素导致的，而这些因素又是在伸展负荷
的重复作用下引发的。因此，请理解每个因素的特点，并将其应用于治疗中。

　　"知道""理解""已实施""精炼"，这些概念都有不同的含义。因
此，在反复的临床实践中，需要不断加深对知识的理解。在此基础上，表3-9
总结了针对腘肌及腘肌腱疼痛的"组织学评估−力学评估"的注意事项，希望
能作为临床参考。

表 3-9　腘肌及腘肌腱评估的注意事项

评估	注意事项
受伤机制	• 对于外伤性情况，通常是由跳跃或方向转变动作引起的。 • 对于功能障碍性情况，通常是由长时间行走或奔跑，以及深度屈曲动作引起的。 • 即使是外伤性情况，如果疼痛持续超过2个月，可以认为已经进入了外伤后的继发性障碍。
压痛	• 在腘肌起始部附近或腘肌实质上发现压痛。
影像学检查	• 通过MRI和X线影像无法判断病情。
非负重位形态和可动特性的评估	• 因为与膝关节的外旋有关，所以要进行过度外旋的评估。 • 确认有无胫骨下垂。
站立位体态评估	• 确认大腿内旋和小腿外旋哪个是膝关节外旋的主导因素。
负荷应力测试	• 下蹲肢位的knee-in测试。
动作分析	• 评估膝关节过度外旋的原因。

关于对容易引发膝关节疼痛的组织进行评估和治疗的方法，我解释了自己在临床中的做法。我经营的是自费医疗机构，因此大部分患者是经过其他医疗机构治疗后才来就诊的。听取患者的讲述时，我有一种强烈的感受。那就是，大部分患者在医疗机构给出的诊断都是根据影像学检查的结果，并以此为基础进行治疗。并且，有不少医生在不进行触诊的情况下就做出了诊断。而在诊断后，常规的治疗方法包括贴膏药、开药、热敷和电疗等物理疗法。然而，在这个过程中他们是否使用了假设验证呢？

正如前面所解释的那样，通过问诊和触诊来预测病情，进行详细的物理学检查和各种测试，确定疼痛的组织在哪里，建立假设并进行验证，这是非常重要的。此外，通过治疗不断进行验证的过程，无论资历如何，都是成为临床专家的绝对条件。换句话说，只有能够确定疼痛的组织，并对其进行治疗，我们的治疗技术才能得到提高。

请仔细思考一下。如果在没有鹅足炎的情况下治疗鹅足，我们就无法验证这种治疗技术是否合适。只有通过初步的判断建立假设，才能通过疼痛的改善或消失来验证假说的正确性。通过这个过程，患者的疼痛得到缓解，这种喜悦和快乐是无法用任何东西代替的。

医生仅通过影像学检查和简单的问诊而不进行触诊来进行诊断，治疗师仅根据所得到的诊断名称进行治疗，这样的医疗机构并不少见。但是，你不认为这种流水线式的工作方式很无聊吗？对于医疗工作者、患者以及需要花费大量医疗费用的国家来说，你不觉得这对任何人都没有太多的好处吗？

我再次强调，与运动系统疾病相关的医疗人员首先应该做的是明确"引起疼痛的组织是什么"。重要的不是疾病名称。例如，作为典型的膝关节疾病，有变形性膝关节炎，但这个疾病名称并没有说明"引起疼痛的组织"。变形性膝关节炎是软骨磨损和变形的疾病，但软骨本身没有神经，不会引起疼痛。那么，能够回答"到底是哪里疼？"的医疗人员，包括医生在内，应该很少吧。如果连哪个组织或部位引发疼痛都不知道，那么是否能进行有效的治疗呢？开出的药物和贴上的膏药，究竟是针对哪个组织呢？注射治疗又是针对哪个组织进行的呢？我一直对这些问题充满疑问。

医疗人员首先应该做的是明确"引起疼痛的组织是什么"。我个人认为，只有明确了目标，无论治疗是否有效，都会促使下一步的发展。

第 4 章
活动范围和柔韧性的改善

Knee Joint

1. 改善活动范围和柔韧性的重要性

在讲述本章的具体内容之前，让我们先了解一下康复治疗师在临床上改善活动范围和柔韧性的重要性。我会以提问的形式进行解说，请大家一边考虑回答一边阅读。

问题①：康复治疗师在临床中能做什么？

对于这个问题的回答非常重要。因为如果把"作为治疗师，我们在临床中能做什么"这个问题搞明白了，无论面对哪个患者，我们都知道我们应该做的事情。

对于这个问题，大家可能会想到各种各样的答案，但我认为，我们治疗师在临床中能做到的有以下4点：

i）改善活动范围和柔韧性；

ii）改善肌力和肌力输出；

iii）改善平衡；

iv）改善身体对线和动作。

问题②：在这四个因素中，作为康复治疗师，我们对哪一个因素的改善能够产生良好的影响呢？

对于这个问题，我相信您可能会想到多个答案。虽然这四个因素之间是相互关联的，但我个人认为"i）改善活动范围和柔韧性"是对"ii）改善肌力和肌力输出"、"iii）改善平衡"、"iv）改善身体对准和动作"产生最大影响的因素。

为了理解这一点，让我们首先考虑"ii）改善肌力和肌力输出"。在我们治疗师的临床工作中，肌力训练是经常进行的一种治疗方法。然而，除了早期术后和长时间固定之外，我认为肌力下降对于肌肉实质的影响并不如对其周

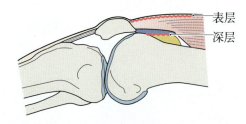

图 4-1 肌肉周围的滑动障碍
外伤或手术等导致深层和表层肌肉及周围组织出现粘连和滑动障碍长期残留的情况并不少见。

围滑动性和组织柔韧性的影响大。

例如，如图4-1所示，外伤或手术等导致深层和表层肌肉及周围组织出现粘连和滑动障碍的情况非常常见。在这种情况下，即使努力发挥肌力，力量也无法有效传递到滑动障碍的部位。这就好比在拉起手刹的情况下驾驶汽车，这样想就容易理解了。

此外，如图4-2所示，抬腿的动作并不仅仅依赖肌肉力量，这一点即使不是医疗工作者也能够想象的到。由此可见，如果肌肉和周围组织过于僵硬，即使肌力相同，实际发挥的输出力也会减小。因此，改善活动范围和柔韧性可以对肌力的输出产生重大影响。

接下来，让我们考虑一下"iii）改善平衡"。如图4-3所示，如果躯干和下肢有柔韧性，即使人体失去了平衡，也能应对。然而，如果躯干和下肢的活动

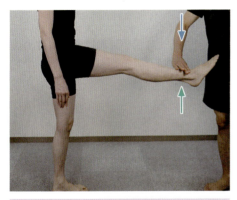 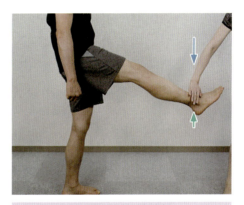

| a：灵活的下肢抬起 | b：僵硬的下肢抬起 |

图4-2　下肢的抬起
如果肌肉和周围组织过于僵硬，即使肌力相同，实际发挥的输出力也会减小。

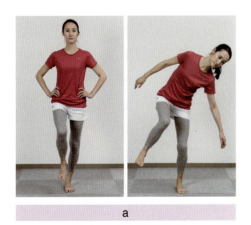

a

b：躯干的变形和挛缩

（图中标注：胸椎后凸、腰椎后凸）

图4-3　平衡与活动范围的关系
如果躯干和下肢有柔韧性，即使失去平衡也能应对（a）。
但是，当躯干出现变形和挛缩时，失去平衡时的应对能力就会极度下降（b）。

范围受限或组织僵硬，会有什么后果呢？我相信大家可以很容易地想象到平衡会受到影响，因为重心平衡的调节范围变窄了。

随着年龄的增长，人很难保持平衡。但是，对于频繁跌倒的老年人，很多病例都呈现出明显的躯干变形和肌肉僵硬。当然，随着年龄的增长，神经功能也会衰退，但我认为，与此相比，活动范围受限和僵硬度的影响更大。

最后，让我们来考虑一下"iv）改善身体对线和动作"。例如，如果髋关节出现屈曲挛缩，会出现什么情况呢？如图4-4所示，如果膝关节弯曲，踝关节也无法保持中立位站立，躯干也会相应地发生移位。在这里我们以髋关节为例，但这种情况不仅限于髋关节，无论是膝关节、踝关节、躯干还是前额面，只要任何部位出现僵硬，都会出现同样的情况。

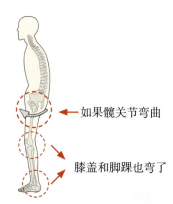

如果髋关节弯曲

膝盖和脚踝也弯了

图 4-4　活动范围受限和硬度对身体力线和动作的影响

髋关节弯曲的话，膝关节、踝关节和躯干也一定会弯曲。

从上述的内容可以看出，活动范围受限和组织僵硬会对身体的各种机能产生明确的影响。换句话说，如果我们治疗师能够针对"活动范围和柔韧性的改善"进行有效的治疗，那么我们也可以对"肌力和肌力输出的改善"、"平衡的改善"、"身体对准和动作的改善"产生良好的影响。希望您能理解这一点。

下面是最后一个问题。

问题③：活动范围受限、柔韧性降低的原因有哪些？

关于这个问题的回答，我想大家会想到各种各样的答案，关于活动范围受限、柔韧性降低的原因，我在临床上经常考虑以下3个方面：

ⅰ）组织僵硬；

ⅱ）组织间的滑动障碍和粘连；

ⅲ）组织的痉挛和过度紧张。

"i）组织僵硬"，想象一下老化的橡胶就容易理解了。新的橡胶可以很好地伸展，但随着老化，它的延展性就会变差。肌肉、韧带、关节囊等组织会因为衰老、长时间固定和不使用而变得僵硬（图4-5）。

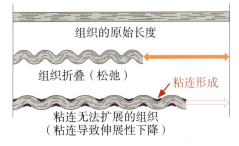

从文献9中修改引用

图4-5　组织硬度的示例

肌肉、韧带、关节囊等组织由于年龄增长、长期固定、不使用等原因而变硬。

关于"ii）组织间的滑动障碍和粘连"，在前面已经讲过，我想再补充一些内容。我认为作为治疗师，我们需要始终意识到身体的各个部位是层叠的。在皮肤下有脂肪等皮下组织，再下面是肌膜、肌肉，甚至是多层叠加的肌肉，它们之间还有肌膜。同时，这些层次之间还有血管和神经，它们通过滑膜和脂肪体等结构达到骨骼（图4-6）。所有这些结构都在相互滑动着。

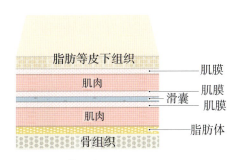

图4-6　层状组织

在观察身体组织时，我们需要意识到所有部位都像千层酥一样，呈现层状结构。

特别是关节周围的软组织，如图4-7所示，随着关节运动滑动，各组织的位置关系在发生着变化。因此，如果组织间的滑动性降低，活动范围也会受限，同时组织之间也会产生摩擦负荷。

"iii）组织的痉挛和过度紧张"主要涉及肌肉。肌肉的痉挛和过度紧张会降低肌肉的伸展性，从而影响关节的活动范围和硬度。皮肤和其他软组织也可能出现过度紧张的情况[29]（图4-8）。

通过以上的说明，您应该能够理解作为治疗师，改善活动范围和柔韧

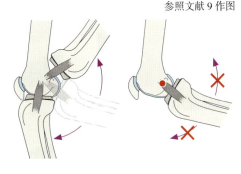

参照文献9作图

图4-7　滑动障碍

当提到活动范围受限时，我们通常会想到"无法伸展"或"卡住"，但实际上，滑动障碍的影响更为重要。

性是多么重要了吧。

　　活动范围和柔韧性的评估和治疗，是诊断运动系统疾病的临床专家首先应掌握的技能[30]（图4-9）。

　　关节僵硬会导致活动困难，并可能成为各种疼痛的原因。因此，作为治疗师，我们需要追求改善活动范围和柔韧性。通过改善活动范围和柔韧性，我们不仅可以获得临床上的成长，还可以获得其他方面的收益。

　　接下来我将分为"伸展受限"和"屈曲受限"，详细说明改善方法。

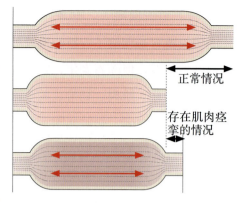

图 4-8　组织的痉挛和过度紧张

正常的肌肉可以很好地伸展，但如果存在过度紧张或痉挛，肌肉就无法伸展。

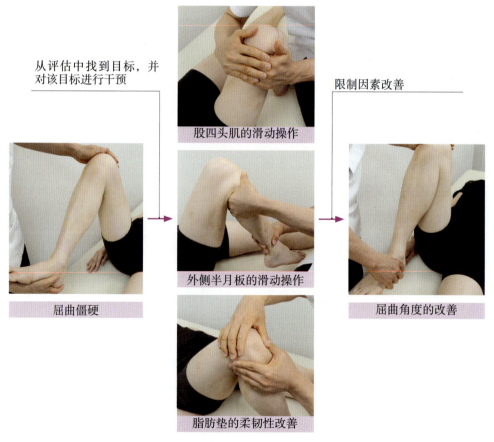

从评估中找到目标，并对该目标进行干预

股四头肌的滑动操作

外侧半月板的滑动操作

限制因素改善

屈曲僵硬

脂肪垫的柔韧性改善

屈曲角度的改善

图 4-9　首先应掌握的技能

例如，在考虑改善屈曲的活动范围时，我们需要明确"限制屈曲的组织是什么？"，并通过干预这个组织来实现显著的活动范围改善。在实践中，我们经常经历到这种情况。

第4章　活动范围和柔韧性的改善

2. 膝关节伸展受限的改善

对于膝关节而言，在改善活动范围和柔韧性方面，改善伸展受限可以说是最重要的。在临床实践中，如果伸展受限得到了明显改善，大多数病例的疼痛会立即减轻。然而，这与"治愈"的解释不同。如果伸展受限得到了改善，关节的运动方式和行走舒适度都会发生很大的变化，从而减轻了对疼痛组织的负荷并减轻了疼痛。

与膝关节伸展受限相关的组织主要包括"髌下脂肪垫""表层组织（皮肤和筋膜）""髌骨上方组织""半膜肌""股二头肌""后外侧支持结构""腘窝脂肪体"等。即使对于经验较少的治疗师来说，只要了解对这些组织的评估和治疗方法，许多伸展受限也应该很容易得到改善。此外，一旦掌握了这些组织的知识，通过学习评估和治疗罕见病例，可以进一步提高治疗师的技术水平。

接下来，我将以实际操作的顺序，详细说明改善膝关节伸展性的方法。

1) 按部位划分限制因素

①确认

如果患者出现膝关节伸展受限的症状，患者和治疗师双方都应从确认这种受限开始进行工作。令人惊讶的是，许多患者并没有意识到自己存在膝关节伸展受限的问题。即使他们意识到了，也很少有人知道伸展受限是从何时开始出现的。例如，关于体重问题，患者通常会意识到自己在去年秋天开始变胖，然后膝盖就开始疼痛了。然而，关于伸展受限，他们往往没有意识到。这种情况在很多患者中都很常见（图4-10）。

因此，我在使用关节测量仪进行确认之前，会鼓励患者认知自己的活动范围受限，如图4-11所示。为了确认伸展受限，患者取长坐位，并通过从上方按压胫骨粗隆来进行确认。如果存在单侧性伸展受限，由于两个膝盖到床面的高度明显不同，可以通过这一点进行对比认知。然而，对于双侧性伸展受限，由于左右膝盖到床面的高度差异较小，仅通过膝盖的高度很难分辨出伸展范围。

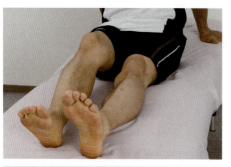

a：单侧性受限

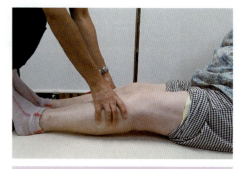

b：双侧性受限

图 4-10　膝关节伸展受限

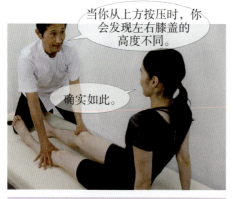

当你从上方按压时，你会发现左右膝盖的高度不同。

确实如此。

a：伸展受限的左右差异较大的情况

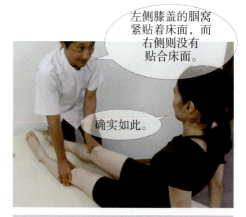

左侧膝盖的腘窝紧贴着床面，而右侧则没有贴合床面。

确实如此。

b：伸展受限的左右差异较小的情况

图 4-11　伸展限制的认知

如果伸展限制的左右差异较大，则通过床面到膝盖的高度来识别左右差异（a）。
另一方面，如果伸展限制的左右差异较小，则让其认识到膝盖内侧与床面伸展程度的左右差异（b）。

在这种情况下，可以通过让患者意识到左腿和右腿腘窝与床面的接触情况不同来帮助他们认识到受限的存在。

不仅仅是单纯将测量角度向患者报告[注1]，像这样通过视觉和感觉的自我意识，让患者认识到自己的伸展受限，也更容易引导其进行练习。

②存在限制因素的部位

一旦意识到伸展受限，接下来要进行的就是确定限制因素的具体部位。在

注1：请注意，一般人对于"伸展5°，-5°"等表示方式可能无法准确理解。

我的个人实践中，我会从确认患者感受到受限的部位开始。然而，仅仅通过从上方按压膝盖并问"你在哪里感觉到受限？"是无法得到有效回答的。因此，我会按照以下步骤进行询问，以找出限制因素的具体部位。

> **治疗师：**"左右腿有差异意味着患侧存在某种受限，对吗？"
>
> **患者：**"确实如此。"
>
> **治疗师：**"那么，我现在会从上方按压你的膝盖，请告诉我你在哪里感觉到受限。是在膝盖的前面还是后面？"
>
> **患者：**"我在前面感觉到活动受限。"
>
> **治疗师：**"你感觉到的位置，是在髌骨上方还是下方？"
>
> **患者：**"我觉得是在髌骨下方。"

像这样，治疗师通过适当的引导，让患者更容易认知限制因素所在的部位，从而更容易得到适当的回答。

我将限制因素的存在部位分为以下5个部分。

①**髌前且髌骨下方：**在这种情况下，我们认为髌下脂肪垫很可能是主要的限制因素，将继续评估[注2]。

②**髌前且髌骨上方：**在这种情况下，我们假设髌骨上方组织或表层组织（皮肤和肌膜）可能是限制因素，并根据此假设继续评估。

　　　　　　　　然而，即使患者回答"在髌骨上方"，限制因素也有不少是髌下脂肪垫，因此我们还将考虑这种可能性进行评估。

③**髌后且在内侧：**在这种情况下，我们提出半膜肌可能是主要限制因素的假设，并继续评估。如果有创伤存在，我们也会怀疑表层组织可能是限制因素。此外，如果无法明确是膝内侧还是腘窝中央，我们还将考虑腘窝脂肪体可能是限制因素的可能性进行评估。

注 2：在这个部位通常也存在手术伤口（入口）。在这种情况下，与其他部位不同，通过继续治疗髌下脂肪垫，可以改善更多的伸展受限。

④**髌后且在外侧：** 在这种情况下，我们基于后外侧支持结构和股二头肌可能是限制因素的假设继续评估。如果有创伤存在，我们也会怀疑表层组织可能是限制因素。

另外，如果无法明确是膝外侧还是腘窝中央，我们还将考虑腘窝脂肪体可能是限制因素的可能性进行评估。

⑤**髌后且在中央：** 在这种情况下，我们将综合考虑腘窝脂肪体、半膜肌、后外侧支持结构和股二头肌可能是限制因素的可能性进行评估。

正如以上所述，我们并不立即确定造成伸展受限的组织，而是进行部位划分，并从中进一步缩小目标组织的范围。

那么接下来，我将针对进行5种分类后的评估和治疗，现介绍具体的方法。

2）对伸展限制的评估和治疗实践

将可能影响伸展受限的区域划分为5个部位后，接下来，通过假设验证找到"目标"组织。关于针对伸展受限的假说验证工作，对于任何部位，都可以按照以下步骤进行。

i）首先，确认伸展受限的程度（ 图4-12a **）。**

ii）对假设为限制因素的组织进行操作（ 图4-12b **）。**

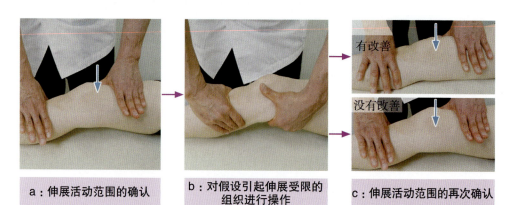

a：伸展活动范围的确认　　b：对假设引起伸展受限的组织进行操作　　c：伸展活动范围的再次确认

图4-12　缩小伸展限制因素目标的步骤

在30秒左右的时间内进行a～c，如果伸展没有改善，则认为该组织不是伸展受限的原因，对下一个被怀疑的组织重复这一系列的步骤。

iii）作为对ii的验证步骤，确认伸展受限是否已得到改善（图4-12c）。

我会在大约30秒内完成这一系列步骤，如果伸展受限没有得到改善，那么可以认为该组织不是原因，然后对下一个可能的组织重复这一系列步骤。如果观察到改善，将继续针对该组织进行治疗处理，以进一步改善伸展受限。

①髌前且在髌骨下方感觉到受限时

如果感觉到伸展受限在髌骨前且在髌骨下方，我们将按照以下步骤来改善伸展受限。首先，从徒手软化髌下脂肪垫开始，如果效果显著，我们将逐步进行其他的锻炼（图4-13）。

a）找到髌下脂肪垫坚硬的部位，徒手放松

在触诊的同时，我们会探索髌下脂肪组织中的硬化区域。最常发生在髌骨下极附近。这个区域容易积聚硬化的髌下脂肪组织，并且经常出现咔咔声。我们会像图4-14那样，徒手按摩来放松这个区域。具体方法是，我们会反复将硬化区域从内侧向外侧、从外侧向内侧滑动。由于髌下脂肪组织呈凝胶状，通过这样的操作可以增加其柔软性。

如果在操作时感到剧痛，可以从疼痛部位前方的区域开始进行操作，这样可以减少疼痛的发生。

b）促进髌下脂肪垫的上下运动

髌下脂肪垫附着在髌腱上，因此通过髌骨的上下（沿长轴）运

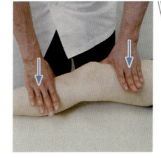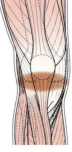

图4-13　感觉髌骨前且在髌骨下方有伸展受限的病例

当感到髌骨前且在髌骨下方存在受限时，就要从徒手软化髌下脂肪垫开始。

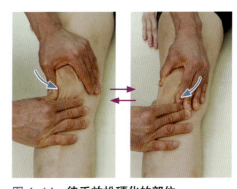

图4-14　徒手放松硬化的部位

通过徒手触诊找到硬化的区域，然后将该区域从内侧向外侧再向内侧反复滑动，髌下脂肪组织的柔软性会逐渐增加，呈现出凝胶状的特性。如果在操作时感到剧痛，可以从痛点前方开始进行操作，这样可以减少疼痛的发生。

动，可以使髌下脂肪垫与髌腱一起上下移动。因此，通过重复这种动作，可以使髌下脂肪垫变得柔软。具体而言，在患者下肢放松的状态下，我们可以徒手降低髌骨，利用肌肉的收缩将髌骨向近端方向移动，就像图4-15所示。如果髌下脂肪垫很硬，导致髌骨无法完全上升，可以同时进行自我辅助运动，徒手将髌骨向上移动，以有效地软化髌下脂肪垫。这种运动可以作为患者的自我练习，也可以指导患者进行。

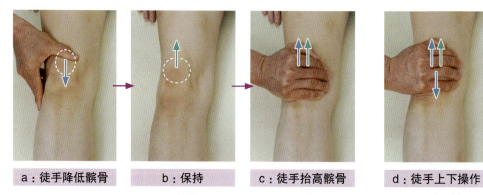

a：徒手降低髌骨　　b：保持　　c：徒手抬高髌骨　　d：徒手上下操作

图 4-15　髌下脂肪垫的上下运动

在熟悉徒手操作之前，反复进行a～c的动作。当熟悉后，可以使用d中那样的放置手的方式进行操作。这个运动可以指导患者在自我锻炼时进行。

网络视频13 髌下脂肪垫的上下运动

通过观看这个锻炼方法的视频，您可以更深入地理解。请务必观看。

如果发现"髌下脂肪垫的上下运动"对于自我锻炼来说过于困难，我们将指导一种简单的"髌骨的提拉运动"（图4-16）。对于髌下脂肪垫柔软性降低的病例，髌骨可能会向下移位。因此，只需进行这种运动就能确保髌下脂肪垫得到有效拉伸，对于改善伸展受限非常有效。

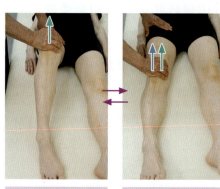

a：在屈曲位上提拉髌骨　　b：保持徒手引起髌骨抬起的姿势

图 4-16　髌骨的提升运动

如果发现像图4-15所示的"髌下脂肪垫的上下运动"进行自我锻炼有困难的话，只进行髌骨的提升运动也是可以的。仅通过这个锻炼就可以确保髌下脂肪垫被有效地向上拉伸，对于改善伸展受限非常有效。

如果在进行这些运动前和运动后确认和比较患者的伸展活动度，我相信大部分病例的膝关节伸展活动度会有明显改善。

②髌前且在髌骨上方感觉到受限时

如果在髌前且在髌骨上方感觉到受限，我们将根据髌骨上方组织可能是限制因素的假设继续进行评估。然而，我们也将考虑到限制因素可能是髌下脂肪垫，并进行评估（图4-17）。

a）改善髌骨上方组织的柔软性和滑动性

如图4-18所示，髌骨上方有股骨前脂肪垫（prefemoral fat pad：PFP）位于股骨前部，其前方有髌上囊，髌上囊附着于髌骨前方，与股四头肌腱之间存在髌上脂肪垫（suprapatellar fat pad：SFP）。髌上脂肪体虽然不是很大，但具有维持股四头肌腱滑动性的功能，以及预防髌上囊与股骨之间挤压的功能[9]。然而，由于纤

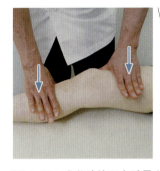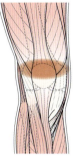

图4-17　感觉髌前且在髌骨上方受限的病例
如果感到髌前且髌骨上方受限，那么髌骨上方组织很可能是限制因素。然而，我们也要考虑到髌下脂肪垫可能是限制因素。

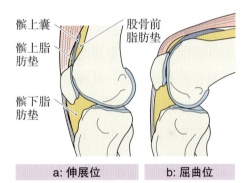

髌上囊
髌上脂肪垫
髌下脂肪垫
股骨前脂肪垫

a: 伸展位　b: 屈曲位

图4-18　髌骨上方组织的解剖

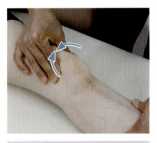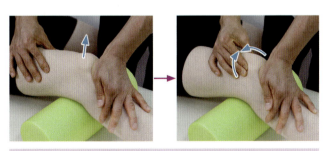

a：髌上组织的按摩　　b：让髌骨上端浮出后按摩髌上组织

图4-19　改善髌上组织柔软性的徒手操作
如果感觉髌前且髌骨正上方受限，可以徒手改善髌上方组织的柔软性，以促进周围组织的滑动性。

维化等因素的影响，髌上脂肪垫周围的柔软度降低可能导致滑动障碍和挤压周围组织等问题，并成为伸展受限的因素。

因此，如果感觉髌前且髌骨正上方受限，我将采用如**图4-19**所示的方法徒手改善髌上方组织的柔软性，以促进周围组织的滑动性。

另外，由于髌上囊会伴随着膝关节的屈伸而滑动相当长的距离，

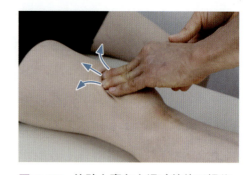

图 4-20　使髌上囊向上滑动的徒手操作
考虑到髌上囊的滑动障碍也可能是导致伸展受限的主要原因，故通过徒手操作来提高髌上囊的滑动性。

因此认为髌上囊的滑动障碍也可能是伸展受限的主要原因。因此，为了使髌上囊顺畅地滑动，可以如**图4-20**所示使用徒手操作。

b）促进表层组织的滑动性（有伤口时）

如果皮肤有伤口，我们会怀疑伤口部位与皮肤或筋膜之间的粘连可能导致滑动障碍，从而导致伸展受限。这种滑动障碍尤其多见于人工膝关节全置换手术（TKA）后的手术创伤部位。如**图4-21**所示，如果皮肤有伤口或瘢痕，您可能会有这样的经历：无论创伤部位被拉伸还是被缩短时都会感到疼痛。表层组织，如皮肤和筋膜，在伸长以及缩短时都会相互滑动，因此滑动性的降低会导致伸展时疼痛和活动范围受限。

如果要改善皮肤的滑动性，可以按照**图4-22**的方法，使皮肤上

参照文献9作图

韧带　　　　　皮肤
　　　　　　　皮下组织
　　　　　　　肌膜和骨膜

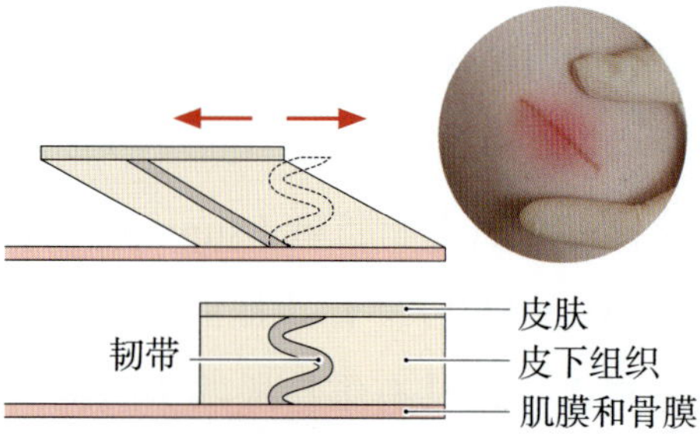

图 4-21　皮肤的伤口
当皮肤表层有伤口时，不仅在皮肤拉伸的状态下会感到疼痛，在皮肤缩短的状态下也会感到疼痛。皮肤和筋膜等表层组织在伸长和缩短时都会互相滑动，因此滑动性的降低会导致伸展时疼痛和活动范围受限。

下、左右滑动，如果发现较为坚硬的方向，就向那个方向滑动。在这个过程中，使用防滑的橡胶手套可以只滑动皮肤而不滑动其他组织。就像我们翻阅书

籍时，只用轻轻的压力翻动一页纸一样。因为皮肤位于表层组织的表面，所以在只滑动皮肤而不滑动其他组织的情况下，尽量不要施加过多压力是至关重要的。使用橡胶手套可以以较小的压力滑动皮肤，从而有效改善皮肤的滑动性。

如果要促进肌肉和皮肤之间的滑动性，可以利用肌肉的收缩进行滑动操作。股四头肌在收缩时向近端方向滑动。因此，如图4-23所示，可以通过徒手操作，在股四头肌收缩的同时将皮肤向远端方向移动，从而促进肌肉和皮肤之间的滑动性。

此外，为了促进皮下肌膜的滑动性，我使用了牵引操作（图4-24）。这种操作通过把组织往上推使其浮起来一样牵引，促进肌膜与肌肉的分离，改善滑动性。如果存在肌膜滑动障碍，在操作过程中患者可能会感到剧烈的疼痛。然而，操作后通常不会出现持续的疼痛。

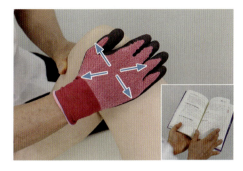

图4-22　对皮肤和皮下组织的滑动操作

通过上下、左右滑动皮肤，促使其向坚硬的方向滑动。使用防滑的橡胶手套可以只使表层组织滑动。在翻阅书籍时，我们只需轻轻施加一点压力而不是用力按压纸张。由于皮肤位于表层组织的表面，所以在只滑动皮肤而不影响其他组织的情况下，尽量减少施加压力，并像翻书页一样进行滑动。

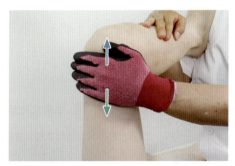

图4-23　使用肌肉收缩的滑动操作

股四头肌在收缩时向近端方向滑动，所以通过徒手操作，将皮肤向远端方向移动，从而促进肌肉和皮肤之间的滑动性。

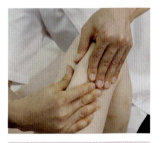

a：对感觉受限区域筋膜的徒手治疗

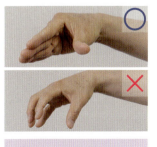

b：手的使用方法

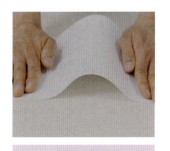

c：使纸拱起来的形象比喻

图4-24　筋膜的滑动操作

通过把组织往上推使其浮起来一样牵引，促进肌膜与肌肉的分离，改善滑动性。

③髌后且在内侧感觉到受限时

　　如果感到髌后且内侧受限，我们会认为半膜肌是主要限制因素的可能性较高，并进一步进行评估（图4-25）。

　　如果无法明确感受到受限的位置是内侧还是腘窝中央，我们将考虑到腘窝脂肪体可能是限制因素之一，并进一步进行评估。有关对腘窝脂肪体的操作，请参考第45页和第255页。

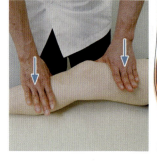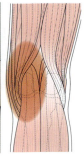

图4-25　感觉髌后且在内侧受限的病例

如果感到髌后且内侧受限，半膜肌可能是主要限制因素的可能性较高。我们也会考虑到腘窝脂肪体可能是限制因素之一。

a）促进半膜肌和腓肠肌的滑动性

　　如图4-26所示，徒手将半膜肌向内移动，腓肠肌内侧头向外移动，并保持该状态，反复屈伸膝关节。

 网络视频24　半膜肌和腓肠肌内侧头的滑动操作

让我们通过观看视频来确认并加深对这种操作方法的理解。

　　通过这种简单的操作，可以促进半膜肌和腓肠肌的滑动，从而缓解半膜肌的肌肉紧张。因此，如果半膜肌是伸展受限的主要因素，那么在许多病例中，

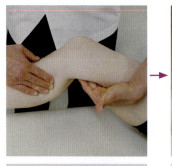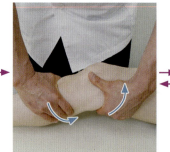

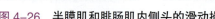

a：徒手操作　　　　　　　　　　b：滑动操作

图4-26　半膜肌和腓肠肌内侧头的滑动操作

徒手将半膜肌向内移动，腓肠肌内侧头向外移动，并在维持该状态的同时反复屈伸膝关节。

伸展活动范围将立即扩大。

如果通过此操作观察到了效果，并且能够确定半膜肌是主要的限制因素，我们将在进行图4-26的徒手操作时反复进行半膜肌的滑动操作和膝关节的调整操作，以进一步促进活动范围的扩大（图4-27）。

如果半膜肌的肌肉紧张非常明显，我们将进行"反复收缩和缩短法"（图4-28）。具体做法是，让膝关节处于内旋位，脚尖朝内，将脚后跟按压在床上，收缩半膜肌。然后，治疗师会通过徒手稍微屈曲膝关节，使半膜肌稍微缩短。最后，在内旋膝关节的同时，以不引起疼痛的范围内被动地进行伸展。通过反复进行这一系列操作，可以缓解肌肉紧张并促进半膜肌的伸展。

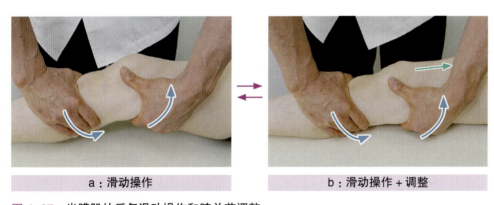

a：滑动操作　　　　　　　b：滑动操作 + 调整

图 4-27　半膜肌的反复滑动操作和膝关节调整

在进行图4-26的徒手操作的同时，反复进行半膜肌的滑动操作和膝关节的调整操作，以进一步促进活动范围的扩大。

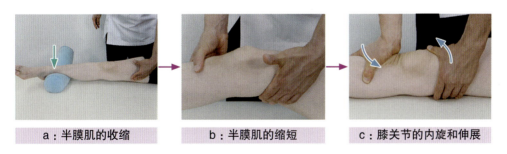

a：半膜肌的收缩　　　b：半膜肌的缩短　　　c：膝关节的内旋和伸展

图 4-28　缓解半膜肌的肌紧张（反复收缩和缩短法）

让膝关节处于内旋位，脚尖朝内，将脚后跟按压在床上，收缩半膜肌（a）。

然后徒手屈曲膝关节，使半膜肌缩短（b）。

在膝关节内旋的同时，以不引起疼痛的范围内被动地进行伸展（c）。

反复进行a～c这一系列操作。

如果通过上述操作改善了活动范围，我们指导患者进行自我锻炼。在自我锻炼中，徒手将半膜肌向内侧移动，脚尖朝内，足踝背屈，反复进行膝关节的屈伸（图4-29）。

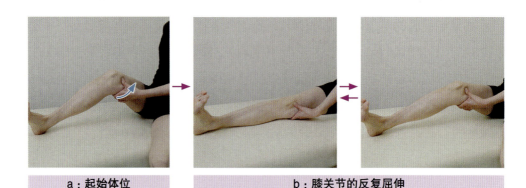

a：起始体位　　　　　　　　b：膝关节的反复屈伸

图 4-29　促进半膜肌和腓肠肌滑动的自我训练
徒手将半膜肌向内侧移动，并使脚踝向内侧背屈。在保持这种状态的同时，反复进行膝关节的屈伸运动。

b）促进表层组织的滑动性（有伤口时）

如果皮肤有伤口，我们会怀疑伤口部位与皮肤或筋膜之间的粘连可能导致滑动障碍。在这种情况下，我们会进行"促进表层组织的滑动性（有伤口时）（参见第248页）"的操作，以确认活动范围是否有改善。如果通过这种操作观察到活动范围得到了改善，我们会进一步促进滑动性的改善。

④髌后且在外侧感觉到受限时

如果感觉到髌后且在外侧受限，我们会根据后外侧支持结构和股二头肌是限制因素可能性高这样的假设进行评估（图4-30）。

如果无法明确感到受限的位置是外侧还是腘窝中央，我们将考虑到腘窝脂肪体有可能是限制因素，并进一步进行评估。关于对腘窝脂肪体的操作，请参考第45页和第255页。

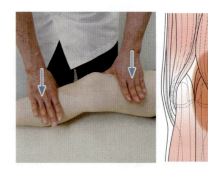

图 4-30　感觉髌后且在外侧受限的病例
后外侧支持结构和股二头肌是限制因素的可能性很高。也要考虑腘窝脂肪体是限制因素的可能性。

第4章 活动范围和柔韧性的改善

a）伸展后外侧支持结构

后外侧支持结构包括许多韧带和关节囊等，如图4-31所示。当然，有些临床医生会对这些软组织进行详细的分析和评估，进行相应的治疗。但是我并没有进行如此详细的区分，而是将腘窝后外侧的许多软组织视为一个整体。

由于后外侧支持结构位于腘窝的深层部分，单纯的伸展只能拉伸浅层组织，不能有效地拉伸深层组织。通过图4-32，大家可以理解这一点。

因此，我通过在浅层组织上进行徒手缩短，同时伸展膝关节，有效地拉伸深层后外侧支持结构（图4-33）。

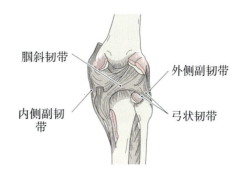

图4-31　后外侧支持结构的解剖

胭斜韧带　外侧副韧带　内侧副韧带　弓状韧带

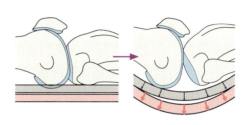

图4-32　层状物的弯曲
如果只是单纯地伸展层状物，只能伸展浅层组织，不能有效地伸展深层组织。

b）伸展股二头肌

伸展股二头肌，如图4-34所示，徒手握住股二头肌，向外牵引，同时反复屈伸膝关节。

肌肉具有这样的特性，推动肌肉向其走行的方向滑动时，肌肉紧张会得到

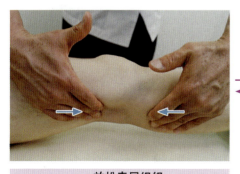

a：放松表层组织

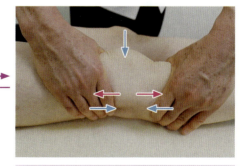

b：徒手伸展

图4-33　膝关节后方软组织的伸展练习
通过放松表层组织然后伸展膝关节，可以延长膝关节后方的软组织，而不只是腘绳肌。

缓解。因此，即使是看似简单的操作，也能缓解股二头肌的肌紧张，很多病例的伸展受限会立即得到改善。

如果通过这种操作观察到效果，且可以判断股二头肌是主要限制因素，那么可以进行"反复收缩和缩短法"，在缓解肌紧张的同时伸展肌肉（图4-35）。具体来说，将脚后跟压在床上，收缩股二头肌，治疗师徒手弯曲膝关节，稍微缩短股二头肌。然后，使膝关节内旋，在不疼痛的范围内动态地伸展。通过反复进行这些操作，可以缓解股二头肌的紧张并改善其伸展性。

c）促进表层组织的滑动性（有伤口时）

如果皮肤有伤口，我们会怀疑伤口部位与皮肤或筋膜之间的粘连可能导致滑动障碍。在这种情况下，我们会进行"促进表层组织的滑动性（有伤口时）（参见第248页）"的操作，以确认活动范围是否改善。如果通过这种操作观察到活动范围得到了改善，我们会进一步促进滑动性的改善。

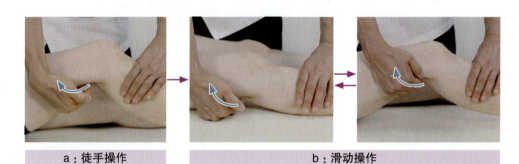

a：徒手操作　　　　　　　　b：滑动操作

图4-34　股二头肌的滑动操作
徒手握住股二头肌，一边向外牵引，一边反复屈伸膝关节。

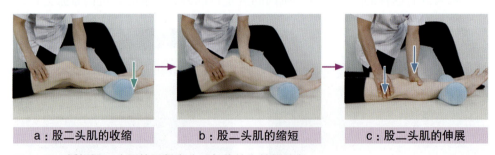

a：股二头肌的收缩　　　b：股二头肌的缩短　　　c：股二头肌的伸展

图4-35　缓解股二头肌的肌紧张（反复收缩和缩短法）
把脚后跟压在床上，收缩股二头肌（a）。
然后徒手弯曲膝关节，稍微缩短股二头肌（b）。
使膝关节内旋，在不疼痛的范围内动态地伸展（c）。
反复进行a～c的一系列操作。

如果在髌后且在中央感到受限，应考虑到可能的限制因素包括腘窝脂肪体或半膜肌、后外侧支持结构和股二头肌，然后对限制因素进行评估（图4-36）。

首先，我们从腘窝脂肪体（腘窝脂肪垫）入手。如图4-37所示，腘窝的深层存在着广泛的脂肪体。当这些脂肪体发生纤维化等变化并变得僵硬时，柔韧性会消失，被认为是导致膝关节伸展受限的原因。

为了改善腘脂肪体的柔韧性，我首先进行腘窝的按摩（图4-38a）。即使不进行复杂的操作，只需进行约30秒的按摩即可增加脂肪体的柔韧性，因此很多情况下膝关节的伸展受限会当场改善。

如果通过这种操作观察到效果，并且可以判断腘窝脂肪体是主要限制因素，那么可以进一步进行仔细的俯卧位按摩，如图4-38b所示，以进一步促进膝关节伸展活动范围的扩大。

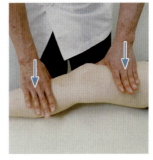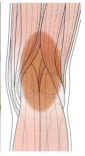

图4-36　感觉髌后且在中央受限的病例
考虑到腘窝脂肪体或半膜肌、后外侧支持结构和股二头肌可能是限制因素。

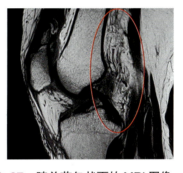

图4-37　膝关节矢状面的MRI图像
腘窝的深层存在着广泛的脂肪体。

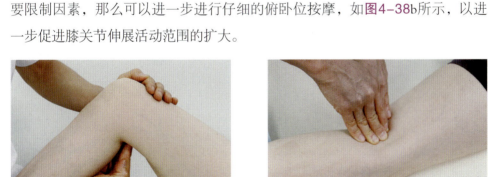

a：仰卧位	b：俯卧位

图4-38　腘窝脂肪体的按摩
即使不进行复杂的操作，只需按摩30秒左右，就能增加脂肪体的柔软性，当场改善膝关节的伸展受限。

3) 改善的注意事项

① "目标"组织的变化

在本节中，我将介绍实际进行的对伸展受限进行评估和治疗的方法。这些内容都是与临床相关的，因此只需按照本书中所述的方法实践，就能在伸展活动范围受限的病例中积累经验。

然而，有一点需要记住，那就是"伸展受限的主要因素是会变化的"。例如，最初患者在伸展时感到膝盖前方受限，因此进行了放松髌下脂肪垫的操作。尽管这个操作有所改善，但如果伸展仍然受限，患者可能会感觉到另一个部位的受限（图4-39）。

为什么会发生这种情况呢？当伸展受限持续很长时间时，并不是只有一个部位变硬，各个部位都可能变得僵硬。因此，即使去除了主要的限制因素，也可能出现由其他因素引起的活动范围受限。在临床上改善伸展受限时，必须在操作后进行强制伸展，并询问患者"您现在感到哪个部位有受限？"以便每次都能明确目标组织，并进行相应的处理。

主要的限制因素发生变化，这意味着最初的主要因素可能已经得到改善。结果是通过判断和改善不断变化的主要限制因素，使伸展受限逐渐改善。我们的治疗技术也可以通过这种反复改善来不断提高。

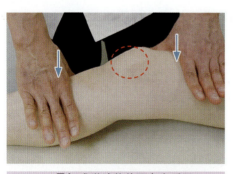 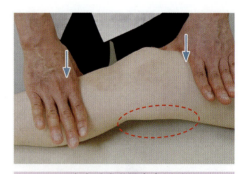

a：最初感觉膝盖前面存在受限　　　　　　b：治疗后感觉腘窝内侧受限

图 4-39　伸展限制主要因素的变化

即使去除主要的限制因素，也有可能因其他因素而产生受限，因此需要每次都明确"目标"组织，并采取相应措施。

第4章　活动范围和柔韧性的改善

②对疼痛的关怀

作为治疗师，我们也需要考虑到操作引起的疼痛。然而，需要您了解的是，根据施加操作的组织和负荷类型，患者对疼痛的忍耐程度会有所不同。因此，为了理解这一点，我们需要有经验。这是我的观点。

例如，在伸展肌肉时（图4-40a），如果不顾患者诉说的疼痛强行伸展，可能不会达到预期效果。相反，负面效果可能更多，防御反应可能更加强烈。因此，最好在患者感觉不到疼痛的范围内进行伸展。

然而，在对同一肌肉进行操作时，在促进肌肉和其他组织或肌肉之间的滑动时（图4-40b），即使有一定程度的疼痛也通常没有问题。在这种情况下，应该忍耐到何种程度的疼痛呢？我认为，只要在治疗师结束操作后患者不再感受到疼痛，那就没有问题。

在进行脂肪体按摩时，即使在操作过程中患者稍微感到一些疼痛，一旦停止操作疼痛就会消失，所以通常情况下并不会成为大问题（当然，过度用力的按摩并不可取）。然而，当施加压缩负荷，如强制伸展时，确保不出现疼痛是非常重要的。如果施加过强的压缩负荷，大到让人感到疼痛，组织往往会发炎并纤维化（图4-41）。

在进行筋膜松解时（图4-42），即使在操作过程中患者稍微感到一些疼痛，一旦停止操作疼痛就会消失，所以通常情况下并没有太大问题。

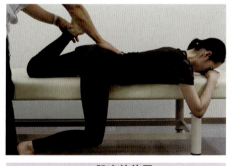

a：肌肉的伸展

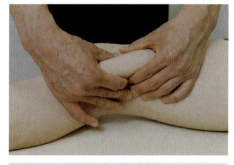

b：肌肉的滑动操作

图 4-40　肌肉的操作

由于施加操作的组织和负荷的种类不同，患者所能耐受的疼痛范围也不同，因此必须考虑到操作带来的疼痛。

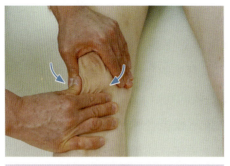

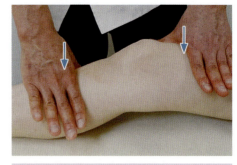

| a：按摩 | b：强制伸展 |

图 4–41　脂肪体的操作

超过疼痛范围的强烈压缩负荷会破坏脂肪体，成为引发炎症和纤维化的因素。

正因如此，根据施加操作的组织、负荷和情境的不同，患者对疼痛的忍耐范围也会有所不同。因此，在积累临床经验的过程中，我们必须掌握根据每种情况调整手法强度的能力。仅仅依靠理论知识是无法胜任临床工作的。我认为，重要的是在理论和实践的双重结合下积累经验。

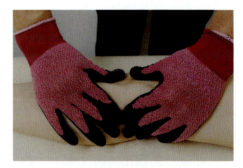

图 4–42　筋膜的松解操作

进行筋膜松解时伴随的疼痛在操作后会消失。

③膝关节的外旋操作

关于膝关节的外旋，作为注意事项必须提及。膝关节在屈曲位到最终伸展位之间会产生外旋运动。这种运动通常被广泛称为螺旋式移位运动（图4–43）。

因此，在临床实践中，也会进行促进膝关节外旋的练习。然而，

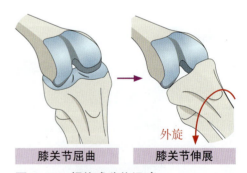

| 膝关节屈曲 | 膝关节伸展 |

外旋

图 4–43　螺旋式移位运动

从屈曲位伸展时会产生外旋。

通过这种练习可能会导致患者出现疼痛的感觉，或多或少都会有。在我的实践经验中，有很多次患者在进行促进膝关节外旋的伸展练习后告诉我说"第二天疼得无法行走"。因此，我在临床中几乎不再进行膝关节外旋操作。

我学习了这个行业的许多领军人物的经验，他们经常会进行膝关节外旋操作来伸展特定组织。然而，似乎很少有人使用外旋操作来促进伸展活动范围。相反，我认为有很多临床医生更倾向于认为外旋操作的负面影响更多。

根据我的理解，由于螺旋式移位运动被认为是正常的膝关节运动，所以至少会让患者进行一次外

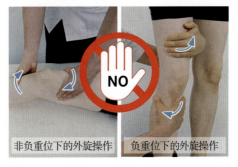

图 4-44**实际上，以改善伸展为目的的外旋操作容易引起疼痛**

促进膝关节外旋的伸展练习，往往会加重疼痛

旋伸展运动（图4-44）。然而，实际进行时会导致疼痛和炎症。通过积累这样的经验，优秀的临床医生从经验和意识中知道促进膝关节外旋可能会导致疼痛的情况。因此，大多数临床医生不再进行促进外旋的锻炼。

我个人的观点是这样的：在人类进化过程中，直到几万年前，膝关节在相当长的时间内可能是弯曲的，如图4-45所示。换句话说，人类获得完全伸展的膝关节应该没有多久。此外，似乎没有类人猿能够完全伸展膝关节。因此，我认为膝关节在屈曲时内旋是有意义的，而在伸展时外旋则没有意义。螺旋式移位运动虽然在教科书上被认为是正常的，但对人类来说是异常的。以这种观点来看，为什么膝关节疼痛的组织与过度外旋之间存在如此强烈的关联，这个谜团就会解开。

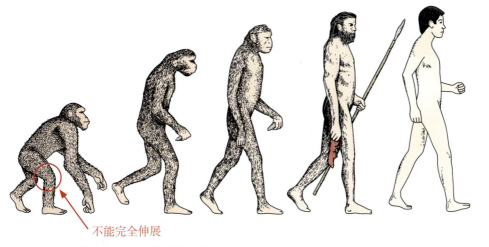

不能完全伸展

图 4-45　人类的进化与膝关节的进化

我个人推测，数万年后，当人类的膝关节可以各角度完全伸展时，螺旋式移位运动可能会消失或显著减退。

我希望大家不要忘记，仅仅基于理论而不考虑后果地促使膝关节进行螺旋式移位运动并伸展，可能会毁掉患者余下的人生。我在上千例的病例中，先引导内旋然后再进行膝关节伸展。虽然这个动作与螺旋式移位运动相反，但几乎没有疼痛加重的情况出现。

专栏：四足动物的进化

人类经历了从四足爬行到直立行走的进化过程。毫无疑问，两腿直立行走是人类得以发展至今的重要原因。另一方面，从运动器官的功能角度来看，我们也可以看到各种异常的存在。

其中之一就是前面提到的螺旋式移位运动。除此之外还有许多其他异常现象。例如，胸大肌在基本肢位时已经发生了扭曲（图4-46a）。这种扭曲虽然是正常的，但并不是必要的扭曲。它是为了四足行走时能够保持笔直而形成的，但当我们直立行走并让手臂下垂时，就会发生扭曲。另外，髋关节在直立时软骨会暴露在前方（图4-46b）。

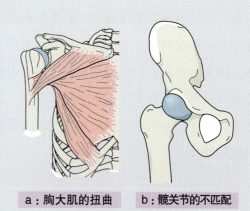

a：胸大肌的扭曲　　b：髋关节的不匹配

图4-46　看似正常却异常的形态

尽管这是正常的，但并不是因为人体结构上需要软骨暴露。类人猿为了适应四足行走时的向心位置而形成的关节面并不会暴露出来，而当我们直立行走时，关节面就会暴露出来。

从直立行走的角度来看，我们所认为的"正常"的人体结构和运动器官的功能往往是异常的。考虑到这一点，当我们思考从四足到二足行走的进化过程时，你不觉得其中隐藏着很多对临床有用的启示吗？

第4章　活动范围和柔韧性的改善

3. 膝关节屈曲受限的改善

正如前面所述，临床上改善膝关节的活动范围受限和柔韧性最重要的是改善伸展受限，但这并不意味着我们可以忽视屈曲受限。其原因有很多，但最重要的原因是屈曲受限会对日常生活活动（activities of daily living：ADL）造成障碍。

如果膝关节只能弯曲到90°，您的日常生活将会受到很大的影响。您将无法下蹲或盘腿坐，而且上厕所也可能变得不便，特别是在某些场所或使用某些方式时。此外，洗澡、上下楼梯等许多生活场景都会变得更加不便。

作为治疗师，我们的工作不仅仅是改善肌力、减轻疼痛和增加活动范围，最终的目标应该是帮助人们获得没有疼痛和不适感，能够顺利进行日常生活的身体。因此，能够在没有疼痛和不适感的情况下进行膝关节的深度屈曲对提高生活质量是非常重要的。

与膝关节屈曲受限有关的组织主要包括"股四头肌""表层组织（皮肤和筋膜）""髌骨支持带""髌上囊""股骨前脂肪体""外侧半月板及其周围组织""腘窝内侧组织""腘窝的脂肪体""股二头肌及其周围组织""半膜肌及其周围组织""内侧副韧带及其周围组织"等。即使经验较少的治疗师，如果了解了这些组织的评估和治疗方法，很多屈曲受限问题都可以更容易改善。另外，如果能够确切掌握与这些组织相关的知识、评估和治疗技术，然后再学习评估和治疗罕见病例，将能够进一步提高作为治疗师的技术水平。

接下来，我将按照实际操作的步骤，详细说明膝关节屈曲受限的改善方法。

1）生活中必要的膝关节屈曲活动范围

在日常生活的各场景中，需要的膝关节的屈曲角度是多少呢？明确地知道这一点，在问诊时也是有用的知识。然而，文献中提到的必要角度，说到底只是表示了该动作所产生的角度，在实际生活中需要稍微宽松一点的角度。例如，即使可以获得90°的膝关节弯曲角度，实际上也不能顺畅地移动到90°。根据患者的状况不同，可以平稳移动的可能是大约70°左右。因此，即使教科书上记载上台阶时需要的膝关节屈曲角度为85°，但仅仅达到85°并不能正常上台阶，可能需要达到100°~110°的屈曲角度才能顺利地上台阶。我将此称之为实际使用的活动范围。也就是说，获得的活动范围和实际使用的活动范围是不同的（图4-47）。

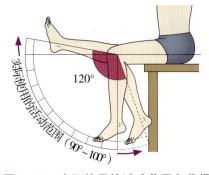

图4-47　实际使用的活动范围和获得的活动范围的区别

获得的活动范围和实际使用的活动范围是不同的。
即使能够获得120°的屈曲活动范围，使关节顺畅移动的范围也只是实际使用的活动范围。因此，膝关节屈曲受限的患者在实际生活中，遇到需要比实际使用的活动范围弯曲角度更高的动作时，会感到不便。

因为这样的事情在生活中随处可见，所以膝关节屈曲受限的患者会感到生活不便。

我们日常生活中所必需的膝关节活动范围如下：行走时需要0°~70°的屈曲角度（图4-48），坐位需要90°，站立需要120°，蹲下和蹲踞需要130°~160°，跪坐需要155°~160°[9]。走路是我们生活的基础，它需要70°的屈曲角度，为了能够不跛行，最低的屈曲角度也需要达到90°。

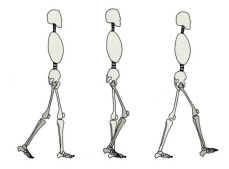

图4-48　步行动作所需的膝关节屈曲角度

在行走动作中，主要在迈步相阶段需要屈曲角度。通常速度下大约需要70°的屈曲角度，行走速度越快，所需的屈曲角度就越大。

在日常生活活动（ADL）中，上下楼梯是患者最常抱怨的动作之一，因为它限制了屈曲的范围。特别是下楼梯的动作，在大多数情况下都会引起不便。上楼梯所需的屈曲角度约为85°，每个台阶高度为25cm（家用楼梯通常在21~25cm之间）。然而，同一高度的台阶下楼梯所需的屈曲角度约为105°。因此，为了能够不跛行地下楼梯，需要120°~130°的实际使用活动范围（图4-49）。在临床实践中，即使在勉强获得了约120°的屈曲活动范围后，患者仍然会抱怨下楼梯时的不便。我相信大家也有这样的经历。要记住，所需的活动范围与实际生活所需的活动范围是不同的。

此外，许多存在膝关节障碍的患者在下楼梯的动作中比上楼梯更容易感到疼痛，这通常是由于股四头肌的离心性收缩功能受到影响。然而，我认为，与其说是离心性收缩功能，不如说是下楼梯所需的活动范围更为关键。基于这种思考方式，当患者抱怨"下楼梯很痛"时，我们可以推测在膝关节的屈曲角度较大的情况下，承受负荷会引起疼痛，因此可以根据这一假设进行评估和治疗。

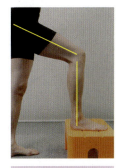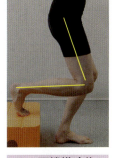

| a：上楼梯动作 | b：下楼梯动作 |

图4-49　上楼梯和膝关节的屈曲角度

上一阶为25cm高的台阶时，上行动作需要约85°的屈曲角度，下行动作需要约105°的屈曲角度。因此，为了不跛行地下楼梯，需要屈曲120°～130°的实用活动范围。

2）按部位划分限制因素

①确认

与膝关节的伸展受限不同，屈曲受限是许多患者都能意识到的受限。因此，最好的做法是对屈曲受限进行测量和数值化，以便患者和治疗师都能意识到限制的程度。

可以使用关节角度仪进行屈曲角度的测量（图4-50a）。此外，对于屈曲角度的数值化，如果能够达到120°以上的屈曲，用脚跟与臀部的距离（Heel to Hip：H-H）来表示是最简便的。而且，由于与过去的测量结果进行比较更加方便，我更喜欢使用这种表示方法。在H-H的测量中，是使用手指的根数来进行测量的。例如，如果脚跟和臀部之间的距离相当于3个手指的宽度，就标记为H-H 3（图4-50b）。

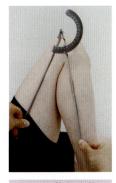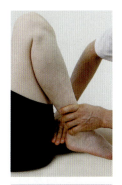

| a：关节角度仪 | b：H-H（脚跟与臀部的距离） |

图4-50　屈曲角度的测量

②按部位划分限制因素

一旦意识到屈曲受限，接下来就需要像伸展受限一样，对限制因素进行部位分析。在屈曲受限的情况下，仅仅问患者"您在哪里感到限制？"并不能得到很好的回答。因此，我们通过以下步骤来询问并找出限制因素的部位。

> **治疗师：** "膝关节弯曲受限意味着在某个地方存在限制，对吧？"
>
> **患者：** "确实是这样。"
>
> **治疗师：** "那么，我试着弯曲你的膝盖，告诉我您在哪里感到受限。是在膝盖前侧还是后侧？"
>
> **患者：** "我感到是在前侧。"
>
> **治疗师：** "您的感觉是在膝关节面以上还是以下？"
>
> **患者：** "我觉得是在膝关节面以上。"

像这样，治疗师通过适当的引导，让患者更容易认知限制因素所在的部位，从而更容易得到适当的回答。

我将限制因素的存在部位分为以下5个部分。

①**髌前且髌骨上方：** 在这种情况下，位于髌骨上方的髌上囊、股骨前脂肪体、股四头肌、表层组织（皮肤和筋膜）成为限制因素的可能性很高，以这样的假设为基础进行评估。

②**髌前和髌骨附近以及下方：** 在这种情况下，考虑到髌骨支持带和髌下脂肪垫是主要的限制因素，进行评估。

③**髌后及外侧：** 在这种情况下，外侧半月板及其周围组织、股外侧肌、股二头肌及其周围组织可能是限制因素，以此为假设进行评估。另外，如果不清楚是在髌外侧还是腘窝中央，就要考虑到腘窝脂肪体有可能是限制因素，进行评估。

④**髌后及内侧：** 在这种情况下，考虑内侧副韧带及其周围组织、半膜肌及其周围组织是主要限制因素，进行评估。另外，如果不能确定是在髌内侧还是腘窝中央，就要考虑到腘窝脂

肢体有可能是限制因素，进行评估。

⑤髌后及中央： 在这种情况下，腘窝的脂肪体或上述③、④项所示的髌后方内侧、外侧部位成为限制因素的可能性很高，以此进行评估。

如此一来，我们不会立即确定引起屈曲受限的组织，而是通过进行部位分析，然后再进一步缩小"目标"组织。

那么接下来，我将针对进行5种分类后的评估和治疗，介绍具体的方法。

3）对屈曲受限的评估和治疗实践

将影响屈曲受限的部位分为5个部位后，接下来我们要通过假设验证找出"目标"组织。对于屈曲受限的假设验证工作，在任何部位上都共同采用以下步骤进行。

ⅰ）首先，确认屈曲活动范围（图4-51a）。

ⅱ）对假设为限制因素的组织进行操作（图4-51b）。

ⅲ）作为ⅱ的验证工作，确认屈曲活动范围是否有改善（图4-51c）。

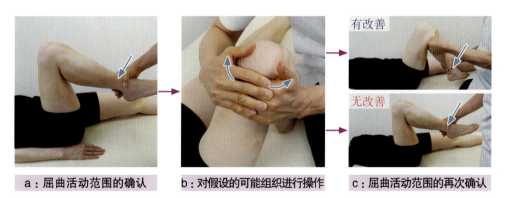

a：屈曲活动范围的确认　　b：对假设的可能组织进行操作　　c：屈曲活动范围的再次确认

图 4-51 缩小屈曲限制因子的步骤

若在约30秒的时间内进行a～c步骤，而未观察到屈曲受限的改善，我们将认为该组织不是原因所在，然后对下一个可能的组织重复以上一系列步骤。

我会在大约30秒内完成这一系列步骤，如果没有观察到屈曲受限的改善，那么我们将认为该组织不是原因所在，并继续对下一个可能的组织重复整个步骤。如果观察到改善，我们将继续对该组织进行处理，进一步改善屈曲受限。

① 髌前且在髌骨上方感觉到受限时

如果在髌前和髌骨上方感受到受限，那么位于髌骨上方的髌上囊、股骨前脂肪垫、股四头肌、表层组织（皮肤和筋膜）很有可能是限制因素，以此为假设进行评估（图4-52）。

首先，让我们参照图4-53来确认髌上囊的运动方式。髌上囊在膝关节的运动在各种书籍中都有说明，但理解髌上囊的腹侧和背侧如何与周围组织的位置关系变化非常重要。

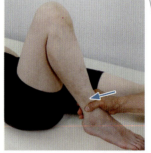
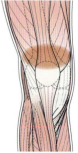

图4-52　感觉髌前且在髌骨上方受限的病例
位于髌骨上方的髌上囊、股骨前脂肪垫、股四头肌、表层组织（皮肤和筋膜）成为限制因素的可能性很高。

图中所示的A部分是髌上囊腹侧，其与股四头肌腱接触。A部分（髌上囊的腹侧）随着膝关节的屈伸，看似与股四头肌腱相互滑动，但实际上它们的位置关系几乎不变。这一点可以从图4-53中展示的伸展位和屈曲位两张图中理解。即使假设固定了髌上囊的腹侧和股四头肌肌腱，它也不会对膝关节的屈伸产生影响。另一方面，图中所示的B部分是髌上囊的背侧，在膝关节伸展位时与股骨前脂肪垫接触。然而，我们可以看出髌上囊的背侧与股骨前脂肪垫的位置关系在膝关节的屈伸运动中发生了显著变化。

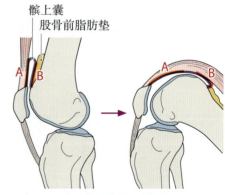

图4-53　髌上囊的运动
髌上囊的腹侧和股四头肌肌腱（A）之间几乎不滑动，而膝关节屈曲时，只有髌上囊的背侧（B）从股骨前脂肪垫上滑动并移动。

也就是说，髌上囊的腹侧和股四头肌肌腱几乎不滑动，而在膝关节屈曲时，只有髌上囊的背侧从股骨前脂肪垫上滑动并移动；而在伸展时，它会回到原来的位置与股骨前脂肪垫重新接触，并反复进行这样的运动。

在某些书籍中，我们可能会看到描述髌上囊的腹侧和背侧粘连的图示。如果发生了这种情况，似乎很难通过运动疗法将这种粘连解除，因此多数可能需要手术。然而，根据我的经验，这种部位的粘连在临床上并不常见。临床上更常见的是髌上囊的背侧与股骨前脂肪垫的滑动障碍。

有时候我们可能会感到髌上囊的上侧受限。在这种情况下，就要怀疑股四头肌可能是限制因素。股四头肌在膝关节的屈伸运动中移动了相当的距离（**图4-54**）。因此，我认为股四头肌（特别是股中间肌）的腹侧滑动性降低可能是屈曲受限的原因。

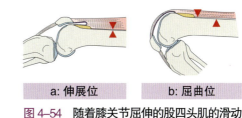

| a: 伸展位 | b: 屈曲位 |

图 4-54　随着膝关节屈伸的股四头肌的滑动

a）改善髌上囊和股骨前脂肪垫的滑动性

为了改善髌上囊和股骨前脂肪垫的滑动性，可以徒手将髌上囊背侧与股骨前脂肪垫进行松解（**图4-55**）。首先，将膝关节屈曲到感觉到极限的角度。保持这个屈曲角度，一起抬起股四头肌和髌上囊，使之向下外侧滑动。关于这个操作，可以想象手持有带骨头的香肠，用手推动香肠部分来进行操作，这样可能更容易做到。由于膝关节在屈曲时会内旋，髌上囊会向下外侧移动。如果能够理解髌上囊的实际运动，可能会更加熟练地进行操作。

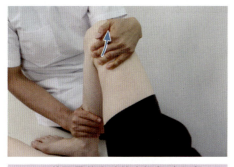
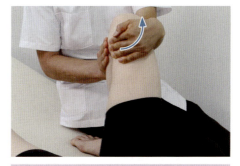

| a：从股骨前脂肪垫中提起髌上囊 | b：使之向下外侧滑动 |

图 4-55　髌上囊的背侧和股骨前脂肪垫的徒手操作

屈曲膝关节，直到感到极限为止，一起抬起股四头肌和髌上囊（a）。
然后向下外侧滑动（b），促进髌上囊与股骨前脂肪垫的滑动。

进行该操作后确认有无屈曲角度的改善，如果有改善，则反复进行该操作。

在长期屈曲受限的情况下，股骨前脂肪垫有可能因纤维化等原因变硬。在这种情况下，如图4-56所示，与股四头肌一起反复抬高髌上囊和股骨前脂肪垫，改善股骨前脂肪垫的柔软性。

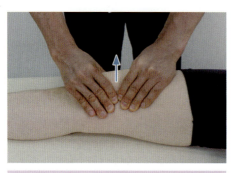

a: 伸展位

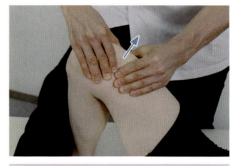

b: 屈曲位

图4-56　改善股骨前脂肪垫柔软性的徒手操作
与股四头肌一起反复进行抬高髌上囊和股骨前脂肪垫的操作，促进股骨前脂肪垫的柔软性改善。

b）改善股四头肌的滑动性

如果股四头肌的滑动性不佳，可以像图4-57那样徒手地将股四头肌向内外侧移动，促进其滑动性的改善。

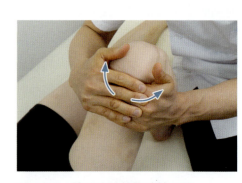

图4-57　股四头肌的滑动性改善
徒手使股四头肌向内外侧移动，促进滑动。

c）促进表层组织的滑动性（有伤口时）

如果皮肤有伤口，伤口部位与皮肤、筋膜等表层组织的滑动障碍可能成为主要原因，从而导致屈曲受限。这种滑动障碍尤其多见于人工膝关节全置换手术（TKA）后的手术创伤部位。

如果要改善皮肤的滑动性，可以按照图4-58的方法，使皮肤上下、左右滑动，如果发现较为坚硬的方向，就向那个方向滑动。这时使用防滑的橡胶手套，只能让皮肤滑动。

如果要促进肌肉和皮肤之间的滑动性，可以利用肌肉的收缩进行滑动操作。股四头肌在收缩时向近端方向滑动。因此，如图4-59所示，可以通过徒手操作，在股四头肌收缩的同时将皮肤向远端方向滑动，从而促进肌肉和皮肤之间的滑动性。

此外，为了促进筋膜的滑动性，我使用了牵引操作（图4-60）。这个操作如图4-60c所示，通过类似把纸往上推使其浮起来一样的牵引，促进肌膜和肌肉的分离，改善滑动性。如果存在肌膜滑动障碍，在操作过程中患者可能会感到剧烈的疼痛。然而，操作后通常不会出现持续的疼痛。

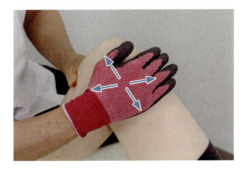

图4-58　对皮肤和皮下组织的滑动操作

通过上下、左右滑动皮肤，促使其向坚硬的方向滑动。使用防滑的橡胶手套可以只使表层组织滑动。

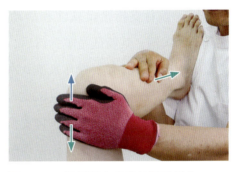

图4-59　使用肌肉收缩的滑动操作

股四头肌在收缩时向近端方向滑动，所以通过徒手操作，将皮肤向远端方向移动，从而促进肌肉和皮肤之间的滑动性。

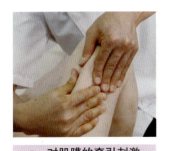

a：对肌膜的牵引刺激

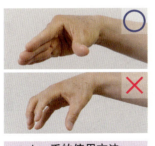

b：手的使用方法

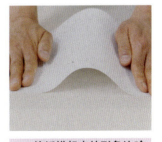

c：使纸拱起来的形象比喻

图4-60　筋膜的滑动操作

通过类似把纸往上推使其浮起来一样的牵引，促进肌膜与肌肉的分离，改善滑动性。

②髌前、髌骨附近及下方感到受限时

如果在髌前、髌骨附近及下方感受到受限，我们会认为髌骨支持带和髌下脂肪垫是主要限制因素，并继续进行评估（图4-61）。

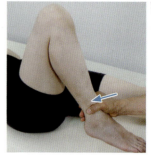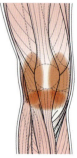

图 4-61　感觉髌前、髌骨附近及下方受限的病例

认为髌骨支持带和髌下脂肪垫是主要限制因素。

a）改善髌骨支持带的柔软性和滑动性

当髌骨支持带的柔软性和滑动性降低时，髌骨在股骨关节面下方的移动会受到限制，成为屈曲受限的原因。髌骨支持带柔软性和滑动性降低的病例，其特征是髌骨前后、左右的可动性降低。这一点可以通过进行类似图4-62所示的倾斜操作来确认左右差异。

在这种情况下，通过图4-62的倾斜操作，促进髌骨支持带的伸展性和滑动性。重复这个动作，就像把髌骨支持带从股骨剥离出来一样，可以很好地拉伸髌骨支持带。操作后，如果你发现髌骨前后、左右的可移动性有变化，请确认有无屈曲角度的改善。

网络视频29　为了改善髌骨支持带滑动性的徒手操作

通过视频可以加深对这**个操作方法的理解。请务必观看。**

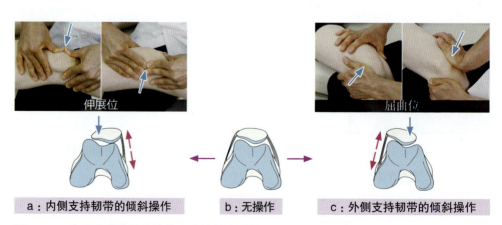

伸展位　　　　　　　　　　　　　　屈曲位

a：内侧支持韧带的倾斜操作　　　b：无操作　　　c：外侧支持韧带的倾斜操作

图 4-62　为了改善髌骨支持带滑动性的徒手操作

就像将髌骨支持带从股骨上剥离出来一样反复练习，可以有效地延长髌骨支持带。

当髌骨支持带的滑动性得到改善后，我们可以采用限制膝关节更进一步屈曲的角度，并徒手将髌骨向下滑动，以促进其更顺畅地向下方移动（图4-63）。

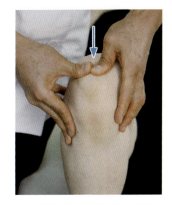

图 4-63　将髌骨向下滑动的操作

b）改善髌下脂肪垫的柔软性

髌下脂肪垫在一定程度上会限制屈曲。当膝关节的屈曲角度较浅时，髌骨位于髌下脂肪垫的上方，但随着屈曲角度的增加，髌骨向下方移动并压迫髌下脂肪垫。同时，髌下脂肪垫会随着髌骨的移动而在内外两侧移动并改变形状。因此，如果髌下脂肪垫的柔软性降低，无法适应髌骨的压迫而变形，就会导致屈曲受限（图4-64）。

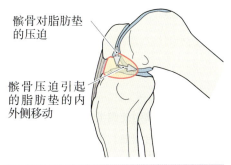

髌骨对脂肪垫的压迫

髌骨压迫引起的脂肪垫的内外侧移动

脂肪垫的硬化

由于柔软性降低，无法适应髌骨的压迫而变形

屈曲受限

a：屈曲运动引起的正常脂肪垫的变形移动

b：屈曲运动引起的硬化脂肪垫的变形移动

图 4-64　脂肪垫柔软性降低引起的屈曲受限

如果髌下脂肪垫的柔软性降低，无法适应髌骨的压迫而变形，因此产生屈曲受限。

在这种情况下，我们会在膝关节屈曲的姿势下进行徒手操作，以改善髌下脂肪垫的柔软性。如果在进行这种操作后观察到屈曲活动范围的改善，我们会进一步重复这种操作（图4-65）。

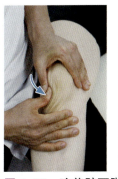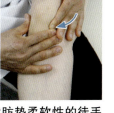

图 4-65　改善髌下脂肪垫柔软性的徒手操作

③髌后且在外侧感觉到受限时

如果感觉到髌后且在外侧受限，外侧半月板及其周围组织、股外侧肌、股二头肌及其周围组织很有可能是主要限制因素，以此为假设进行评估（图4-66）。如果有伤口的话，表层组织也有可能是限制因素。另外，如果不清楚是在髌外侧还是腘窝中央，就要考虑到腘窝脂肪体有可能是限制因素，进行评估。

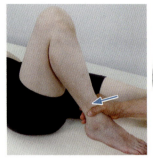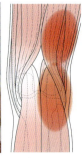

图 4-66　感觉髌后且在外侧受限的病例

外侧半月板及其周围组织、股外侧肌、股二头肌及其周围组织成为限制因素的可能性很高。

a）促进半月板及其周围组织的滑动性

让我们在图4-67中确认膝关节屈曲时外侧半月板的位置变化。随着膝关节的屈曲，股骨会向后弯曲，半月板也会向后移动。此外，由于膝关节在屈曲过程中会内旋，股骨外髁与内髁相比向后移动幅度较大。因此，外侧半月板也会向后移动相当远的距离。在MRI中观察深度屈曲位下的外侧半月板，可以确认其后方移位程度达到了亚脱位的程度。

然而，由于内旋不足或周围组织纤维化等原因，在深屈曲时，本应发生的外侧半月板后方移动受限，半月板会被股骨和胫骨夹住（夹挤现象）（图4-68）。因此，患者在深屈曲时会感到腘窝外侧的夹紧感，并且这种夹挤现象是导致屈曲受限和疼痛的主要原因。

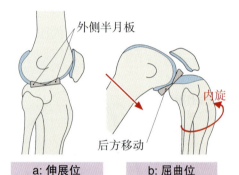

图 4-67　屈曲时外侧半月板的位置变化

随着膝关节的屈曲，股骨弯曲，半月板也会向后移动。

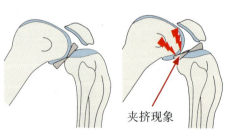

图 4-68　外侧半月板的夹挤现象

由于屈曲时内旋不足和周围组织纤维化等原因，本应发生的外侧半月板后方移动受限，半月板会被股骨和胫骨夹住（夹挤现象）。

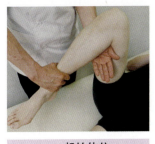
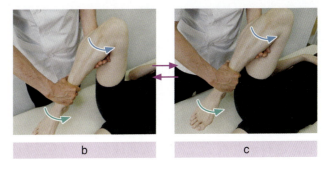

| a：起始体位 | b | c |

图 4-69　膝关节屈曲时的徒手内旋引导

重复b、c的动作，促进小腿内旋。

在这种情况下，我会反复进行一种自我辅助运动，通过将胫骨内旋并屈曲，以促进外侧半月板向后滑动（图4-69）。在进行自我辅助运动时，特别要让患者意识到进行内旋运动可以更容易地使腘肌和半膜肌发挥作用，从而有效改善腘窝部的夹紧感。

网络视频30　膝关节屈曲时的徒手内旋引导

通过视频可以加深对这个操作方法的理解。请务必观看。

徒手操作能扩大屈曲活动范围时，指导患者进行如图4-70所示的自我练习。

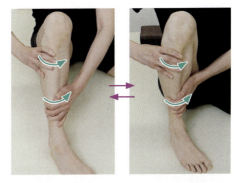

图 4-70　膝关节屈曲时的内旋引导（自我练习）

网络视频28

膝关节屈曲时的内旋引导（自我练习）

让我们通过观看视频来进一步理解这种引导方法。

b）改善股二头肌的滑动性

您是否有过这样的经验，即患有膝关节屈曲限制的患者会抱怨，比腘窝向上一拳以上的大腿后方外侧更疼痛？我偶尔会看到有患者在下楼梯时抱怨这个部位有疼痛。在这种情况下，我怀疑股二头肌可能是限制因素。

由于股二头肌位于膝关节后方，因此可能很难想象它是屈曲受限的因素。股二头肌的腹侧部会随着膝关节的屈曲而向后和向上移动，但如果腹侧部的滑动性降低，这种运动就会受限，从而成为膝关节屈曲受限的主要原因（**图4-71**）。此外，腹侧部滑动性的降低

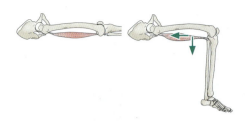

图4-71　膝关节屈伸引起的股二头肌的运动

股二头肌腹侧部随着膝关节的屈曲而向背侧及上方移动。

低可能导致膝关节屈曲时引起强烈的疼痛。我推测，这种疼痛可能与股二头肌和在股二头肌腹侧行走的坐骨神经的滑动性降低有关。

为了改善股二头肌的滑动性，可以在仰卧位或俯卧位的膝关节屈曲位上，徒手直接按摩股二头肌纤维的方向进行滑动操作（图4-72）。在这个部位出现疼痛和屈曲受限的情况下，这种操作通常会显示出显著的效果。我相信，如果您在临床实践中尝试这个操作，您会对其效果的显著性感到惊讶。

c）伸展股外侧肌

股外侧肌是膝关节的伸展肌，股外侧肌的缩短和肌张力增加也有可能成为屈曲受限的主要原因。如果在腘窝稍上方外侧部感到紧张感，并且判断不是由股二头肌引起的，那么可以进行缓解股外侧肌的肌张力和改善伸展性的操作。

股外侧肌附着在股骨的后侧。因此，当将手指从股二头肌外侧压入时，可以直接触碰到位于股二头肌和股外侧肌起始部之间的骨头。从这个状态开始，可以徒手将股外侧肌的起始部向远端方向伸展（图4-73）。如果通过这个操作

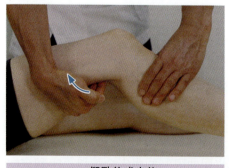

a：仰卧位或坐位

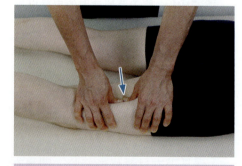

b：俯卧位

图4-72　改善股二头肌滑动性的徒手操作

徒手直接按摩股二头肌纤维的方向进行滑动操作。

第 **4** 章　活动范围和柔韧性的改善

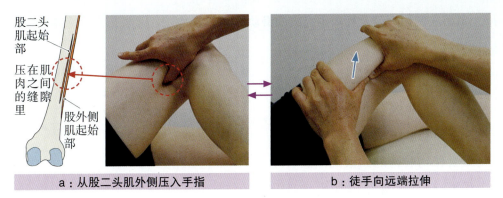

股二头肌起始部

压在肌肉之间的缝隙里

股外侧肌起始部

a：从股二头肌外侧压入手指

b：徒手向远端拉伸

图 4-73　股外侧肌的徒手伸展操作

从股二头肌外侧压入手指，同时直接触碰到股二头肌和股外侧肌之间的骨头（a），徒手向远端方向对股外侧肌的起始部进行拉伸（b）。

能够改善屈曲活动范围，那么在俯卧位下也可以进行类似的伸展操作。

④髌后且在内侧感觉到受限时

如果感觉到髌后且在内侧有限制，认为内侧副韧带及其周围组织、半膜肌及其周围组织是受限的主要因素，以此进行评估（**图4-74**）。如果有伤口，表层组织也有可能是限制因素。另外，如果不清楚是在髌内还是腘窝中央，就要考虑到腘窝的脂肪体有可能是限制因素，进行评估。

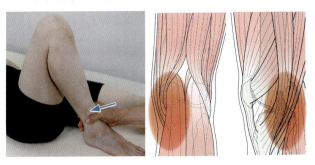

图 4-74　感觉髌后且在内侧受限的病例

认为内侧副韧带及其周围组织，半膜肌及其周围组织是受限的主要因素。

a）改善内侧副韧带及其周围组织的滑动性

如果在屈曲膝关节时出现髌后内侧部疼痛或屈曲限制，可能怀疑是内侧副韧带及其周围组织的滑动性下降。当膝关节屈曲时，内侧副韧带会伴随股骨的回滚而向后移动（图4-75）。如果内侧副韧带及其周围组织的滑动性下降，这种后向移动就会受到限制，成为屈曲受限的主要因素。因此，可以通过徒手将内侧副韧带及其周围组织在屈曲时向后移动，从而改善其滑动性（图4-76）。

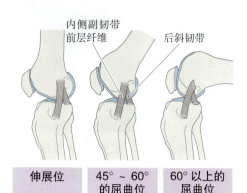

| 伸展位 | 45°～60°的屈曲位 | 60°以上的屈曲位 |

图4-75　膝关节屈曲引起的内侧副韧带的向后移动

内侧副韧带在膝关节屈曲时随着股骨的回滚而向后移动。内侧副韧带及其周围组织的滑动性降低后，向后移动就会受到限制，成为屈曲受限的主要原因。

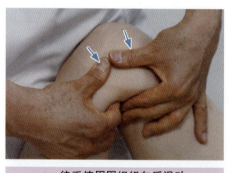

a：徒手使周围组织向后滑动

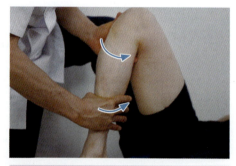

b：强制促进膝关节内旋

图4-76　促进内侧副韧带及其周围组织向后移动的徒手操作

如果屈曲活动范围受限，因强制屈曲而感到内侧副韧带疼痛或有张力感时，应徒手使周围组织向后滑动，以改善滑动性（a）。通过使膝关节内旋，可以进一步促进滑动（b）。

b）改善半膜肌及其周围组织的滑动性

半膜肌随着膝关节的屈曲而向上移动，因此半膜肌腹侧的滑动性下降会成为屈曲的限制因素。

要改善半膜肌的滑动性，可以在膝关节屈曲位下，徒手直接朝向半膜肌纤维方向进行滑动操作（图4-77a）。半膜肌和股薄肌的滑动障碍很少见，但如果出现这种情况，可以将手指插入两肌之间，进行两肌的松解操作（图4-77b）。

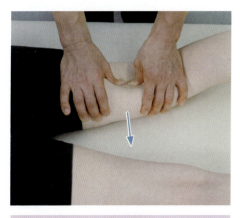
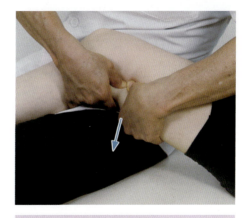

| a：滑动操作 | b：松解操作 |

图 4-77　为了改善半膜肌滑动性的徒手操作

在俯卧位或膝关节屈曲位，徒手直接朝向半膜肌纤维方向进行滑动操作（a）。
如果罕见地出现半膜肌和股薄肌的滑动障碍，可以将手指插入半膜肌和股薄肌之间，进行松解操作（b）。

⑤ 髌后且在中央感觉到受限时

如果感觉到髌后且在中央受限时，考虑到限制因素可能是腘窝的脂肪体、外侧半月板及其周围组织、股外侧肌、股二头肌及其周围组织、内侧副韧带及其周围组织、半膜肌及其周围组织。继续进行评估（**图4-78**）。

首先，我们从腘窝的脂肪体进行进一步探索。腘窝的深层有着广泛的脂肪组织，如**图4-79**所示。如果这些脂肪组织发生纤维化等问题，可能会导致柔韧性下降，并成为限制膝关节屈曲的主要原因。

为了改善腘窝脂肪体的柔软性，我首先对腘窝进行按摩。此处不需要进行复杂的操作，只需进行约30秒的按摩，腘窝脂肪体的柔软

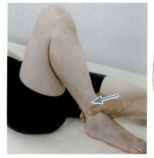
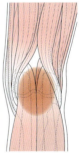

图 4-78　感觉髌后且在中央受限的病例

考虑到腘窝的脂肪体、外侧半月板及其周围组织、股外侧肌、股二头肌及其周围组织、内侧副韧带及其周围组织、半膜肌及其周围组织可能是限制因素，我们将进一步评估。

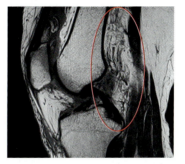

图 4-79　膝关节矢状面的 MRI 图像

腘窝的深层广泛存在着脂肪体。

性就会得到改善，因此可以在当场观察到膝关节屈曲受限的改善情况。

如果通过这个操作观察到了效果，并可以确定腘窝脂肪体是主要的限制因素，那么可以进一步在俯卧位下仔细地进行按摩，以进一步促进膝关节屈曲的活动范围扩大，就像图4-80b所示。

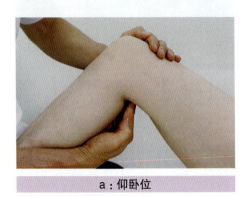 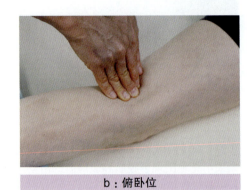

| a：仰卧位 | b：俯卧位 |

图 4-80　腘窝脂肪体的按摩

即使不进行特别复杂的操作，只要进行约30秒的按摩，脂肪体的柔软性就会增加，膝关节的屈曲受限会当场得到改善。

4）改善的注意事项

在本节中介绍了我对屈曲受限的评估和实际治疗方法。我们只记录了临床相关的内容，所以读者们只需要按照本书所述的方法实践，就应该能够在当场体验到许多屈曲活动范围的扩大。

但是，在临床中，反复实践比什么都重要。通过认真评估患者的症状和病情，经常进行假设验证，相信大家的技术会比以前有很大的提高。

此外，关于应该注意的临床问题，例如"针对目标组织的变化"和"考虑到疼痛"，与"伸展受限"章节中所述的内容几乎相同。请参考"3）改善的注意事项（第256页）"以获取更多信息。

专栏：真挚地理解患者的诉求

　　在临床工作中，有时会遇到一些患者抱怨一些让人难以理解的事情。在年轻的时候，我对这样的患者会抱有消极情绪，比如说"又来了一个精神病"。我相信大家也都有类似的经历。

　　然而，当我们真诚地倾听患者的倾诉时，我们会发现其中很多都有合理的理由。

　　例如，正如本章所提到的，有些患者在屈曲膝盖时会抱怨大腿后侧疼痛，我以前就遇到过这种情况。那时候，虽然我知道腘窝部位可能会有疼痛，但我认为没有理由会在大腿后侧感到疼痛，所以我只是把它当作一种轻微的疼痛，没有深入思考其原因。然而，随着临床经验的积累，我们会逐渐明白这样的抱怨也是有合理原因的。

　　此外，患者可能会对过度反应的剧痛抱怨，而且这种疼痛似乎与实际情况不符。然而，即使在这种情况下，仔细评估后我们也常常能够找到其中的原因。因此，我认为我们不应该轻易地对患者使用"精神病"这个词。如果您的家人在医院被当作"精神病患者"对待，您肯定会感到非常难过。

　　如果我们真诚地接受患者的抱怨，并进行认真的诊断，我们会发现几乎没有患者被完全归为"精神病患者"。实际上，从40多岁开始，我几乎没有再遇到过在临床中被认为是"精神病"的患者。即使是一些不明所以的抱怨，如果我们仔细倾听并进行适当评估，通常会发现确实存在某种病理。

　　明白了这些，就能明白以坦率的心情认真对待患者的重要性。

第 5 章
两种综合征

Knee Joint

在这一章中，我们来讲解一下"膝关节过度外旋综合征"和"骨性关节炎"。

作者认为这两种膝关节疾病都应该被视为膝关节综合征。如前所述，患有运动器官疾病的患者大多以疼痛为主诉就医。因此，在诊断运动器官疾病时，我们作为治疗师所要做的第一件事就是在评估过程中找出"疼痛来源的组织"。因为无论是从组织学的角度还是从力学的角度进行治疗，疼痛来源的组织才是治疗的"目标"。膝关节呈过度外旋或畸形确实是事实，但并不意味着因为扭曲而疼痛，或者因为变形而疼痛，而是由于过度外旋或变形而导致承受伸长或压缩等负荷的组织出现了疼痛（图5-1）。

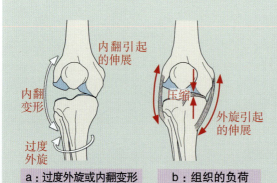

a：过度外旋或内翻变形　　　b：组织的负荷

图 5-1　疼痛的原因

膝关节存在过度外旋或变形并不是造成疼痛的原因。由于过度外旋和变形，有些组织会承受伸展和压缩等负荷，这些组织就会产生疼痛。

我认为，作为接诊运动系统疾病患者的医疗人员，我们一定要记住上述概念。在这种意义上，我强调"膝关节过度外旋综合征"和"骨性关节炎"都不是指示疼痛组织的疾病名称。

然而，由于"膝关节过度外旋综合征"和"骨性关节炎"在日常临床中非常常见，所以我认为了解这两种综合征的详细信息对于诊断膝关节问题非常重要。基于这一点，让我们在本章中深入了解"膝关节过外旋综合征"和"骨性关节炎"。

1. 膝关节过度外旋综合征

1）概要

在"第3章疼痛组织的评估和治疗实践"中，我们介绍了膝关节容易出现疼痛的9个组织的评估和治疗方法。除了髂胫束之外，其他组织与过度外旋均有着密切的关系。从这一事实中，我们可以惊讶地发现过度外旋对膝关节疼痛的影响是如此之大（图5-2）。

基于这些事实，自从2008年左右，作者意识到过度外旋引起的疼痛，并将其统称为"膝关节过度外旋综合征"。通过讲解等方式，我解释了"膝关节过度外旋综合征"这一概念的重要性。在本书的第3章中，我们也提到了过度外旋与膝关节疾病的关联。然而，在本节中，我想对过度外旋的发生机制、评估和治疗做一个大致的总结。虽然内容可能会重复，但通过再次回顾，我想大家对临床中常见的膝关节过外旋综合征有一个大致的认识。

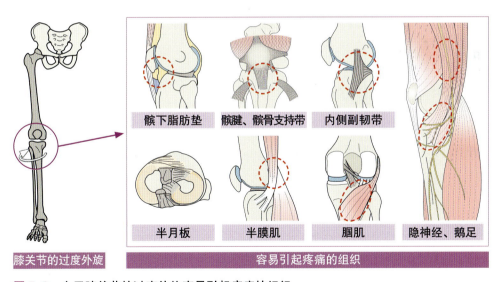

图 5-2　由于膝关节的过度外旋容易引起疼痛的组织

1.　膝关节过度外旋综合征　**283**

　　膝关节的外旋是由大腿和小腿的相对关系决定的（图5-3）。无论是像图5-3a那样大腿相对于小腿内旋，还是像图5-3b那样小腿相对于大腿外旋，甚至像图5-3c那样大腿内旋和小腿外旋同时发生，膝关节都会发生外旋。然而，当大腿和小腿都向同一方向旋转，如图5-3d或图5-3e所示，膝关节就不会发生旋转。因此，我们需要考虑是大腿还是小腿主导了膝关节的过度外旋。一旦明确了主导因素，对哪个因素进行处理也会自然而然地确定下来。

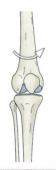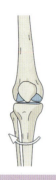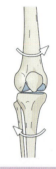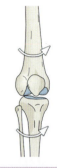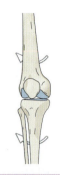

| a：大腿内旋 | b：小腿外旋 | c：大腿内旋和小腿外旋 | d：大腿和小腿同时内旋 | e：大腿和小腿同时外旋 |

图5-3　膝关节产生过度外旋的条件

膝关节的外旋是由于大腿和小腿的相对关系而产生的。因此，图a、b、c会产生外旋，而图d、e不会产生旋转。

①主要由大腿内旋引起的过度外旋

　　在大腿内旋为主导导致过度外旋的病例中，大部分情况下站立位会出现髌骨内翻的现象（髌骨朝向内侧的状态）。在这种情况下的步行中，站立相前半阶段会出现过度的大腿内旋（图5-4）。然而，步行站立相后半阶段的大腿既可以内旋也可以外旋，因此我认为，与后半阶段的关联并不明显。也就是说，这种类型的病例，无论是站立位还是站立相前半阶段，大腿都处于过度

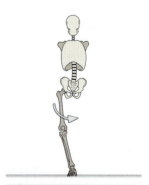

①大腿内旋位负荷

膝关节内旋力矩的影响因素（站立相前半阶段）	
影响因素	①
观察要点	大腿内旋位负荷

图5-4　膝关节内旋力矩的增大因素（站立相前半阶段）

的内旋位，大腿比小腿相对内旋，从而导致了膝关节的过度外旋。

在一般的生物力学论文中，我们经常看到类似于图5-5的插图，其中大腿内旋会导致小腿内旋，后足会内翻。然而，在实际临床中，并不是所有病例都符合研究者理想中的情况。即使在出现髌骨内翻的病例中，后足也可能同时出现内翻或外翻的情况。因此，在临床实践中，我们需要确认大腿和小腿之间的相对关系，同时也需要注意与后足部的关联。

从我的临床观点来看，在由大腿主导的膝关节过度外旋的情况下，由于站立相前半阶段产生内旋力矩，后足部内翻病例的外旋负荷更大（图5-6）。当后足内翻时，站立相前半阶段的小腿内旋会受到抑制，因此推测大腿内旋会导致过度的外旋负荷。

②主要由大腿外旋引起的过度外旋

对于前述的"以大腿内旋为主体产生的过度外旋"，相信大家已经理解得很清楚，且可能在临床实践中也有很多人持有相同的观点。然而，在实际的临床实践中，如果关注膝关节的过度外旋，应该会产生以下三个问题。

◆大腿外旋

第一个问题是，事实上，即使是像老年人那样大腿处于过度外旋位，膝关节通常也会呈现过度外旋（图5-7a）。

图 5-5　常见的运动链式
在实际临床中，并不全是这样的病例。

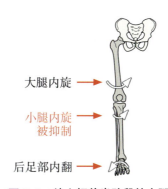

图 5-6　站立相前半阶段的大腿内旋和后足部内翻
当后足部内翻时，会抑制站立相前半阶段的小腿内旋，使大腿发生内旋。因此，推测膝关节会产生过度的外旋负荷。

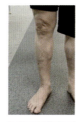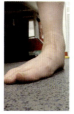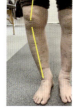

a：大腿过度外旋位　　b：足部外翻　　c：内翻膝

图 5-7　膝关节过度外旋的 3 个疑问

◆ **足部外翻**

第二个问题是，即使大腿处于中间位或外旋位，在足部外翻的情况下，膝关节也多呈过度外旋（图5-7b）。

◆ **内翻膝**

第三个问题是，将内翻膝和外翻膝进行比较，过度外旋的比例在内翻膝中明显更高（图5-7c）。

基于这三个问题，即使大腿没有内旋，膝关节仍然会出现过度外旋，这意味着小腿的外旋会导致膝关节的过度外旋。然而，在我进行的日常临床步态分析中，观察足部和大腿的关系，几乎找不到因为来自下方的运动链^[注1]导致的过度外旋的病例，这让我长时间以来对于为什么即使大腿没有内旋也会出现膝关节的过度外旋感到困惑。特别是

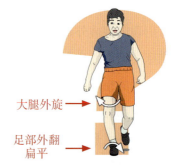

大腿外旋 →

足部外翻
扁平 →

图 5-8　老年人的膝关节过度外旋

尽管大腿外旋，足部外翻扁平，为什么膝关节仍然出现过度外旋呢？

老年人呈大腿外旋的情况很多，而且即使足部呈现外翻扁平，膝关节仍然会出现过度外旋。这真的很难解释（图5-8）。前辈们在研究膝关节临床的过程中，可能也遇到过类似的问题。

然而，某一次偶然的机会，我突然想到了一个问题："一般来说，据说当足部内翻时，小腿会外旋，而足部外翻时，小腿会内旋。但在大腿和小腿的相对关系中，也许会出现相反的现象。"于是，我在髌骨中央和胫骨粗隆上贴上标记，实际上确认了大腿和小腿的相对关系。结果，我发现了令人难以置信的事情。

为了让大家理解我的发现，请看图5-9。图5-9b显示了在平行杆内进行自然单腿站立时的足部和膝关节的中立状态。当我仅使足部外翻时，令人惊讶的是，与髌骨中央的标记相比，胫骨粗隆的标记向外侧移动了（图5-9a）。也就

注1：运动链可以分为从上方联动的骨盆→大腿→下腿→足部和从下方联动的足部→下腿→大腿→骨盆两种情况。以从下方联动为例，一般认为，当足部外翻时，小腿会内旋；当足部内翻时，小腿会外旋。

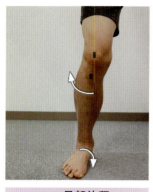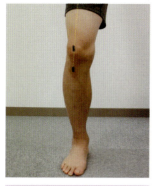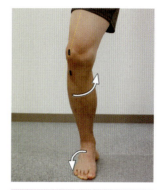

| a：足部外翻 | b：中立位 | c：足部内翻 |

图 5-9　站立相后半阶段膝关节外旋的发生机制（与足部内外翻有关）

当单腿仅使足部外翻时，则整个下肢会内旋，但膝关节相对会外旋（a）。
另一方面，当单腿仅使足部内翻时，则整个下肢会外旋，但膝关节相对会内旋（c）。

是说，小腿相对于大腿外旋，膝关节也发生了外旋。另一方面，当我只使足部内翻时，相对于髌骨中央的标记，胫骨粗隆的标记向内侧移动了（图5-9c）。也就是说，小腿相对于大腿内旋，膝关节也发生了内旋。这些结果颠覆了我以前的印象，是一个重大发现。

另外，当保持单腿的足部在内外翻的中间位置时，如果仅仅倾斜小腿，足部的位置会相对发生变化（图5-10）。也就是说，足部相对于地面保持在内外翻中间位置，如果仅使小腿向外倾斜，足部会相对外翻（图5-10a），如果仅使小腿向内倾斜，足部会相对内翻（图5-10b）。

那么，足部肢位的变化对膝

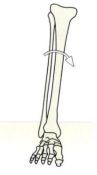

| a：小腿外侧倾斜
（相对足部的外翻） | b：小腿内侧倾斜
（相对足部的内翻） |

图 5-10　小腿倾斜引起的足部的相对内翻和外翻

保持足部在内外翻中间位，仅使小腿向外倾斜，足部就会发生相对的向外翻位变化（a）。

保持足部在内外翻中间位，仅使小腿向内倾斜，足部就会发生相对的内翻位的变化（b）。

关节的回旋有怎样的影响呢？为了解决这个问题，让我们看一下图5-11。图5-11b显示了在平行杆内进行自然单脚站立时足部和膝盖的中立状态。从这

第 5 章　两种综合征

1. 膝关节过度外旋综合征　**287**

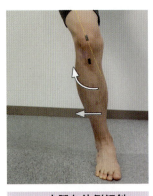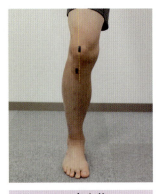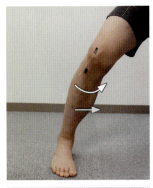

| a：小腿向外侧倾斜 | b：中立位 | c：小腿向内侧倾斜 |

图 5-11　站立相后半阶段膝关节外旋的发生机制（与小腿倾斜有关）

单脚保持足部内外翻中间位，只有小腿向外倾斜时，膝关节相对外旋（a）。
另一方面，保持足部的内外翻中间位，只有小腿向内倾斜时，膝关节就会相对内旋
（c）。

个中立状态开始，保持足部在内外翻的中间位置，然后仅使小腿向外侧倾斜，令人惊讶的是，与髌骨中央的标记物相比，胫骨粗隆的标记物竟然向外侧移动了（图5-11a）。也就是说，小腿相对于大腿外旋，膝关节也发生了外旋。而且，它比图5-9a中单独使足部外翻时的外旋要强烈。另一方面，使将小腿向内倾斜时，胫骨粗隆的标记相对于髌骨中央的标记向内侧移动了（图5-11c）。也就是说，小腿相对于大腿内旋，膝关节也发生了内旋。这个发现也颠覆了我以前的印象。

通过这些发现，我们对于之前提到的三个问题：为什么会出现"大腿外旋""足部外翻"和"内翻膝"的病例，每个问题都找到了一个答案。也就是说，当足部外翻和小腿向外倾斜同时发生时，我们发现小腿相对于大腿是外旋的，这一事实让我们感到"谜底揭开了！"。这个发现让我非常兴奋。

然而，这里又有一个问题出现了。在图5-9a和图5-11a中，明明是足部外旋，为什么小腿也会外旋呢？一般的生物力学无法解释这个现象。直接连接足部和小腿的骨头是距骨。因此，如果过度外旋是由下方的运动链导致的，那么与小腿直接连接的距骨也应该是外旋的。从这一点出发，我在临床实践中提出了一个新的观点，即"距骨外旋"，并在分析所有患者的动作时，也要确认距骨外旋的运动。

在行走中，距骨外旋发生在站立相末期（TSt）。在这个时期，足底压力中心会迅速向内侧移动，而当足底压力中心的内侧移动与脚跟抬起同时发生时，

与小腿相对的足部会发生外翻，同时也会发生距骨的外旋。因此，对于以小腿外旋为主体产生的过度外旋，我列举了以下4个观察要点。

◆ **站立相末期（TSt）时足部相对于小腿的外翻**（图5-12①）
通过足部对小腿的外展，距骨发生外旋，从而引发下方的运动链导致膝关节的过度外旋。

◆ **站立相末期（TSt）中足部的外展扭曲**（图5-12②）
这个动作会使距骨承受急剧外旋的力量，因此，小腿也会承受强烈的外旋负荷。

◆ **足弓在站立相末期（TSt）的下陷**（图5-12③）
由于脚跟抬起的延迟导致迈出动作在背屈位进行时，距骨可能会卡在小腿的胫骨上方，而当距骨外旋时，小腿可能会承受强烈的外旋负荷。

◆ **小腿的外侧倾斜**（图5-12④）
一般认为由于小腿向外侧倾斜，导致足部相对地呈外翻位，产生距骨外旋。距骨外旋会产生更强的外旋力。

需要注意的是，这四个因素都发生在站立相末期（TSt），因此观察的时期应该是站立相后半阶段。

以上就是膝关节过度外旋的发生机制。考虑到膝关节疼痛多是由于过度外旋引起的，了解过度外旋的发生机制是很重要的。

另外，以大腿内旋为主体产生的膝关节过度外旋发生在站立相前半阶段，

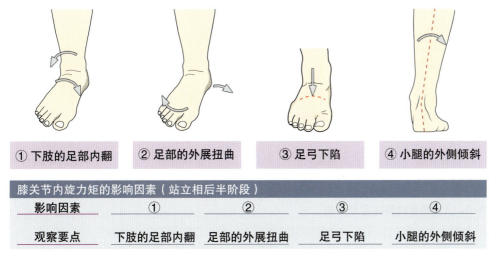

| ① 下肢的足部内翻 | ② 足部的外展扭曲 | ③ 足弓下陷 | ④ 小腿的外侧倾斜 |

膝关节内旋力矩的影响因素（站立相后半阶段）

影响因素	①	②	③	④
观察要点	下肢的足部内翻	足部的外展扭曲	足弓下陷	小腿的外侧倾斜

图 5-12　膝关节内旋力矩的增大因素（站立相后半阶段）

以小腿外旋为主体产生的膝关节的过度外旋发生在站立相后半阶段。记住这一点，从动作分析来评估膝关节过度外旋的原因时，观察要点就很明确了，所以要牢牢记住。

📎 **专栏：** 同时呈现髌骨内翻和足部外翻的病例

前面说过，在膝关节的过度外旋中，如果以大腿为主体，那么在站立相前半阶段会产生内旋力矩，因此后脚跟呈现内翻的病例外旋会更大。然而，在实际临床观察中，我注意到许多病例同时表现出大腿内旋（髌骨内翻）和后足部外翻。这样的病例也多数患有膝关节过度外旋综合征（图5–13）。

然而，即使大腿内旋角度较大，但在站立相前半阶段的脚后跟外翻也会使小腿内旋。因此，即使假设大腿内旋角度大于小腿内旋角度，膝关节的外旋也不会像脚后跟内翻的病例那样强烈。那么为什么即使是这种情况，这些病例仍然患有膝关节过度外旋综合征呢？

作为回答，我认为在站立相前半阶段和后半阶段都产生了膝关节的外旋。这种类型的病例，一般认为在站立相前半阶段可能会出现由大腿内旋引起的膝关节外旋（并不像脚后跟内翻的病例那样强烈），而在站立相后半阶段可能会出现由小腿外旋引起的膝关节外旋。由于站立相前半阶段到后半阶段，膝关节一直处于外旋位，我认为这是这种类型的特点之一，表明持续的外旋力正在作用。即使是单独讨论膝关节的外旋，临床上也是非常复杂的……

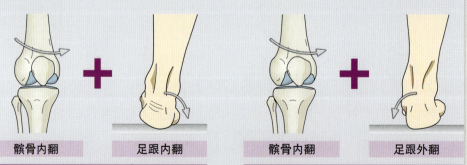

髌骨内翻	足跟内翻	髌骨内翻	足跟外翻
呈现足跟内翻的病例		呈现足跟外翻的病例	

图 5–13　**髌骨内翻和足跟内翻**
以大腿为主体产生的膝关节过度外旋的情况下，脚后跟内翻的病例外旋变大（a）。
不过，在实际临床中也有很多同时呈现大腿内旋（髌骨内翻）和脚后跟外翻的病例（b）。

3）评估

膝关节过度外旋综合征需要从"非负重位的形态评估和可动特性""站立位体态评估""动作分析"这三个方面进行评估。虽然之前已经提到了这些评估方法，但在这里再次总结一下在诊断膝关节过度外旋综合征时需要进行的评估。

① 非负重位的形态评估和可动特性的评估

在形态和可活动范围的特性中，与膝关节过度外旋相关的评估项目如下。

◆ 髋关节：前倾角、内旋和外旋的可动特性等（图5-14a）

特别是在内旋活动范围明显增加的情况下，伴随着站立相前半阶段的髌骨内翻，膝关节更容易呈现过度外旋。

◆ 足部和踝关节：距下关节的可动特性（图5-14b）

例如，在距下关节的外旋可动性占优势的情况下，在站立相前半阶段容易伴有脚跟内翻[31]。

◆ 膝关节：伸展位的过度外旋

评估的具体方法请参照第103页。正常人的膝关节在伸展位时，会因螺旋式移位运动而轻微外旋，正常情况下，胫骨粗隆会位于髌骨宽度之内（图5-15a）。另一方面，如图5-15b所示，如果胫骨粗隆与髌骨宽度的外侧线

网络视频12 **膝关节扭转的评估**

通过视频可以加深对这个评估的理解。请务必观看。

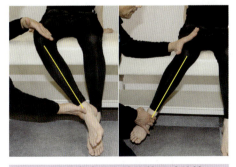

a：髋关节内旋和外旋的可动特性

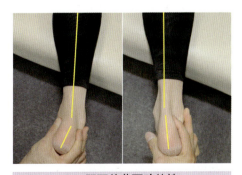

b：距下关节可动特性

图 5-14 非负重位的可动特性评估

第5章　两种综合征

相接时，则可以判断为"过度外旋"，如果胫骨粗隆已位于髌骨宽度的外侧线上时，则可以判断为"超过度外旋膝"。

根据病情的不同，有时不仅需要对膝关节伸展位进行评估，还需要对屈曲位进行评估。让患者取仰卧位，首先在膝关节伸展位进行评估，然后在90°屈曲位进行评估。在90°屈曲位时，正常膝关节的胫骨粗隆由于膝关节内旋而位于髌骨中央正下方（图5-16a）。屈曲时膝关节的内旋也会发生在过度外旋膝上，所以即使是呈过度外旋膝，胫骨粗隆通常也会位于髌骨中央（图5-16b）。但是，如图5-16c所示，即使屈曲也呈过度外旋的情况下，还要确认是否有更深的屈曲角度，以确认随着屈曲角度的增大膝关节内旋的程度。

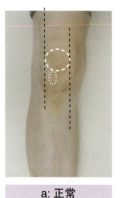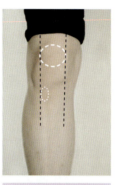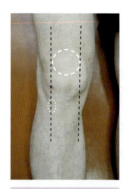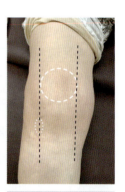

| a：正常 | b：过度外旋膝 | c：超过度外旋膝 | d：更加超过度外旋膝 |

图 5-15　膝关节扭转的评估

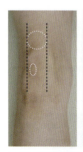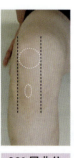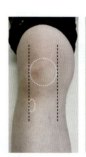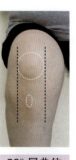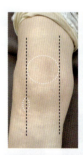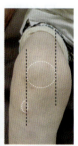

| 伸展位 | 90°屈曲位 | 伸展位 | 90°屈曲位 | 伸展位 | 90°屈曲位 |
| a：正常膝盖 | | b：普通的过度外旋膝 | | c：屈曲时内旋不充分的过度外旋膝 | |

图 5-16　屈曲位下的膝关节过度外旋评估

膝关节过度外旋的评估，根据病情不仅需要评估伸展位，还需要评估屈曲位。
在90°屈曲位时，正常膝盖的胫骨粗隆由于膝关节的内旋而位于髌骨正下方中央（a）。
即使呈过度外旋膝，由于屈曲时的内旋，胫骨粗隆通常位于髌骨中央附近（b）。
但是，如果受到腘肌炎症等病理的影响，屈曲时的内旋不充分，髌骨和胫骨粗隆就会产生扭曲（c）。

　1. 膝关节过度外旋综合征

②站立位体态评估

通过非负重位的形态评估确认过度的膝关节外旋位时，接下来确认负重位的站立位姿态。根据这个评估，判断大腿和小腿哪个是膝关节外旋的主导因素。

在站立位体态评估时，首先通过站立前方视角评估髌骨的位置（图5-17）。如果髌骨内方位过度（髌骨内翻），膝关节会无一例外地呈现过度外旋。这种情况一般认为是大腿内旋导致了膝关节的外旋。

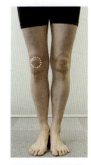 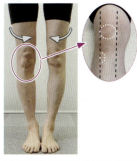

| a: 正常 | b：髌骨内翻 |

图 5-17　站立相前半阶段的膝关节外旋因素

如果出现髌骨内翻时，则会在站立相前半阶段产生相对的膝关节外旋。

接下来，在站立前视角中评估距骨外旋[注2]（图5-18）。我认为，膝关节的外旋程度更多与前视角中的距骨外旋相关，而不是后视角中的胫跟角度。如果距骨外旋过度，可以认为膝关节的外旋是由小腿外旋为主导因素引起的。大部分老年人的膝关节过度外旋属于这种类型。

另外，在第2章中也提到了，针对距骨外旋的客观评估，目前还没有统一的方法。但是，作为今后被期待的评估方法，有赤羽根的测量方法（图5-19）。虽然存在很难得出平均值等问题，但由于距骨外旋与膝关节疾病的关系很大，今后将通过反复试验，期待它能成为一种实用的评估方法。

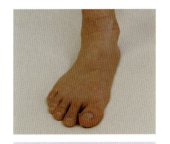 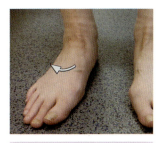 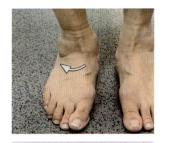

| a：中立位 | b：足部外翻伴距骨外旋 | c：骨性关节炎中常见的足部形态 |

图 5-18　距骨外旋

在常见的足部形态距骨外旋过度的情况下，可以认为在小腿外旋是产生膝关节外旋的主导因素。

注2：关于距骨外旋的评估请参照第62页。

这张照片是由赤羽根良和老师提供的。

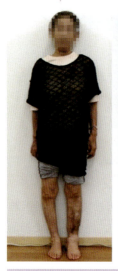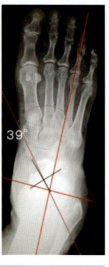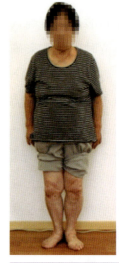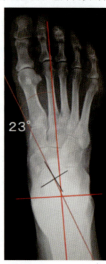

a: 正常

b：过度的距骨外旋

图 5-19　利用 X 线测量距骨外旋的方法

将距骨的内踝和外踝的顶端连接起来，画一条与此直线垂直的线，这条线就是基本轴线。

以距骨颈部的内侧缘和外侧缘为基准，找到中点，并画一条通过此点的线，这条线就是距骨的长轴线。

距骨外旋角是基本轴线与距骨长轴线之间的角度。

测量时，从正位图像中选择内踝与外踝之间距离在 8～12mm 范围内的测量结果。排除包括踝部骨折、胫骨远端骨折和扭伤、距骨坏死等既往病史的情况。

③动作分析

在分析本综合征的动作时，考虑到膝关节内旋力矩的关系是非常重要的。膝关节过度外旋分为两种类型，一种是站立相前半阶段产生的外旋，另一种是站立相后半阶段产生的外旋（参考"专栏：同时呈现髌骨内翻和足部外翻的病例"，第290页）。

站立相前半阶段产生的类型是由大腿内旋导致膝关节外旋。因此，我们观察步行站立相前半阶段的"大腿内旋位负荷"。

另一方面，站立相后半阶段产生的外旋类型是由小腿外旋导致膝关节外旋。因此，在步行站立相后半阶段，我们应该观察导致距骨外旋的因素，根据前面提到的原因（第284页），分析最重要的影响因素是什么。

特别是，在步行站立相后半阶段中出现膝关节过度外旋的病例中，其特点

网络视频18 站立相末期（TSt）时的足部外展扭曲①

通过观察这个视频，我们可以确认并加深对外展扭转动作的理解。

是在站立相末期（TSt）时，脚后跟向内强烈扭转，产生外展扭曲。在站立相末期（TSt），我们要特别关注这种运动与足部和小腿运动之间的关联并进行观察（图5-20）。

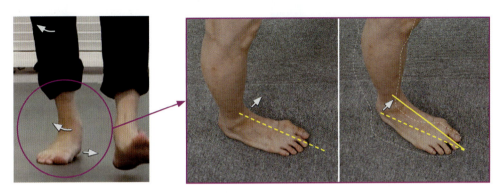

图 5-20　站立相末期（TSt）时的足部外展扭曲

通过所谓的"足部外展扭曲"，即以脚尖为支点通过将脚后跟向内侧扭转的动作，会导致距骨外旋，进而促进膝关节的过度外旋。

4）治疗实践

关于治疗，我在第3章的各个部分已经提到过，但在这里我会再次总结膝关节过度外旋综合征的治疗方法。将改善过度外旋的方法汇总在一起，可能会有所帮助。

①共同的练习

a）反向螺旋运动

这个练习是针对所有出现膝关节过度外旋的病例进行的。在正常的膝关节中，会在伸展的最终范围内发生螺旋式移位运动。因此，对于治疗师来说，执行这种与正常运动相反的运动可能会感到不安。然而，根据我的临床经验，虽然有很多患者在促进螺旋式移位运动后抱怨膝盖疼痛到无法行走，但几乎没有患者在进行反向螺旋运动后抱怨膝痛。

让我们说明一下螺旋式移位运动的具体方法。如图5-21所示，用手从外侧

网络视频14　反向螺旋运动

通过观看这个练习的视频，您将更深入地理解其施行方法。**请务必观看。**

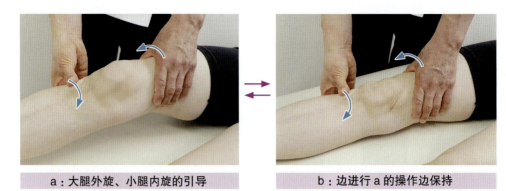

| a：大腿外旋、小腿内旋的引导 | b：边进行 a 的操作边保持 |

图 5-21　反向螺旋运动

抓住小腿，同时徒手向内施加内旋，可随意将脚尖朝内。进一步，引导大腿向外旋方向移动，保持这个姿势，反复进行膝关节的中立位保持和轻度屈曲。通过每天进行这个练习，可以使许多病例的过度外旋得到改善。

b）内旋位活动范围扩大练习

　　膝关节在屈曲时大约内旋20°～40°，对于内旋不足的病例，可以进行这个练习。治疗师将手掌下部放在患者小腿近端，以外旋腓肠肌的状态牵引小腿，可以徒手促进内旋，如图5-22所示。通过从这个体位开始进行自助辅助运动的反复屈伸，可以有效引出屈曲时的内旋运动。当听到"扭转"这个词，可能有人会担心会不会出现疼痛，但在这个运动中，几乎没有患者抱怨疼痛。

　　将该运动作为自我训练进行时，可以按照图5-23的方式，将同侧手掌放在小腿近端，将对侧手掌放在小腿远端，在这个位置上进行自助辅助运动的屈伸，促进小腿内旋，反复进行。

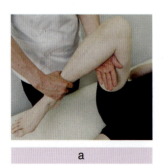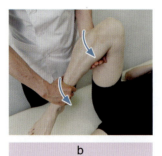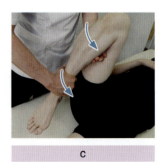

| a | b | c |

图 5-22　膝关节屈曲时的徒手内旋诱导

【起始体位】治疗师将手掌下部放在患者小腿近端，以外旋腓肠肌的状态牵引小腿。
【方　　法】重复a～c的动作，促进小腿内旋。

网络视频28

膝关节屈曲时的内旋引导
（自我练习）

通过视频来确认这个评估
方法来加深理解。

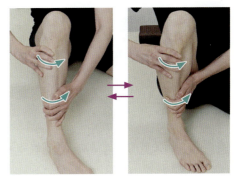

图 5-23　膝关节屈曲时的内旋引导（自我练习）

【起始体位】将同侧手掌放在小腿近端，将另一侧手掌放在小腿远端。

【方　　法】通过自助辅助运动反复屈伸，促进小腿内旋。

c）肌贴和支具

通过使用肌贴或支具，可以直接引导膝关节内旋（图5-24）。可以实际佩戴肌贴或支具，并观察症状和疼痛的变化。然后，指导患者在运动时佩戴最有效的肌贴或支具。

②抑制大腿内旋的练习

a）髋关节的外旋活动范围扩展练习

如果是因大腿内旋导致膝关节过度外旋，比如髌骨内翻，可以进行髋关节外旋活动范围扩大练习（图5-25）。因为大腿内旋的动作发生在站立相前半阶段，所以在髋关节屈曲位进行是很重要的。

根据髋关节外旋活动范围的受限程度，选择适当的锻炼方法，可以进一步提高效果。这取决于内旋位和外旋位哪一种情况下受限更明显。

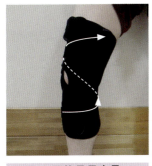

a：回旋悬吊支具

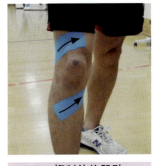

b：抑制外旋肌贴

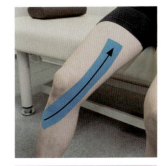

c：抑制外旋、外翻肌贴

图 5-24　抑制膝关节外旋的肌贴和支具

第 5 章　两种综合征

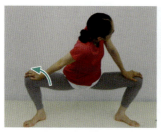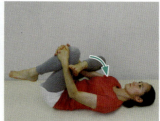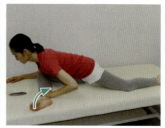

图5-25　髋关节的外旋活动范围扩展练习

b）促进髋关节外旋的运动控制和练习

为了促进髋关节的外旋，可以进行站立时的髋关节自动外旋练习。这个练习可以从双腿站立开始，从图5-26a的状态到图5-26b的状态，自动使髋关节外旋。当髌骨朝外时，腘窝会朝内。在进行这个动作时，试图让左右的腘窝朝内接触，这样可以更好地完成动作。

然而，最终目标是获得单脚也能进行的运动控制能力。在实际动作中，经常需要进行单脚站立，而且必须能够在单脚上使大腿不内旋。这是一个难度较高的锻炼，但治疗师可以通过徒手或口头指导来有效引导，以帮助患者掌握这种能力。

 网络视频15 **站立时的髋关节自动外旋练习**

虽然这个练习有些困难，但如果您能观看这个视频，应该能够更容易地理解执行方法。

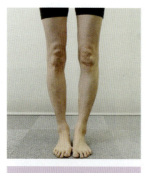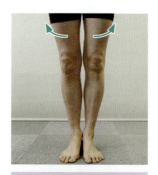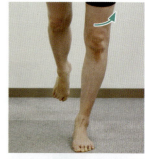

a：大腿内旋的状态　　　　　b：髋关节外旋站立练习　　　　c：髋关节外旋的单脚维持练习

图5-26　站立时的髋关节自动外旋练习

进行a～c的一系列运动，每次只用单脚进行。在动作c中，站立脚保持外旋位，将另一只脚向后方抬起。

③抑制大腿外旋的练习

有些伴随着膝关节过度外旋的病例，尽管没有呈现为髌骨内翻的情况，通常会在站立相后半阶段出现小腿的外旋。为了抑制小腿的外旋，我实施了一些措施，如"蹈长屈肌的拉伸""距骨内旋肌贴""矫形鞋垫""足部内转练习"等。

a）蹈长屈肌的拉伸

如图5-27a所示，蹈长屈肌穿过距骨后内侧的蹈长屈肌腱沟。如果蹈长屈肌的伸展性不足，会妨碍距骨内侧部分向后移动，会导致距骨外旋。因此，通过对蹈长屈肌进行拉伸，可以改善其伸展性，并减轻发生于站立相末期（TSt）时的距骨外旋。

在伸展蹈长屈肌时，除了要伸展大脚趾外，还要使踝关节背屈。此时如果足部外翻，会导致距骨外旋。因此，重要的是在足部轻度内翻的肢位下进行（图5-27b）。

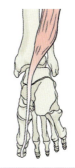 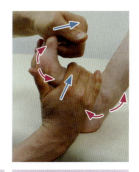

a：蹈长屈肌的解剖　　b：蹈长屈肌的拉伸

图 5-27　蹈长屈肌的解剖和拉伸

通过拉伸运动改善蹈长屈肌的伸展性，就可以减轻站立相末期（TSt）产生的距骨外旋。

 网络视频16　蹈长屈肌的拉伸

这个拉伸有点难，请参照这个视频练习。

b）距骨内旋肌贴

我还会使用以使距骨内旋为目的的肌贴。此时，有两点需要注意。

第一，如果肌贴太宽的话，其他部位也会一起内旋，所以要用稍细的贴布（2.5cm左右的宽度），从距骨头向内踝下方贴扎（图5-28a）。

第二，由于贴到踝关节会阻碍背屈，所以避免肌贴贴在踝背屈时产生的褶皱上（图5-28b）。

第 **5** 章　两种综合征

1. 膝关节过度外旋综合征　**299**

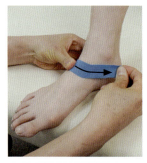
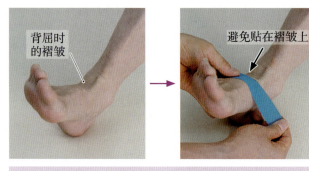

a：从距骨头向内踝下方贴扎

b：注意不要阻碍踝关节背屈

背屈时的褶皱

避免贴在褶皱上

图 5-28　距骨内旋肌贴

进行以使距骨内旋为目的的肌贴处理。

c）足部内旋练习

这个锻炼的目的是通过使足部内旋来引导小腿相对于大腿的内旋。足部可以通过将脚尖向内移动或将脚跟向外移动来进行内旋，但将脚跟向外移动可以增加步行动作的流畅性。因此，将足跟向外移动，引出足部的内旋运动。此外，使用弹力带等施加阻力的方法，对内收肌的锻炼效果更好（图5-29）。

d）负重位足部内旋练习

为了抑制站立相末期（TSt）中的足部外展扭曲，可以在负重位进行足部内旋练习（图5-30）。这个练习的关键是将脚跟向外移动，而不是将脚尖向内移动。通过这个动作，可以进行与外展扭曲相反的运动。

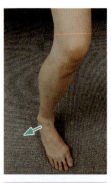
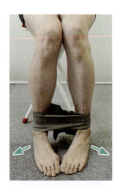

a：仅通过自动运动进行的足部内转

b：利用弹力带等进行的抗阻运动

图 5-29　足部内转练习

以相对于大腿将小腿引导到内旋为目的而进行。

关键是以大姆趾作为支点不离开地板，将重点放在后脚跟的向外移动上。

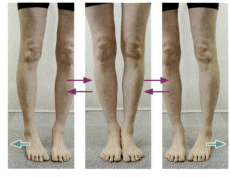

图 5-30　负重位足部内旋练习

以大姆趾作为支点不离开地板，后脚跟像弹乒乓球一样向外侧滑动，一只脚一只脚地重复进行。

负重位足部内旋练习不仅仅是使足部内旋，还会导致大腿也同时内旋，因此对于在站立相后半阶段会产生膝关节外旋的病例来说，适合这种练习，而对于在站立相前半阶段会产生膝关节外旋的类型来说不应进行这种练习。

 网络视频19 负重位足部内旋练习（单脚练习）
这个练习有点难，但是看了这个视频的话，施行方法应该会比较容易理解。

e）矫形鞋垫

矫形鞋垫有助于抑制足部外翻，可有效抑制妨碍扁平足足后跟离地时的横弓下降（图5-31）。

观察步行动作中的倒立摆运动，将身体调整到能更顺利地向前移动体重的高度是很重要的。

 网络视频17 抑制膝关节内翻力矩的矫形鞋垫
我将适合内侧纵弓和横弓的矫形鞋垫的实施方法分别制作成了视频。请参考。

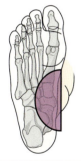 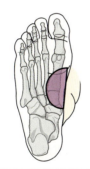 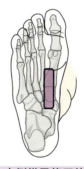 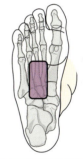

距骨下关节内翻诱导垫（2～4mm）	第1跖列背屈引导垫（2～4mm）	内侧纵弓修正垫（1～2mm）	横弓垫（2～6mm）
a：内侧纵弓垫的处理办法			b：横弓垫的处理办法

图 5-31 抑制膝关节内翻力矩的矫形鞋垫
在观察步行动作中的倒立摆运动时，调整垫片高度以促使体重向前移动更加顺畅是非常重要的。

2. 骨性关节炎

1) 概要

据厚生劳动省的估计，骨性关节炎（OA）的患者人数超过2400万人，现在已经成为国民疾病之一。这是最常见的膝关节疾病[32]。

那么，骨性关节炎是一种什么样的疾病呢？总结起来，骨性关节炎是指由于各种原因导致关节逐渐变形，引起关节疼痛和肿胀的状态。在这里，"变形"通常是由于软骨的减少而产生的。换句话说，更简单地描述这种疾病，可以说是"由于软骨减少而引起变形，产生疼痛和肿胀的疾病"。

但是，请仔细考虑一下。许多医疗工作者都认为"软骨减少导致变形会引起疼痛"，但关节软骨本身并没有痛觉感受器[注3]。那么，"到底是什么疼痛呢？"如果被问及这个问题，能够给出明确答案的医疗工作者，包括医生在内，到底有多少呢？我曾向包括医生在内的许多医疗工作者提出过这个问题："既然关节软骨本身没有痛觉感受器，那么骨性关节炎患者到底是哪种组织感到疼痛呢？"实际上，能够明确回答这个问题的医疗工作者并不多。

这真是令人惊讶的事情，不是吗？这是一个有着2400万患者的疾病。尽管有如此多的患者，许多医疗工作者却无法回答"到底是什么疼痛"。这真的可能发生吗？更不可思议的是，许多医疗工作者在不知道"到底是什么疼痛"的情况下进行治疗。在第2章中，我们将我们的假设验证类比为电脑维修，但如果进行电脑维修时不知道哪个零件出了问题，那就与医疗工作者不知道"到底是什么疼痛"而进行治疗是一样的。你不觉得这是一个难以想象的事实吗？我鼓励大家也尝试向其他医疗工作者提出这个问题，并看看有多少人能够明确回答。你会发现，能够明确回答的医疗工作者并不多。

首先，作为一个重要的概念，我们需要了解的是，"骨性关节炎"并不是指示疼痛组织的疾病名称。换句话说，当患者因膝部疼痛而去医院就诊时，许

注 3：软骨的疼痛：软骨本身并不会感到疼痛，但当软骨的破坏进展并达到软骨下骨时，软骨下骨会因为存在痛觉神经而产生疼痛感。此外，如果只需施加负荷就会引起剧烈疼痛，这通常意味着这个病例更适合手术治疗。

多患者会被诊断为这个疾病名称，但疼痛并不是由于膝关节变形引起的。变形引起了组织的拉伸或压缩，而这些组织才是产生疼痛的来源（参考第282页，图5-1）。从这个角度来看，我认为，骨性关节炎虽然是膝关节疾病中最常见的疾病，但它仅仅是一个保险诊断名称，本质上是一种综合征。

那么，骨性关节炎引起的疼痛是由什么引起的呢？我认为，"主要有5种组织引起疼痛。"接下来，我们详细说明引起骨性关节炎疼痛的这5种组织，包括疼痛产生的原因。

2) 力学负荷

大多数骨性关节炎（以下简称膝OA）[注4]的病例是由于受到力学负荷而引起疼痛，并且随着力学负荷的积累而逐渐恶化。基于这一点，了解膝OA患者所承受的力学负荷的类型是很重要的。虽然膝OA涉及各种力学负荷，但从临床角度考虑，我认为"膝关节内翻""膝关节外旋"和"膝关节的胫骨外侧移位"这三个因素是重要的。

①膝关节内翻

第一个力学负荷是由膝关节内翻引起的压缩负荷。行走时的膝关节内翻通常被称为横向推力（lateral thrust）。横向推力可能发生在站立相前半阶段，也可能发生在站立相后半阶段（图5-32）。

正如之前所述，许多医务人员可能会认为膝关节病变是由软骨磨损引起的。然而，我们已经知道，软骨并没有磨损[33]。软骨不是被磨损掉的，而是由于代谢障碍而减

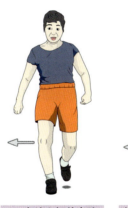
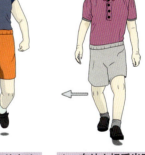

a：在站立相前半阶段产生的横向推力

b：在站立相后半阶段产生的横向推力

图 5-32　膝关节的横向推力
步行时的膝关节内翻一般被称为横向推力。

注4：膝OA的变形可以大致分为内翻变形（O型腿）和外翻变形（X型腿）两种。由于内翻变形在本国非常普遍，所以本书主要对内翻变形进行了说明。

少的，所以解释为"溶解"更为恰当。在这里，重要的是意识到如果没有由内翻引起的压缩负荷，软骨的减少将不会那么明显。接受了高位胫骨截骨术后的病例，关节内侧软骨的磨损减少，而且长期效果也很好[34]。此外，原本就是膝外翻的人，内侧关节软骨的减少并不比外侧明显。基于这些观察，可以肯定地说内翻引起的压缩负荷与膝OA的进展是相关的（图5-33）。

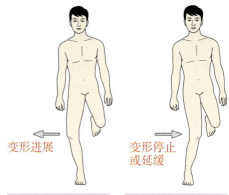

a：压缩负荷的继续　　b：压缩负荷的减轻

图 5-33　膝关节内翻引起的压缩负荷和变形的进展

膝关节内翻会持续施加压缩负荷于内侧关节面，导致畸形的进展（a）。
通过截骨术等减轻内侧关节面的压缩负荷，可以停止或延缓疾病的进展（b）。

②膝关节外旋

第二个力学负荷是膝关节外旋引起的伸展负荷。我认为，膝OA的进展主要受到内翻引起的压缩负荷的影响，而膝OA的疼痛主要与外旋引起的伸展负荷和摩擦负荷有关。这是因为在第307页后面提到的五个组织的疼痛产生机制与外旋伸展负荷和摩擦负荷密切相关（图5-34）。

在临床实践中，大家可能会遇到膝关节明显变形但几乎没有疼痛的病例。如果遇到这样的情况，请务必评估膝关节的过度外旋。大家会发现，尽管患者进展到了膝OA，但缺乏明显的疼痛特征。这可能是因为患者的膝关节外旋程度

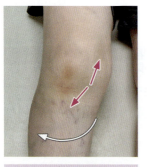
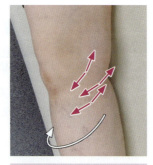
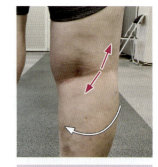

a：髌下脂肪垫　　　　b：关节囊、半膜肌、鹅足　　　　c：后外侧支持结构

图 5-34　膝关节外旋对五个组织的伸展负荷的影响

膝OA疼痛的发生机制与外旋的伸展负荷和摩擦负荷有着密切的关系。

并不明显（图5-35）。

③膝关节的胫骨外侧移位

第三个力学负荷是与膝关节胫骨外侧移位[注5]相关的伸展负荷和压缩负荷。关于胫骨外侧位移[35]的内容，由于相关论文并不是很多，因此我希望在这一部分进行一些详细的解释。

大家是否曾经从膝OA的X线影像中测量过股胫角（femorotibial angle：FTA）呢？如果进行过测量，应该会注意到一个问题。那就是，即使试图从股骨和胫骨的长轴直接测量FTA角度，也很难准确测量。如图5-36所示，膝OA的变形不仅仅是简单的内翻，而是股骨和胫骨轴线发生了偏移，并且胫骨向外侧发生了移位。

膝关节的胫骨外侧移位的机制实际上还不太清楚。然而，根据过去的临床经验，我认为这种移位发生在站立相后半阶段产生过度外旋的病例中。例如，如图5-37所示，O型腿并不只有一种类型。

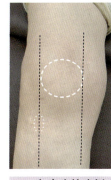 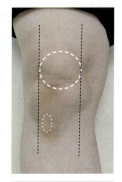

a：有疼痛的病例　　b：无疼痛的病例

图 5-35　即使变形加剧也不疼痛的病例
即使膝OA进展，但没有疼痛的情况下，其特点是膝关节的外旋程度并不明显（b）。

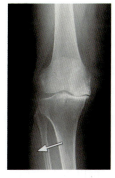 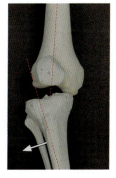

图 5-36　膝关节的胫骨外侧移位
膝OA的变形不仅仅是简单的内翻，而是股骨和胫骨轴线发生了偏移，并且胫骨向外侧发生了移位。

注5："相对于足部的小腿外侧倾斜"和"膝关节的胫骨外侧移位"这两个术语似乎很相似，但实际上两者是不同的概念。注意不要混淆。

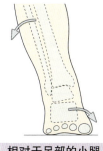 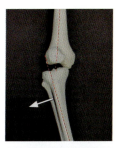

相对于足部的小腿外侧倾斜　　膝关节的胫骨外侧移位

图5-37b中的O型腿看起来不仅仅是简单的内翻膝，而是呈现出一个凹陷的形态，您是否注意到了这一点？这种形态的膝关节不仅在膝OA患者中常见，也常见于年轻人。此外，如图5-37b看起来就像腓骨头突出一样，但实际上腓骨头并没有移位。之所以看起来腓骨头突出，是因为胫骨发生了外侧移位。我将这种形态的膝关节称为"凹陷状变形"。在观察表现出凹陷状变形的病例的步态

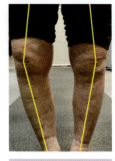 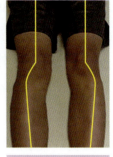

a：O变形　　　　b：凹陷状变形

图 5-37　凹陷状胫骨外侧变形

观察表现出凹陷变形的病例的步态时，可以发现在站立后半阶段中普遍发生了膝关节过度外旋。

时，可以发现在站立相后半阶段中普遍发生了膝关节过度外旋，因此，我认为以小腿外旋为主导的呈过度外旋的病例会产生胫骨外侧移位。需要注意的是，凹陷状变形很少出现在以大腿内旋为主导产生的过度外旋病例中[注6]。

另外，在年轻男性中出现O型腿的病例中，这种凹陷状变形较为常见。男性大腿内旋的情况很少，因此会产生以大腿外旋为主导的过度外旋和内翻。

关于膝关节的胫骨外侧移位机制目前仍不太清楚，但通过"经验上多见此类病例"这一发现，可以推测之后将会由研究者们来逐步阐明。我认为，基于经验科学并产生证据是一种符合临床研究过程的方法。我们希望未来能够进一步证实先辈临床医生的观察和发现。

如果我们将膝OA的力学负荷理解为"膝关节内翻""膝关节外旋"和"膝关节的胫骨外侧移位"，就可以理解随着膝OA的进展，这些负荷之间相互关联并相互促进进展。

当膝关节的内翻变形逐渐进展时，小腿相对于足部的外倾角度会增大。这会导致足部的外翻增强，并由于足部结构的破坏而导致足弓下降，在站立相末期（TSt）时会出现过度的足部外翻和背屈位迈脚动作[注7]。因此，许多内翻变形进展的病例会使膝关节承受强力的外旋负荷[注8]（图5-38）。我认为，许多临

注6：在以大腿内旋为主导的过度外旋情况下，也可能伴有凹陷状变形。然而，这种情况下的大部分案例，足部不仅发生内翻，小腿也会发生过度外旋。

注7：从结构上看，足部内翻会使其更加稳固，而外翻则会使其更加柔软。

注8：过度外旋的机制，请参考本章"膝关节过度外旋综合征"（第283页）。

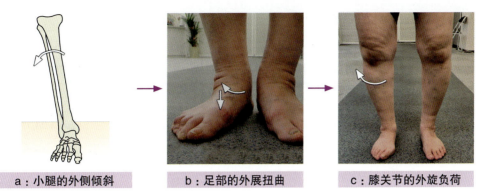

| a：小腿的外侧倾斜 | b：足部的外展扭曲 | c：膝关节的外旋负荷 |

图 5-38　膝 OA 患者的过度外旋是一个逐渐进展的过程
如果膝关节的内翻变形加剧，小腿相对于足部的外倾角度增大（a）。
由于足部结构的破坏，足弓会下降，在站立相末期（TSt）时会出现足部过度外翻和背屈位的迈脚动作（b）。
多数内翻变形进展的病例导致膝关节承受强力的外旋负荷（c）。

床医生理解这种力学负荷将有助于膝OA治疗概念的发展。

3) 疼痛的发生机制

表5-1是一项调查结果，调查了813例864个膝关节被诊断为骨性关节炎的患者的压痛部位[36]。根据该表的结果，最常见的压痛部位是"髌下脂肪垫（IFP）"，其次为"半膜肌（SM）"。除此之外，"股骨关节面""内侧关节间隙（MJS）前方""内侧关节间隙（MJS）后方""鹅足（pes）""内侧副韧带（MCL）""收肌管（Hunter）"也被列举为膝OA的压痛部位。膝OA患者在日常生活中所感受到的疼痛可能与压痛部位不一致。然而，这份报告对膝OA这一最常见的膝关节疾病的进展（KL分类）和压痛部位的研究非常详细，具有极其重要的意义。

根据在临床实践中对膝OA患者疼痛部位及周围组织进行的第三级评估的经验，我认为膝OA的"疼痛来源组织"主要是以下5个部位，分别是："髌下脂肪垫""半膜肌""内侧关节间隙的关节囊""后外侧支持结构"和"鹅足"（图5-39）。与上述报告相同，在这些部位中，我认为占绝大多数的疼痛来源是"髌下脂肪垫"，其次是"半膜肌"和"内侧关节间隙的关节囊（包括滑膜）"，而后是"后外侧支持结构"和"鹅足"。我认为这些组织是膝OA疼痛来源的主要组织。

表 5-1　X 线所见和压痛部位

参照文献 36 作图

	0 级	I 级	II 级	III 级	IV 级	膝关节数（%）
MJS股骨侧	0	4.0	9.2	16.9	44.4	125（14.5%）
MJS胫骨侧前方	4.8	5.8	10.7	31.1	74.8	208（24.1%）
MJS胫骨侧后方	2.9	4.0	6.3	21.5	31.1	110（12.7%）
LJS股骨侧	0	0	3.9	11.1	15.2	44（5.1%）
LJS胫骨侧前方	0	1.0	7.3	18.8	25.8	85（9.8%）
LJS胫骨侧前方	0	1.8	5.3	16.2	19.9	64（7.4%）
IFP	75.0	74.8	80.6	71.8	70.2	646（74.8%）
SM	52.9	49.6	51.0	64.4	75.5	500（57.9%）
pes	80.7	13.7	24.3	14.1	4.0	116（13.4%）
MCL	10.6	11.9	23.3	11.9	0	107（12.4%）
Hunter管	7.7	80.4	8.3	12.4	6.0	75（8.7%）

对象：813 人 864 个膝关节

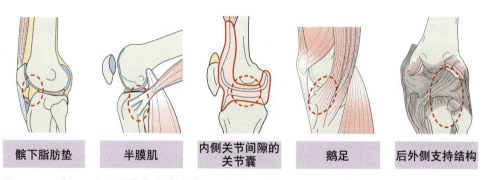

| 髌下脂肪垫 | 半膜肌 | 内侧关节间隙的关节囊 | 鹅足 | 后外侧支持结构 |

图 5-39　膝 OA 患者容易发生疼痛的 5 个部位

理解这五个部位为何在膝关节内翻、外旋和胫骨外侧移位变形时会引起疼痛是膝OA临床的第一步。

　　我认为理解这五个部位为何会在膝关节的内翻、外旋和胫骨外侧移位变形时引起疼痛，是膝OA临床的第一步。一旦我们了解了如何评估和治疗这五个部位，我们就能够逐渐看清膝OA的本质，而以前我们对此并不太了解。

　　那么接下来，我们就来说明一下这5个部位为什么会产生疼痛。

①髌下脂肪垫

膝OA患者诉说疼痛的组织中，髌下脂肪垫占绝大多数。为了理解为什么髌下脂肪垫会在膝OA中产生疼痛，我们来看**图5-40**。髌下脂肪垫位于滑膜外且在关节囊内。髌下脂肪垫随着膝关节的屈伸会移动相当远的距离，但是这个组织是在滑膜和关节囊之间移动的。

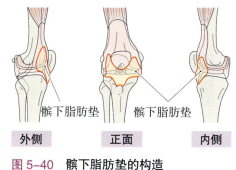

图 5-40　髌下脂肪垫的构造

髌下脂肪垫位于滑膜外且在关节囊内。

然而，当膝关节的内翻变形进展时，膝关节外侧的滑膜和关节囊会被拉伸，同时在这两个组织之间会被施加压力。因此，位于外侧的髌下脂肪垫会像挤压牙膏一样向内侧被挤压，导致内侧的脂肪体变得肥厚。通过膝OA的超声图像，我们可以确认位于髌骨内侧和外侧的髌下脂肪垫，发现内侧的脂肪体厚度比健康者增加了3倍以上（**图5-41**）。

膝OA根据膝关节过度呈现外旋位和胫骨外侧移位，可以很容易地想象出如果髌下脂肪垫肥厚，在滑膜和关节囊之间移动时会产生相当大的摩擦负荷。这

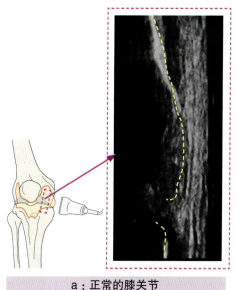

a：正常的膝关节

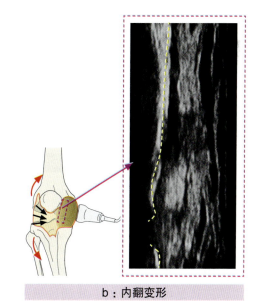

b：内翻变形

图 5-41　髌下脂肪垫的运动

通过超声图像观察髌骨内侧部分的髌下脂肪垫，可以发现健康人和膝OA患者的髌下脂肪垫厚度完全不同。

一点在考虑膝OA的疼痛上非常重要，所以让我们通过 网络视频31 比较健康人和膝OA患者的超声图像，观察膝关节屈伸时髌下脂肪垫的运动。

 网络视频31 随着膝关节的屈伸，髌下脂肪垫的运动（超声图像）

这个影像是通过超声图像观察膝关节在伸展和屈曲位时髌下脂肪垫的运动，就像图 5-42所示。从这个影像中可以看出，健康者的髌下脂肪垫看起来像果冻一样流动顺畅，而膝OA的髌下脂肪垫则显得厚实且黏稠，就像泥浆一样移动，这让我们更好地理解了它所带来的摩擦负荷。

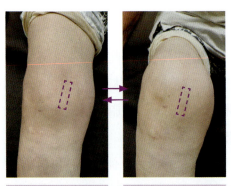

a：膝关节伸展位　　b：膝关节屈曲位

图 5-42　伴随膝关节屈伸的髌下脂肪垫运动的确认

通过超声图像来确认伴随着膝关节屈伸的髌下脂肪垫的运动。

我们还需要了解纤维化对髌下脂肪垫的影响。膝OA会引起关节内炎症，导致关节囊的纤维化，伴随着血管增生和神经纤维增生[37] [38]。此外，由于髌下脂肪垫位于关节囊内，如果关节内发生炎症，髌下脂肪垫也会发生纤维化。根据前一页的超声图像图5-41和 网络视频31 ，可以看出，与健康者相比，膝OA的髌下脂肪垫不仅较厚，而且呈现出白色高回声图像，可以看出发生了纤维化。

由于内翻而肥厚、纤维化的髌下脂肪垫，在膝关节的外旋和胫骨外侧位移的作用下持续在狭小的空间内移动，这将导致疼痛的发生，这一点对任何人来说都应该是可以理解的。我通过超声图像向许多膝OA患者展示了髌下脂肪垫的运动，并说明了它们与健康者的差异，所有患者都会明白地表示："原来如此，所以疼痛啊"。

髌下脂肪垫的"疼痛"主要与外旋位移而非内翻位移有较强的关联。然而，随着内翻变形的进展，内侧的髌下脂肪垫会随之肥厚，因此我觉得变形的进展程度与疼痛之间存在一定程度的相关性。

当我们意识到这一点，我们是否就能明白膝OA中髌下脂肪垫的治疗概念了呢？也就是说，除了改善髌下脂肪垫在内向方向的柔软性和滑动性外，改善髌骨周围组织的可动性，实现膝关节弯曲和伸展的顺畅，进而改善膝关节的外旋，这些都应该成为治疗概念的一部分。

②半膜肌

让我们再次看一下前面提到的表5-1（第308页）。半膜肌的疼痛在膝OAⅢ级和Ⅳ级时压痛的发生率较高。换句话说，随着变形的加重，半膜肌的疼痛更容易发生。此外，从表5-1中可以看出，在膝OA中引起压痛的组织有以下几种情况：随着变形加重而出现压痛发生率增加的组织：骨骼、关节间隙、半膜肌；与变形程度和压痛发生率关系不大的组织：髌下脂肪垫、Hunter管、后外侧支持机构；随着变形加重而出现压痛发生率降低的组织：鹅足、内侧副韧带。产生这样的差异是有原因的。让我们以半膜肌为例来讨论。

当膝关节内翻畸形进展时，小腿相对于足部会呈现更大的外侧倾斜。这会导致相对足部的外翻加强，由于足弓结构塌陷，足弓也会下降，因此会在足部过度外翻和背屈位进行迈腿。因此，许多进展中的膝OA患者会出现非常明显的外旋（图5-38，第307页）。由于强烈的外旋会伸长半膜肌，并且在站立相末期（TSt）时，在足部背屈的同时膝关节伸展，从而在半膜肌和腓骨肌内侧头产生强烈的摩擦负荷。尽管在摩擦负荷的部位很少会产生疼痛，但重复的摩擦负荷会降低滑动性。因此，半膜肌的远端部分会与腓肠肌内侧头接触，类似于拉起手刹的车辆状态，而过度外旋会使半膜肌的远端伸长（图5-43）。我认为这就是为什么内翻畸形越严重，半膜肌疼痛更容易出现的原

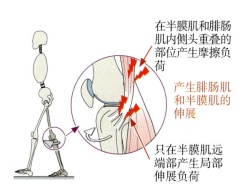

在半膜肌和腓肠肌内侧头重叠的部位产生摩擦负荷

产生腓肠肌和半膜肌的伸展

只在半膜肌远端部产生局部伸展负荷

图 5-43　膝 OA 患者中半膜肌产生疼痛的机制

腓肠肌和半膜肌发生伸展时，腓肠肌内侧头和半膜肌的滑动性降低，半膜肌产生局部伸展负荷。

因。然而，在轻度膝OA中，如果足弓塌陷，半膜肌疼痛也会更容易出现。

了解了这些，半膜肌的治疗概念就开始显现出来了。虽然我们在第178页详细介绍了半膜肌的评估和治疗，但治疗概念应该包括改善膝关节的外旋，改善与腓肠肌内侧头的滑动性，以及改善站立相末期（TSt）中足跟提升的延迟，以防止在过度背屈位的迈腿。

③内侧关节间隙的关节囊

由于膝OA引起的内翻畸形，内侧的关节囊变得松弛。那么，为什么内侧关节间隙的关节囊会疼痛呢？如表5-1（第308页）所示，随着膝OA的级别升高，内侧关节间隙关节囊的疼痛也会增加。我认为，这是由于伸展负荷、压缩负荷和摩擦负荷对内侧关节囊施加压力而导致的疼痛。让我们来思考一下这个问题。

正如前面所述，随着内翻畸形的进展，膝关节会出现非常明显的外旋。由于这种外旋，关节囊会被扭曲，从而使关节囊被施加了伸展负荷。此时，事实上，关节囊还会发生另一个重要的变化，即膝关节的胫骨外侧移位（图5-44）。

众所周知，通过在内翻位下对膝关节施加负荷，内侧半月板会被向内推压[39]（图5-45a）。此外，

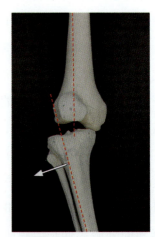

图 5-44　膝关节的胫骨外侧移位

当胫骨发生外侧移位时，如图5-45b所示，股骨内侧上髁会将半月板向内侧牵引，导致内侧半月板发生半脱位（向内移位）。通过超声图像观察进展期的膝OA患者的内侧关节面，可以明显看到内侧半月板向内移位（图5-45c）。由于这种向内移位，内侧关节间隙的关节囊也承受着内侧半月板半脱位所带来的压缩负荷，所以这个部位会产生疼痛。

另外，仔细观察图5-45c的超声图像，可以发现髌下脂肪垫覆盖了呈半脱位的半月板周围。这意味着，纤维化的髌下脂肪垫进入了半月板和关节囊之间。

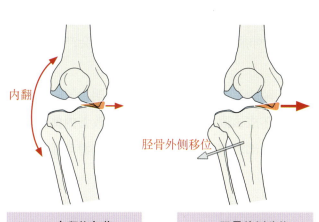
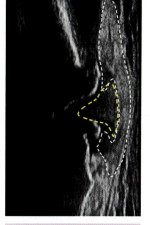

a：内翻位负荷	b：胫骨外侧移位	c：变形进展的膝 OA 患者的超声图像

图 5-45　膝 OA 患者中内侧关节间隙的关节囊产生疼痛的机制

内侧半月板由于内翻位负荷而被向内侧推出（a）。

由于胫骨外侧移位，内侧半月板被更强烈地向内侧牵引（b）。

从超声图像中可以看出，内侧半月板发生了半脱位，并且髌下脂肪垫进入了内侧半月板周围（c）。

　　让我们对这个问题进行更详细的解释。对于健康者来说，髌下脂肪垫位于膝关节内侧面如图5-46a所示的区域内。除了深黄色圈出的区域外，它的厚度并不是很大。然而，在膝OA的情况下，肥厚的髌下脂肪垫在会包括股骨和胫骨的内侧髁部分在内的广泛区域流动，如图5-46b所示。然而，由于其与内侧副韧带和关节囊相联结，它进入后方区域的情况并不多。

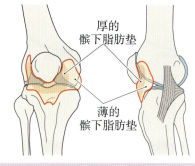
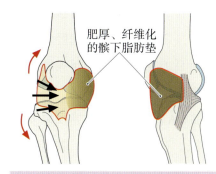

a：健康者的髌下脂肪垫	b：膝 OA 患者的髌下脂肪垫

图 5-46　膝 OA 的髌下脂肪垫

健康者的髌下脂肪垫，除了用深黄色圈出的区域外，其厚度并不很大（a）。

在膝OA的情况下，肥厚的髌下脂肪垫会流入包括股骨和胫骨的内侧髁部分在内的广泛区域内（b）。

因此，我们认为在内侧关节间隙的关节囊中，除了由于半月板的半脱位而产生的压缩负荷外，还会产生与髌下脂肪垫之间的摩擦负荷。在变形进展的膝OA中，内侧关节间隙的关节囊除了伸展负荷和压缩负荷外，还会产生摩擦负荷，这些负荷会导致疼痛。

通过这样的了解，内侧关节间隙的关节囊的治疗概念不就明白了吗？换句话说，除了改善膝关节的外旋外，还应该改善胫骨外侧移位、改善内侧关节囊的伸展性和滑动性，以及改善进入内部的髌下脂肪垫的柔软性和滑动性等，这些都应该是治疗概念的一部分。

④后外侧支持结构

膝OA患者的膝关节会发生内翻畸形，导致关节外侧部位的伸展。此外，在膝关节伸展的站立相后半阶段，外旋还会进一步增加，从而导致后外侧支持结构也会产生伸展负荷，易引发疼痛（图5-47）。我认为，后外侧支持结构的疼痛与周围组织的僵硬和滑动障碍有关。

如果膝关节后方的软组织，包括后外侧支持机构，存在僵硬，那么在膝关节伸展时，膝关节轴会向前方移位，导致股骨前向移位（图5-48）。这种移位会引起胫骨下垂（胫骨后方移位），进而加剧髌下脂肪垫的症状。

膝OA患者膝关节常常反复发炎和肿胀。在这个过程中，腘窝周围组织的纤维化被认为是造成僵硬和滑动障碍的原因。

通过这样的了解，我们是不是能够明白后外侧支持结构的治疗概

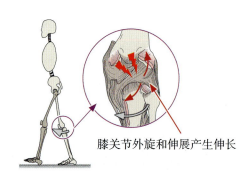

膝关节外旋和伸展产生伸长

图 5-47　膝 OA 患者中后外侧支持结构产生疼痛的机制

由于在膝关节伸展的站立相后半阶段增加外旋，后外侧支持结构也会产生伸展负荷，容易发生疼痛。

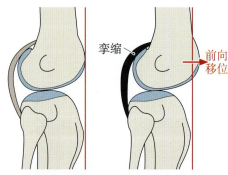

挛缩

前向移位

a：后方的软组织正常　　**b：后方的软组织僵硬**

图 5-48　膝关节后方软组织硬度的影响

如果膝关节后方的软组织，包括后外侧支持机构，存在僵硬，那么在膝关节伸展时，膝关节轴会向前方移位，导致股骨前向移位。

念了呢？包括改善柔软性和滑动性，以及改善站立相末期（TSt）时的过度外旋等，这些应该是治疗概念的一部分。

⑤鹅足

鹅足在膝关节的外翻时会伸长，在内翻时会缩短。然而，在呈内翻变形的膝OA患者的鹅足中出现疼痛的原因是什么呢？原因是膝关节发生了明显的外旋。在膝OA的鹅足中，除了由外旋引起的伸展外，膝关节在外旋位上的反复屈伸运动也会产生摩擦负荷（图5-49）。因此，我认为这会导致疼痛的发生。

通过比较表5-2中显示的患有鹅足痛和不患有鹅足痛的膝OA病例的研究结果，我们可以得出结论，患有鹅足痛的病例主要与膝关节外旋有关。

然而，我认为随着膝OA的程度增加，疼痛发生率会减少。这是因为随着膝关节的内翻加重，与此成比例的短缩也会增加。因此，随着膝OA的程度增加，伸张负荷和摩擦负荷会成反比地减轻，因此疼痛也会减少。

但是，对于轻度到中度的膝OA患者来说，往往会出现鹅足痛，因此需要采取适当的对策。特别是在鹅足止部的缝匠肌、股薄肌、半腱肌中，准确地评估是哪一块肌肉出现的疼痛是很重要的。

通过这些了解，鹅足的治疗概念不就明白了吗？根据我个人的临床经验，如果能改善"目标"肌肉的伸展性并改善外旋负荷，许多鹅足痛的症状会得到显著缓解。

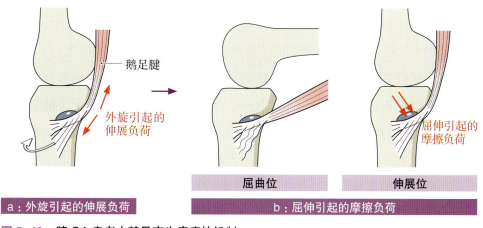

a：外旋引起的伸展负荷　　　　　b：屈伸引起的摩擦负荷

图5-49　膝OA患者中鹅足产生疼痛的机制

膝关节产生强烈的外旋，增加伸展负荷（a）。

另外，外旋位时膝关节的反复屈伸也会产生摩擦负荷（b）。

表 5-2 　膝 OA 和小腿外旋角度 　　　　　　　　　　根据赤羽根良和老师的研究结果（未发表）制作

(°)		走路时鹅足部痛 N=30	仅鹅足部压痛 N=36	鹅足部无痛 N=34
髋关节	屈曲	113.6±8.3	113.9±7.2	114.7±6.0
	伸展	6.7±4.9	6.8±4.2	6.8±4.6
	外翻	51.3±2.1[*†]	45.1±3.2	44.8±2.8
	内翻	15.0±9.1	14.7±8.9	14.5±8.9
	外旋	42.6±11.0	43.1±11.9	43.6±12.8
	内旋	19.3±5.7	19.3±5.7	18.6±4.9
膝关节	屈曲	115.7±13.2	117.1±12.0	116.3±10.5
	伸展	12.1±4.7	9.9±3.9	10.9±4.6
	N角	9.3±3.0	9.3±2.5	9.2±2.4
	外旋	10.9±3.9[*]	10.6±3.4[*]	8.0±2.1
	内旋	7.6±2.3	7.4±2.4	7.8±2.1

[*] ：$P < 0.01$ 显示与对照组相比，存在显著性差异。
[†] ：$P < 0.01$ 显示与压痛组相比，存在显著性差异。

4）评估和治疗的流程

①评估和治疗的基本概念

正如前面所述，膝OA并不是描述疼痛组织的疾病名称。因此，重要的是找到疼痛的组织并进行干预，而不是说"因为是膝OA，所以要进行这种治疗"。从这个意义上来说，评估和治疗可以按照之前所讲述的相同流程进行。也就是说，我要再次强调，不存在所谓的"骨性关节炎的治疗"之类的概念。

许多医疗专业人员在将患者诊断为"骨性关节炎"后，错误地认为疼痛是由于软骨减少导致的，除了给患者开药，还会注射透明质酸。由于文献中提到股四头肌的肌力改善有证据支持，所以进行了股四头肌的练习。此外，还进行热敷和电疗，并进行一些随意的活动范围锻炼。在读本书之前，许多医疗人员可能都将这种治疗视为例行工作[注9]。作为一个膝OA患者，如果你发现医生只是根据"骨性关节炎"这个诊断名称，对你仅仅进行了例行的治疗，那么，作

注9：这并不是对任何人的批评，而是在过去的许多膝 OA 病例的问诊中，患者经常会提到这样的情况。我推测在许多医疗机构中，可能只进行了这种例行工作，而没有其他的治疗方法。

为专业人士，我郑重地告诉你，你应该没有必要进行这样的治疗。正因为如此，通过探索"哪些组织引起了疼痛？"和"哪些主要组织导致了活动范围受限？"的问题，明确治疗的目标是非常重要的。这是本书一直反复强调的。在膝OA的治疗中，这个概念尤为重要。

根据吉村等人[40]的调查，40岁以上的膝OA的患病率为54.6%（男性42.0%，女性61.5%），估计患病人数超过2400万人（图5-50）。考虑到有这么多患者，如果除了手术之

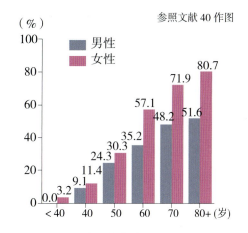

参照文献40作图

图 5-50　**骨性关节炎的患病率**
40岁以上者膝OA的患病率为54.6%（男性42.0%，女性61.5%），估计患病人数超过2400万人。

外只进行"药物治疗""物理疗法"和"肌力强化"等治疗，那么在耗费巨额医疗费用的情况下，这种情况太过草率了，您不觉得吗？正因为如此，我强烈地建议，我们医疗工作者必须对膝OA患者进行明确"目标"的治疗，通过反复验证这一"目标"的假设，不断发展和改进。

②评估和治疗的流程

膝OA按照以下流程进行评估和治疗。

i) 通过进行第三级评估的过程，明确"产生疼痛的组织"。

首先，通过问诊和各种评估、检查，在进行第三级评估的过程中，明确"产生疼痛的组织"。膝OA患者通常会主诉有多个疼痛部位，但仍然存在主要疼痛。找到这个主要疼痛的组织非常重要。

ii) 改善活动范围和硬度。

大多数膝OA患者都存在关节活动范围受限的情况。其中，改善伸展受限尤为重要。通过改善伸展受限，膝关节会变得更加稳定，肌力也更容易施加，从而即时减轻行走时的疼痛。根据在"第4章活动范围和柔韧性的改善"中所介绍的流程，找到伸展受限的主要组织，通过对这些组织的干预来改善受限。

另外，导致膝OA治疗过程复杂的另一个因素是，构成膝关节的所有软组织都发生了纤维化。本疾病经常伴随炎症和肿胀反复发作，慢性膝关节积水的病例也不少。因此，整个膝关节发生纤维化，导致整个膝关节的滑动性下降。因此，改善僵硬组织和滑动性下降的组织的硬度和滑动性在膝OA治疗中变得非常重要。特别是，髌骨周围的组织，如髌骨支持带、髌下脂肪垫、韧带和关节囊等，会常常变得非常僵硬，并且滑动性也会极度降低。即使是膝关节伸展位，髌骨无法移动的情况也不少见。因此，对于每个病例，评估僵硬组织和滑动性下降的组织，并反复进行改善是必要的。

根据我的经验，膝OA的主要特征包括以下几点："髌下脂肪垫变硬，髌骨明显下移""髌骨外侧的支持带变硬，该部位的滑动性明显下降""股四头肌和髌上囊的滑动性明显下降""膝盖外侧的组织变硬，这个部位的滑动性明显下降"等（图5-51）。在处理这些问题时，可以从改善关节活动范围和减少硬度开始。

iii）针对疼痛组织的组织学方法

直接针对疼痛组织进行干预。针对膝OA所涉及的五种组织，主要采取伸展操作和滑动操作作为核心方法。在治疗初期，始终要引发疼痛反应，并在治疗后不断关注疼痛改善的情况。

尽管通过组织学治疗的方法能够在治疗过程中即时改善疼痛和症状，但在下一次就诊时可能会出现疼痛复发的情况。但是，前进3步后退2步也是一步一

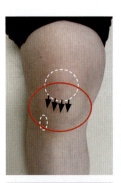 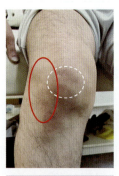 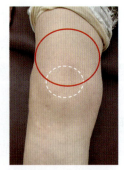 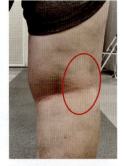

a：髌下脂肪垫硬化 髌骨的向下移位　　b：髌骨外侧髌骨支持带变硬　　c：股四头肌和髌上囊的滑动性下降　　d：腘窝外侧组织的变硬和滑动性下降

图5-51　膝OA的膝关节软组织变硬的主要特征

在膝OA的治疗中，改善僵硬组织和滑动性低下的组织的硬度和滑动性是很重要的。

步地前进，因此，即使有时候遇到疼痛的复发，也要评估治疗是否有向好趋势，不断提升自己的治疗技术。同时，我们还将包括自我锻炼指导，以引导组织进入更适宜的状态。

iv) 针对疼痛组织的力学方法

在膝OA中，膝关节的"内翻""外旋"和"胫骨外侧位移"是主要力学方法治疗的"目标"。关于"内翻"和"外旋"，我们在前面已经进行了相关讨论，因此可以参考之前的内容，在非负重位和负重位下进行治疗。特别是"外旋"的改善尤为重要。考虑到膝OA中"外旋"是由下方运动链产生的，因此对足部进行干预是必要的。如果你已经能从这个视角看问题，除了本书中提到的内容外，你应该还会产生更多的创意。我认为"创意只会降临给有准备的人"。从这个意义上说，首先"了解"是非常重要的。

此外，关于"胫骨外侧移位"，我认为它是伴随从下方运动链而产生的"外旋"，因此，改善"外旋"非常重要。在明显存在"胫骨外侧移位"的情况下，除了改善"外旋"外，促进膝关节内侧软组织的伸展操作也会产生良好的影响。

5) 活动范围和硬度的改善

在膝OA中，由于整个膝关节都发生了纤维化，因此使得治疗变得困难。因此，改善活动范围和僵硬度对于提高治疗效果尤为重要。让我们在本节中对这一点进行更详细的解释。

①改善髌骨下移

a) 改善髌下脂肪垫柔韧性的练习

触诊髌下脂肪垫，寻找坚硬的部位。在膝OA患者中，髌骨下棘深层和髌骨内侧下方经常出现髌下脂肪垫的硬化。在这个区域，髌下脂肪垫变硬并容易积聚，并且经常出现咔咔声。我们会像图5-52那样，徒手松解这个部位。在松解时，并不是简单地"揉"。这个组织揉起来只会更痛。

找到较硬的部位后，重复做从内侧-外侧-内侧的徒手动作。通过重复这种操作，可以增加其柔韧性。

另外，如果在操作时感到强烈的疼痛，可以从疼痛部位的前方开始操作，这样可以减少疼痛的发生。通过从前方开始操作，可以减轻疼痛的程度。

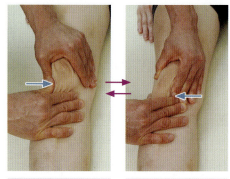

| a：使髌下脂肪垫 向内侧移动 | b：使髌下脂肪垫 向外侧移动 |

b）促进髌下脂肪垫上下运动的练习

髌下脂肪垫附着在髌腱上，通过髌骨的上下运动，与髌腱一起上下移动。通过重复这个动作，可以使髌下脂肪垫变得柔软。如图5-53所示，当下肢放松时，徒手将髌骨向下移动，然后利用肌肉的收缩将髌骨向近端方向移动。如果髌下脂肪垫太硬，髌骨无法抬起，在这种

图5-52 徒手软化变硬的部位

徒手找到髌下脂肪垫变硬的部位，反复向内侧-外侧-内侧移动该部位。由于髌下脂肪垫呈胶冻状形态，因此通过这种操作可增加其柔韧性。

如果在操作时感到剧痛，可以从疼痛部位的上方开始操作，这样可以减少疼痛的发生。

情况下，徒手地一边抬着髌骨一边做自助辅助运动，这样可以有效地软化髌下脂肪垫。这个运动也可以进行自我锻炼。

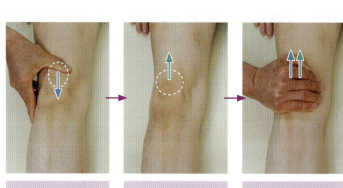

| a：徒手降低髌骨 | b：保持姿势 | c：徒手抬起髌骨 | d：徒手的上下操作 |

图5-53 髌下脂肪垫的上下运动

在熟悉徒手操作之前，反复进行图a～c的动作。习惯了的话就可以用图d那样的放置手的方法。这个运动可以指导患者在自我锻炼时进行。

网络视频13 髌下脂肪垫的上下运动

通过观看这个锻炼方法的视频，您可以更深入地理解。请务必观看。

c）髌骨的提升运动

如果上述的"髌下脂肪垫的上下运动"在自我锻炼中有困难的话，可以只进行髌骨的提升运动。特别是对于髌下脂肪垫纤维化且髌骨呈低位的病例非常有效。仅通过这个练习就可以有效地将髌下脂肪垫向上拉伸，对改善伸展受限非常有效（图5-54）。

通过进行这些运动，围绕着髌骨的髌下脂肪垫柔韧性会增加，髌骨下方的位移也更容易改善。另外，确认并比较这三种运动前后的伸展角度，大部分病例的膝关节伸展角度会有明显改善。

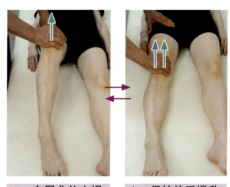

a：在屈曲位上提拉髌骨　　b：保持徒手提升髌骨的姿势

图5-54　髌骨的提升运动

如果发现像图5-53所示的"髌下脂肪垫的上下运动"进行自我锻炼有困难的话，只进行髌骨的提升运动也是可以的。仅通过这个锻炼就可以确保髌下脂肪垫被有效地向上提升，对于改善伸展受限非常有效。

②改善髌骨外侧支持带周围的滑动性

a）改善髌骨支持带柔软性和滑动性的练习

在膝OA患者中，髌骨周围的髌下脂肪垫和髌骨支持带的柔韧性和滑动性降低是很常见的。在柔韧性和滑动性下降的病例中，髌骨的上下左右活动度降低是其特征。通过图5-55所示的倾斜操作，可以明显观察到髌骨的滑动性与健康者存在着较大差异。

如果髌骨的运动性较差，可以进行图5-56那样的倾斜操作，以促进髌骨支持带的伸展性和滑动性。在这种情况下，可以通过将髌骨从股骨上剥离的方式来重复操作，从而成功地延长髌骨支持带。如果在操作后观察到髌骨上下左右的活动性有变化，可以逐渐增加角度，在屈曲位也进行该操作，以改善髌骨在屈曲位的活动性。

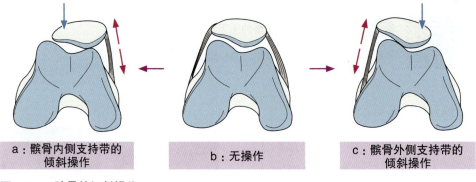

a：髌骨内侧支持带的 | b：无操作 | c：髌骨外侧支持带的
倾斜操作 | | 倾斜操作

图 5-55　髌骨的倾斜操作

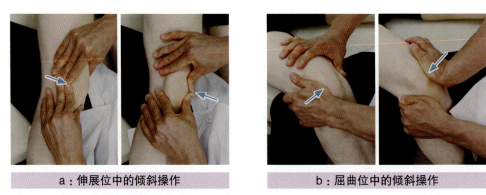

a：伸展位中的倾斜操作 | b：屈曲位中的倾斜操作

图 5-56　为了改善髌骨支持带滑动性的徒手操作
就像将髌骨支持带从股骨上剥离出来一样反复练习，可以有效地延长髌骨支持带。

　网络视频29　为了改善髌骨支持带滑动性的徒手操作

通过视频可以加深对这种评估方法的理解。请务必观看。

b）改善髂胫束滑动性的练习

　　膝OA患者往往承受过度的外翻力矩的影响，导致髂胫束变硬且滑动性降低。

　　由于髂胫束与髌骨外侧支持带相连，当滑动性降低时，通过对外侧的ITB-P（连接髂胫束和髌骨外侧支持带的纤维束）的牵引，会对髌骨支持带的滑动性和髌骨的位移产生影响。因此，进行ITB-P的拉伸（图5-57）或髂胫束本身的滑动性练习（图5-58），可以改善胫腓韧带的滑动性。

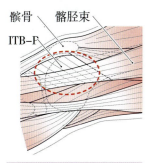

a：连接髌骨外侧支持带和
髂胫束的纤维束（ITB-P）

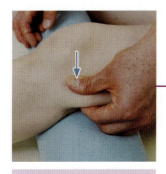

b：徒手固定髂胫束

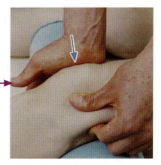

c：使髌骨的外侧部浮起

图 5-57　ITB-P 的拉伸

在固定髂胫束的状态下（b），通过挤压髌骨内侧使外侧部浮出，进行ITB-P拉伸（c）。

③改善股四头肌和髌上囊的滑动性

a）改善股四头肌和髌上囊滑动性的练习

确认股四头肌的滑动性，如果滑动性不佳，则进行改善练习（图5-59）。股四头肌不仅在内、外侧的滑动性降低，通常在向下方的滑动性也降低，因此在这个练习中，通过评估找到较为僵硬的方向，以改善滑动性。

另外，关于髌上囊的滑动性，请参照第248页来改善滑动性。

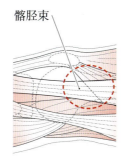
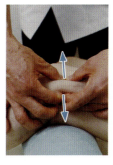

髂胫束

图 5-58　髂胫束的滑动操作

直接握住髂胫束，并徒手将其沿着与走行垂直的方向滑动。

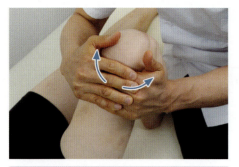

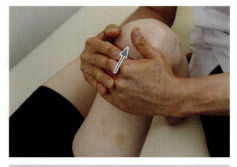

| a：向内、外侧的徒手滑动 | b：向远端的徒手滑动 |

图 5-59　股四头肌的滑动性改善

股四头肌不仅向内、外侧的滑动性降低，向下方的滑动性也经常降低，因此要找到僵硬的方向，以改善滑动性。

b）改善股外侧肌滑动性的练习

膝OA患者往往承受过度的外翻力矩的影响，因此，与髂胫束一样，股外侧肌也容易变硬，滑动性降低。

股外侧肌是膝关节的伸展肌，当股外侧肌缩短或肌张力增强时，髌骨支持带周围组织也会发生僵硬。

股外侧肌附着在股骨的后侧。因此，当从股二头肌的外侧压入手指时，可以直接触摸到股二头肌和股外侧肌之间的骨头。从这个状态开始，徒手将股外侧肌的起始部向远端伸展（图5-60）。如果通过该操作能够改善屈曲活动范围，也可以在俯卧位下进行相同的伸展操作（图5-61）。

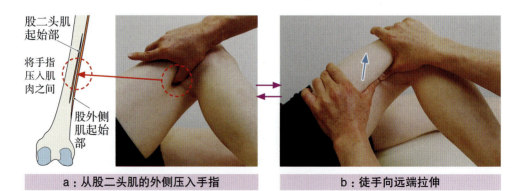

| a：从股二头肌的外侧压入手指 | b：徒手向远端拉伸 |

图 5-60　股外侧肌的徒手拉伸操作

从股二头肌的外侧压入手指，直接接触股二头肌和股外侧肌之间的骨头（a），然后将股外侧肌的起始部徒手向远端方向拉伸（b）。

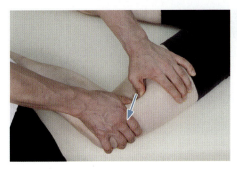

图 5-61　俯卧位徒手拉伸股外侧肌操作
将股外侧肌的起始部向停止部方向徒手拉伸。

④改善腘窝外侧组织的滑动性

a）改善后外侧支持结构伸展性的练习

后外侧支持结构位于腘窝的深层部分（图5-62），因此单纯的伸展只能拉伸浅层部分，不能有效地拉伸深层部分的组织。如图5-63所示，如果将层状组织弯曲，即使表层伸长，深层也不会伸长。

为此，我在徒手缩短表层组织的同时，伸展膝关节，更有效地伸展深层部的后外侧支持结构（图5-64）。

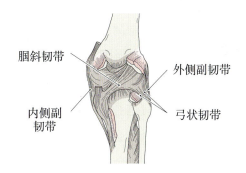

图 5-62　后外侧支持结构的解剖

腘斜韧带
外侧副韧带
内侧副韧带
弓状韧带

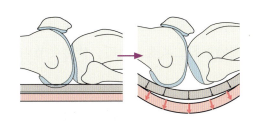

图 5-63　层状组织的弯曲
仅仅简单地伸展层状组织，只能伸展浅层组织，无法有效地伸展深层组织。

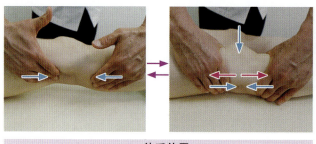
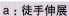
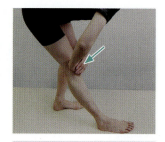

| a：徒手伸展 | b：自我练习 |

图 5-64　膝关节后方软组织的伸展练习

先放松表层组织，然后伸展膝关节，可以伸展膝关节后方的软组织，而不是腘绳肌（a）。

在自我练习时，可以通过在站立姿势下前后移动腿部来拉伸（b）。

b）改善股二头肌伸展性的练习

当试图改善腘窝外侧组织的伸展性时，股二头肌的过度紧张会对伸展操作产生影响，使其变得困难。在这种情况下，首先需要改善股二头肌的伸展性。

要改善股二头肌的伸展性，可以像图5-65所示，徒手抓住股二头肌，同时向外牵引，反复进行膝关节的屈伸运动。肌肉在受到与其走行方向相反的滑动刺激时，肌肉紧张会减轻。因此，虽然看起来操作简单，股二头肌的肌紧张也会减轻，伸展受限会立即改善。

如果通过这种操作观察到效果，且可以判断股二头肌是主要的限制因素，可以使用"反复收缩和缩短法"，在缓解肌紧张的同时伸展肌肉（图5-66）。具体方法是，将脚后跟压在床上，收缩股二头肌，治疗师徒手弯曲膝关节，稍微缩短股二头肌。然后，使膝关节内旋，在不疼痛的范围内动态地伸展。通过

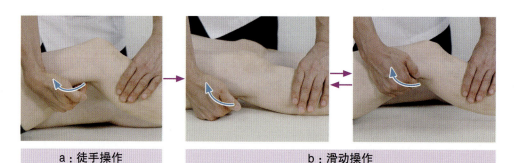

| a：徒手操作 | b：滑动操作 |

图 5-65　股二头肌的滑动操作

徒手握住股二头肌，一边向外牵引，一边反复屈伸膝关节。

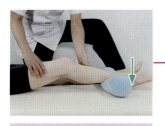
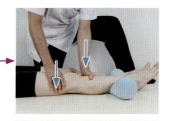

a：股二头肌的收缩	b：股二头肌的缩短	c：膝关节的伸展

图 5-66　缓解股二头肌的肌紧张（反复收缩和缩短法）

把脚后跟压在床上，收缩股二头肌（a）。

然后徒手弯曲膝关节，稍微缩短股二头肌（b）。

使膝关节内旋，在不疼痛的范围内动态地伸展（c）。

反复进行a～c的一系列操作。

反复进行这些操作可以缓解肌紧张，同时拉伸肌肉。先做这些动作，切实改善股二头肌的伸展性，然后再做腘窝外侧组织的伸展动作。

网络视频32　作者的实施例子（改善膝OA患者的伸展受限）

大多数膝OA患者都存在着活动范围的受限。作为医疗工作者，我们需要进行评估，明确导致每个患者活动范围受限的主要组织，并进行假设验证的重复过程，而不是采用简单的运动疗法，比如"因为关节僵硬就进行活动范围锻炼"。其中，特别需要强调的是改善伸展受限，在膝OA的治疗中尤为重要。伸展受限的改善可以使膝关节更加稳定，更容易用力，从而在行走时即时缓解疼痛。现在，让我介绍一下自己在临床实践中改善膝OA患者伸展受限的视频。希望对您有所帮助。

6）对疼痛组织的组织学改善方法

正如前面所述，我认为膝OA产生疼痛的组织主要有5个，这些组织包括"髌下脂肪垫""半膜肌""内侧关节间隙部的关节囊""后外侧支持结构"和"鹅足"。当然还有其他组织，但在实践中，通过对这五种组织进行组织学方法的重复处理，我认为膝OA的临床情况会有显著改变。

在这5个组织中，"髌下脂肪垫""半膜肌"和"鹅足"已在第3章进行了详细说明，请参考其在实践中掌握评估和治疗的技术。本节将对"内侧关节间隙处的关节囊"和"后外侧支持结构"的组织学方法进行说明。

①内侧关节间隙部的关节囊

正如第312页解释的那样，对于内侧关节间隙部的关节囊的治疗概念包括：改善膝关节的外旋、改善胫骨外侧移位、改善内侧关节囊的伸展性和滑动性，改善内侧髌下脂肪垫的柔韧性和滑动性等等。

我首先要改善膝关节外旋，关于这一点，在本章的"1. 膝关节过度外旋综合征4）治疗"（285页）中进行了详细说明，请参考。

其次，我们将改善胫骨外侧移位以及改善内侧关节囊的伸展性和滑动性。通过促进位于膝关节内侧的软组织的伸展操作，可以改善胫骨外侧移位，并减轻对软组织的压缩和摩擦负荷（图5-67）。如果徒手进行这个操作，可以尝试将胫骨向内侧推压，同时想象着伸展膝关节内侧的关节囊下方来进行操作。

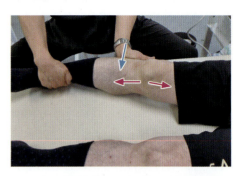

图5-67　膝关节内侧软组织的伸展操作

可以试着将胫骨向内侧推压，同时想象着伸展膝关节内侧的部位，这样做会很好（a）。

接下来，我们将改善进入关节囊和半月板之间的髌下脂肪垫的柔韧性和滑动性。如图5-68所示，反复进行徒手操作，将髌下脂肪垫从疼痛部位的后方向关节间隙前方移动。通过这个操作，如果伸展和屈曲的活动范围扩大，可以说髌下脂肪垫的柔韧性和滑动性得到了改善。

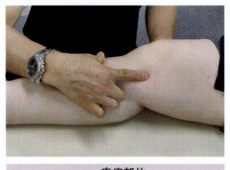

a：疼痛部位

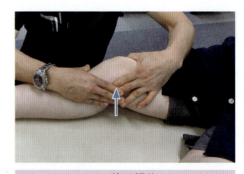

b：徒手操作

图5-68　关节囊和半月板之间的髌下脂肪垫的柔韧性和滑动性的改善

从图a所示的疼痛部位的后部开始，反复进行将髌下脂肪垫向关节间隙前方移动的徒手操作。

治疗后外侧支持结构主要是改善该区域的硬度和滑动性。在获得了包括股二头肌、腘窝脂肪体在内的周围组织的柔韧性和伸展性之后，可以参考"后外侧支持结构伸展练习"（第326页，图5-64）来获得柔软性和滑动性。这样做可以更容易地缓解疼痛。有关详细信息，请参阅前面的"5）活动范围和硬度的改善，④改善腘窝外侧组织的滑动性"。

7）对疼痛组织的力学改善方法

在膝OA中，膝关节的"内翻""外旋"和"胫骨外侧位移"是力学治疗的主要"目标"。力学治疗方法包括非负重位方法和负重位方法两种。

其中，非负重位的方法已经在本节（第327页）中进行了介绍，建议参考这些方法在临床实践中进行反复尝试。通过反复实践，可以寻找到最有效的方法，并发现新的思路和实施的要点。

因为负重位的方法更加重要，所以在本节中介绍几种大家容易实践的方法。

①站立相末期（TSt）足部动作的改善

a）调整+脚跟提升锻炼

膝OA患者的特征是足部扁平化、距骨外旋，并且站立相末期（TSt）脚跟提升延迟。因此，为了改善足部结构的僵硬度并促进脚跟提升，我们进行了这个锻炼。如图5-69a所示，将毛巾等夹在膝盖之间，为了让膝盖更充分地伸展，将屈膝设定为起始体位。从这个体位开始，反复进行脚跟提升的重复动作。做完这个练习后走路时，由于

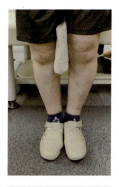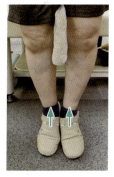

| a：起始体位 | b：反复进行脚跟提升 |

图5-69　调整＋脚跟提升锻炼

将毛巾等夹在膝盖之间，以屈膝状态为起始肢位，反复进行脚跟提升。

会促进脚跟提升，膝关节的外旋会被抑制，因此经常会听到患者说"膝盖感觉轻松了"。如果感到平衡困难，可以抓住某物进行锻炼，也没有问题。

b）负重位下足部内转练习

这是一种用于抑制站立相末期（TSt）距骨外旋的锻炼方法。站立时，脚后跟重复向外侧滑动，两只脚依次进行（图5-70）。这个练习的要点是，不是脚尖向内移动，而是将脚跟向外移动。在指导患者时，可以解释说"请想象脚后跟外侧有一个乒乓球，像弹乒乓球一样将脚后跟向外侧滑动。"我想老年人也能做到。这个动作可以让你做与外展扭曲相反的运动。

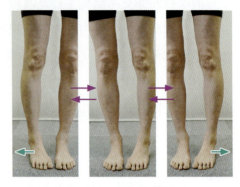

图 5-70　负重位下足部内转练习

将踇趾作为支点不离开地板，后脚跟像弹乒乓球一样向外侧滑动，一只脚一只脚地重复进行。

负重位足部内旋练习不仅仅可使足部内旋，还会导致大腿也同时内旋，因此适合在站立相后半阶段会产生膝关节外旋的患者，在站立相前半阶段会产生膝关节外旋的患者不适合进行该练习。

网络视频19　负重位下足部内旋练习（单脚练习）

这个练习有点难，可以通过视频来确认。

②躯干功能的改善

由于躯干重量占据了身体总重量的很大比例，它对以膝关节为首的下肢的力学负荷产生了重要影响。躯干的"以怎样的形式""在哪里运动"在临床上具有重要意义，并且在力学推理过程中必须时刻牢记。尤其是老年人，大部分都伴随着明显的躯干变形，这多少会对施加在膝关节上的力学负荷产生影响。因此，改善躯干功能，如位移等，可以减轻施加在膝关节上的力学负荷。另外，通过关注这一点进行干预，还可以预防随着年龄增长而加速进展的躯干变形，这具有重要的临床意义。

改善膝关节治疗中的躯干功能，可以找到矢状面和前额面上位移明显的部位，并对这些位移进行干预。

a）改善矢状面躯干功能的练习

请参考**图5-71**。如图所示，矢状面的躯干变形可以分为腰椎后凸变形和胸椎后凸变形两种类型。评估哪种变形更为显著，并对占优势的位移进行干预。

如果腰椎呈现后凸变形，我们需要针对腰椎进行干预，以改善腰椎的后凸状况。

◆ 多裂肌的强化（图5-72a）

当我们一边抬胸一边使躯干前倾，腰椎会呈现前凸，同时多裂肌被激活。

◆ 腰椎伸展的可动性扩大（图5-72b）

使用背部较低的椅子，并利用重力来引出腰椎的伸展可动性。

◆ 俯卧位下的躯干伸展运动（图5-72c）

通过自助运动以腰椎为支点进行伸展，进行包括运动学习在内的练习。这项运动可以使用上肢进行。

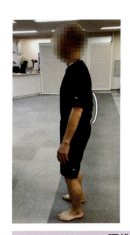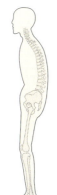

a：腰椎后凸

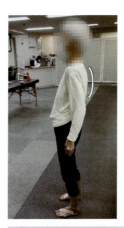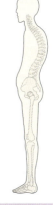

b：胸椎后凸

图 5-71　矢状面的躯干对线的位移
矢状面的躯干变形可以大致分为腰椎后凸变形和胸椎后凸变形两种类型
评估哪种变形更为显著，并对占优势的位移进行干预。

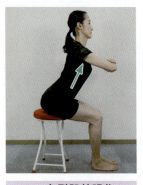 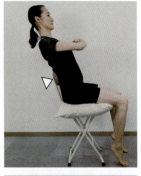 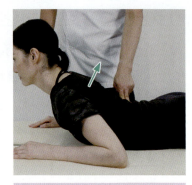

| a：多裂肌的强化 | b：腰椎伸展的可动性扩大 | c：俯卧位下的躯干伸展运动 |

图 5-72 腰椎伸展练习

如果胸椎呈现后凸变形，我们需要针对胸椎进行干预，以改善胸椎的后凸状况。

◆肩胛骨的自动运动（图5-73a）

利用肩胛骨的内旋运动来引出胸椎的伸展。

◆胸椎伸展的可动性扩大（图5-73b）

使用椅背，并利用重力来引出胸椎的伸展可动性。

◆俯卧位下的躯干伸展运动（图5-73c）

以胸椎为支点进行伸展，进行包括运动学习在内的练习。这个运动可以使用上肢进行。

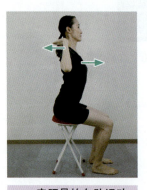 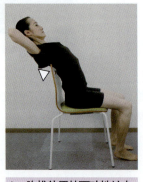 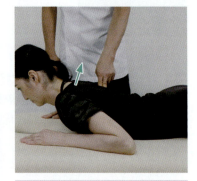

| a：肩胛骨的自助运动 | b：胸椎伸展的可动性扩大 | c：俯卧位下的躯干伸展运动 |

图 5-73 胸椎伸展练习

第 **5** 章 两种综合征

b）改善前额面躯干功能的练习

请参考图5-74。如图所示，在前额面上，骨盆、腰椎和胸椎会发生各种位移。骨盆的侧向位移、腰椎的凸起位移和胸椎的凸起位移，如果位移过度，都会增大膝关节的外翻力矩。因此，在前额面，我们需要评估哪个部位的位移占优势，并对占优势的位移进行干预。

我认为，老年人前额面的躯干对线往往会伴随着图5-75所示的位移。例如，如果骨盆向右偏移时，躯干会出现以下三种类型：以胸椎对侧凸为主导，呈现弯曲的类型；以腰椎对侧凸为主导，呈现弯曲的类型；腰椎和胸椎同侧凸，呈现弯曲的类型。我觉得这三种类型最为常见。如果骨盆向左偏移，也可以采用同样的思路。

针对这种前额面的位移，可以进行如下练习，改善躯干位移（图5-76）。

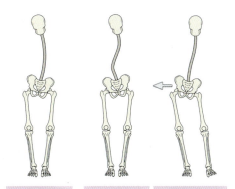

a：C型位移　　b：S字位移　　c：骨盆侧向移位

图5-74　前面额的躯干对准的位移

在前额面上，骨盆、腰椎和胸椎会发生各种位移。评估哪个部位的位移占优势，对占优势的位移进行干预。

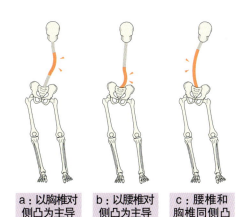

a：以胸椎对侧凸为主导　　b：以腰椎对侧凸为主导　　c：腰椎和胸椎同侧凸

图5-75　在呈现骨盆右方位移的例子中常见的躯干对线

在老年人前额面的躯干对线呈骨盆侧方移位中，以胸椎对侧凸为主导的躯干弯曲类型（a），以腰椎对侧凸为主导的躯干弯曲类型（b），腰椎和胸椎同侧凸的躯干弯曲类型（c）这三种类型比较多见。

评估哪个位移占优势，对占优势的位移进行干预。

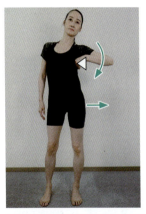
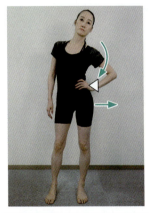
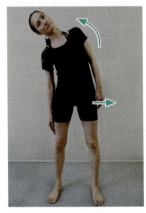

| a：右骨盆侧方位移＋以胸椎对侧凸为主导的躯干弯曲类型 | b：右骨盆侧方位移＋以腰椎对侧凸为主导的躯干弯曲类型 | c：腰椎和胸椎同侧凸的躯干弯曲类型 |

图 5-76　改善前额面躯干位移的练习

◆**右骨盆侧方位移＋以胸椎对侧凸为主导的躯干弯曲类型**

维持骨盆向左位移的状态，从这个肢位开始以胸椎为支点向同侧（左侧）屈，并保持这个状态（图5-76a）。

◆**右骨盆侧方位移＋以腰椎对侧凸为主导的躯干弯曲类型**

维持骨盆向左位移的状态，从这个肢位开始以腰椎为支点向同侧（左侧）屈，并保持这个状态（图5-76b）。

◆**腰椎和胸椎同侧凸的躯干弯曲类型**

保持骨盆向左位移的状态，从这个肢位开始，整个躯干向对侧（右侧）屈，并保持这个状态（图5-76c）。

由于老年人的躯干有显著的位移，通过矢状面、前额面的练习，可以减轻对膝关节施加的力学负荷。考虑到随着年龄增长，躯干变形会加速进展，通过预防躯干变形可以减轻对膝关节的力学负荷，因此改善躯干位移在临床上意义重大。

③**其他力学方法**

a）**肌贴和支具**

肌贴和支具是为了减轻生活中的力学负荷而使用的。

贴扎肌贴时，根据疼痛的组织贴扎是有效的。我建议在长时间行走时贴扎肌贴。我将所整理的贴肌贴贴扎方法总结在图5-77中。在临床实践中，可以参考这些方法，并探索更有效的肌贴贴扎方法。

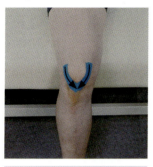
a：髌下脂肪垫肌贴

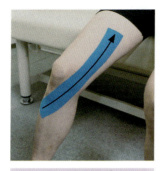
b：鹅足肌贴

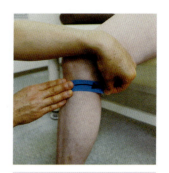
c：半膜肌肌贴

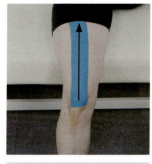
d：针对髌骨低位的肌贴

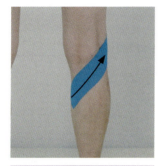
e：腘肌肌贴

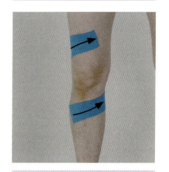
f：膝关节内旋肌贴

图 5-77　针对膝 OA 患者的肌贴

　　然而，如果存在肌贴皮肤过敏等问题，就不能使用肌贴。在这种情况下，我会使用市售的膏药布，用剪刀将其剪成适当的宽度和长度进行贴敷。膏药布相对来说不容易引起过敏，并且即使整天贴着也很少引起过敏[注10]，因此可以有效替代肌贴。贴敷方法与贴扎肌贴相似。

　　此外，虽然支具有各种类型，但推荐的是侧面带有软性支柱的器械，因为它可以稳定膝关节且不会太大程度地影响活动性。

b）矫形鞋垫

　　鞋垫有助于抑制足部外翻，并有效抑制足后跟离地时的横弓下降。特别是对于老年人来说，由于足部的足弓容易塌陷，因此获得横弓支撑非常重要。另外，观察步行动作中的倒立摆运动，用鞋垫将身体调整到能更顺畅地向前移动体重的高度是很重要的（图5-78）。

注 10：如果在贴膏药布时或者剥离膏药布后暴露在阳光下，皮肤可能会出现红斑和过敏反应。这是由消炎止痛成分酮洛芬引起的光敏感副作用。即使最初没有症状，随着反复使用膏药布药物，光敏感症状可能会加重并恶化，因此需要注意。

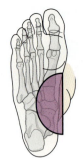
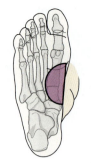
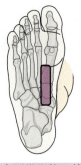
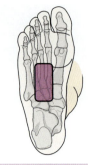

距下关节内翻诱导垫 （2～4mm）	第1跖列背屈引导垫 （2～4mm）	内侧纵弓修正垫 （1～2mm）	横弓垫 （2～6mm）
a：内侧纵弓垫的处理办法			b：横弓垫的处理办法

图 5-78　抑制膝关节内翻力矩的矫形鞋垫

在观察步行动作中的倒立摆运动时，调整鞋垫高度以促使体重向前移动更加顺畅是非常重要的。

网络视频17　抑制膝关节内翻力矩的矫形鞋垫

由于仅靠文字描述可能难以理解矫形鞋垫的实际处理方法，所以我为"内侧纵弓垫的处理方法"和"横弓垫的处理方法"分别制作了视频。请务必参考这些视频。

8）总结

本章介绍了"膝关节过度外旋综合征"和"骨性关节炎"。大家有什么感觉呢？

对于运动系统疾病，将其分为"外伤"和"功能障碍"是非常重要的（请参见第2章）。其中，关于膝关节的功能障碍，至少有一半以上属于这两种综合征中的一种。当在临床中关注这两种情况时，您可能会注意到大多数膝关节障碍都属于这两种情况之一。通过深入理解这两种综合征，就能找到治疗各种膝关节疾病的线索。

参考文献

参考文献

1) Martin Englund, M.D., et al.: Incidental Meniscal Findings on Knee MRI in Middle-Aged and Elderly Persons.N Engl J Med. 11; 359(11): 1108–1115, 2008.

2) 入谷誠：入谷誠の理学療法．運動と医学の出版社，神奈川．2020.

3) 山下健人：もったいない患者対応．じほう，東京．2020.

4) 前野哲博：医療職のための症状聞き方ガイド "すぐに対応すべき患者" の見極め方．医学書院，東京．2019.

5) 長尾哲彦：研修医・コメディカルのための問診力養成道場 – 患者のその一言は何を意味するのか –．医学と看護社，東京．2020.

6) 神田善伸：総合診療外来のための問診ライブ – これを聞けば大丈夫 –．文光堂，東京．2013.

7) 山中克郎：外来を愉しむ 攻める問診．文光堂，東京．2012.

8) 赤羽根良和：肩関節拘縮の評価と運動療法．運動と医学の出版社，神奈川．2013.

9) 橋本貴幸：膝関節拘縮の評価と運動療法．運動と医学の出版社，神奈川．2020.

10) 今屋健，他：過伸展膝の Joint Play（関節の遊び）について：JOSKAS 36 Suppl: S138, 2011.

11) 中村隆一，他：基礎運動学．医歯薬出版，東京．2003.

12) クルト・マイネル：マイネル・スポーツ運動学．大修館書店，東京．1981.

13) Kendall FP, et al.: Posture. Muscles Testing and Function with Posture and Pain 5th ed. Lippincott Williams & Wilkins, Baltimore. 1996.

14) Dye SF, et al.: Conscious neurosensory mapping of the internal structures of the human knee without intraarticular anesthesia. Am J Sports Med. Nov-Dec; 26(6): 773-7, 1998.

15) 八木茂典ら：ジャンパー膝の分類と運動療法．Sports medicine 146: 2012.

16) 林典雄：機能解剖に基づく評価と運動療法．Sports medicine 21: 4-10, 2009.

17) Anne Shumway-Cook, et al.: モーターコントロール（原著第 3 版）運動制御の理論から臨床実践へ．医歯薬出版株式会社，東京．2009.

18) 福井勉：皮膚テーピング〜皮膚運動学の臨床応用〜．運動と医学の出版社，神奈川．2014.

19) 今屋健：膝内側側側副靱帯損傷の機能解剖学的病態把握と理学療法．理学療法 29 (2): 2012.

20) 赤羽根良和：機能解剖学的にみた膝関節疾患に対する理学療法．運動と医学の出版社，神奈川．2018.

21) 黒坂昌弘：半月板損傷．膝のスポーツ障害．医学書院．pp35-67, 1995.

22) 園部俊晴，他：《改訂版》スポーツ外傷・障害に対する術後のリハビリテーション．運動と医学の出版社，神奈川．2013.

23) 早川 雅代，他：変形性膝関節症患者の圧痛部位とX線像についての検討：JOSKAS 42 (4): 379, 2017.

24) 松永和剛，他：伏在神経膝蓋下枝の走行について．整形外科と災害外科 46(3): 838-840, 1997.

25) 荒木茂：マッスルインバランスの理学療法．運動と医学の出版社，神奈川．2018.

26) 荒木茂：マッスルインバランス改善の為の機能的運動療法ガイドブック．運動と医学の出版社，神奈川．2020.

27) A J Tria Jr, et al.: The popliteus tendon. J Bone Joint Surg Am. 71 (5): 714-716, 1989.

28) RF LaPrade: The external rotation recurvatum test revisited: reevaluation of the sagittal plane tibiofemoral relationship. Sports Med. 36 (4): 709-712, 2008.

29) 宮田重樹：寝たきりをつくらない介護予防運動〜理論と実際〜．運動と医学の出版社，神奈川．2017.

30) Yong-Hao Pua, et al.: Knee extension range of motion and self-report physical function in total knee arthroplasty: mediating effects of knee extensor strength. BMC Musculoskelet Disord: 14-33, 2013.

31) 福井勉：エキスパート直伝 運動器の機能破綻はこう診てこう治す．医学書院，2019.

32) 吉村典子：地域コホート研究による運動器疾患の疫学．治療学 44 (7): 766-770, 2010.

33) 山田英司：変形性膝関節症に対する保存的理学療法戦略．三輪書店，東京．2012.

34) 安田和則，他：北海道大学病院における脛骨高位骨切り術の発展と課題．北海道整形災害外科学会雑誌 59 (1): 19-25, 2017.

35) 星 賢治，他：末期変形性膝関節症患者の足踏み運動中のラテラルスラストにおいて膝内転運動は小さい　3D-to-2D registration 法．理学療法学 42 Suppl.2: pp0-0001, 2015.

36) 早川雅代・他：症例研究 変形性膝関節症患者の疼痛についての検討：813 例のX線分

類と圧痛の関連 . 整形外科リハビリテーション学会学会誌 18: 51-55, 2016.

37) 金岡恒治：運動器障害発生のメカニズム . スポーツ外傷 予防と治療のための体幹の
モーターコントロール . 中外医学社 , 東京 . 2019.

38) 小林向史 . 繰り返し引っ張り重貴に対する靭帯および靭帯付着部の損傷とその修復に
関する実験的研究 . 金沢大学十全医学会雑誌 106（2）: 236-248, 1997.

39) 林典雄：運動療法のための機能解剖学的触診技術 下肢・体幹 . メジカルビュー社 , 東
京 . 2012.

40) 吉村典子：変形性膝関節症の疫学：ROAD スタディより . 関節外科 38(6): 550-554,
2019.

后 记

非常感谢您能读到这里。编写这本书耗费了大量的时间。同时，在插图和校对方面也有许多治疗师和编辑的参与，使得这本书得以完成。在完成这本书之前，我们经历了相当长的时间和相当多的困难，在由很多人共同组成的团队的共同努力下，终于完成了这本与临床相关的书籍，在此表示由衷的感谢。而且，我非常高兴能出版这本记录自己在临床实践中真实想法和实际行动的书。

对于本书所写的内容，我相信，即使是拥有10年以上临床经验的医疗人员，也会在本书中发现许多以前不知道的知识。至少有一半以上的内容是我在临床工作的前10年中不知道的内容。人体结构是如此复杂和精密，远远超出了我们的想象。因此，无论从事临床工作多少年，我们都在不断学习。我衷心希望读到这本书的人，都能成为追求成长的医疗工作者。我们所从事的医疗工作，学得越多就能成长得越快。而且，学得越多，就能让更多的人感到快乐。我一直认为这是一份了不起的工作。正因如此，无论我们处于什么位置，我认为我们都需要追求成长的态度。

即使是由世界上的天才团队打造的苹果公司的iPhone，也并非完美无缺，它也在不断追求"成长"。而且，直到现在，每年都在不断改进，不断生产出更好的产品。因为没有绝对的完美。从这个意义上说，只要我还活着，这本书也会随着我作为医疗人员的"成长"而不断更新，成为更优秀的书籍。

由于医疗人员常常备受患者尊敬，很容易误以为自己很了不起。我一直觉得，对患者态度傲慢、趾高气扬的医疗人员绝不在少数。这样的医务人员，在诊断受伤或疾病之前，忘记了自己的工作是为他人看病。因此，如果来到我的诊所看病后，患者说："我去看过病了，但是因为他很有名，态度非常傲慢，让人感到不愉快"，作为一名医务人员，我会觉得自己输了。我希望更多的人知道，只要真心地对待患者，追求成长，抛弃成见，真诚地为患者看病，我们的工作就会变得更加愉快。我也希望更多的人知道，这将会给许多人带来真正的笑容。

我希望在未来，我能够充分地活出上天赐予我的人生，珍视我的家人，让身边的人们都感到幸福。我希望怀着这样的心愿，不断向前迈进，继续走完我的人生旅程。我坚信，如果我怀着这样的心愿，坚持不懈地前进，上天会实现我所祈求的一部分愿望。

最后，我要感谢我的妻子麻衣子，她总是以温暖的笑容支持着我，即使我选择了一种自私的生活方式，只做自己想做的事情。她总是告诉我："我都知道，没关系的。"她让我不会忘记，我得到了上天和家人赐予我的宝贵时间。因为她充满爱心的态度，使我在今天和明天都能够继续走在充满期待的人生道路上。

2020年12月吉日
怀着感恩的心情⋯⋯
園部俊晴